Kriegskrankenpflege im Ersten Weltkrieg

Medizin, Gesellschaft und Geschichte

Jahrbuch
des Instituts für Geschichte der Medizin
der Robert Bosch Stiftung

herausgegeben von
Robert Jütte

Beiheft 49

Kriegskrankenpflege im Ersten Weltkrieg

Das Pflegepersonal der freiwilligen Krankenpflege in den Etappen des Deutschen Kaiserreichs

von Astrid Stölzle

Franz Steiner Verlag Stuttgart
2013

Gedruckt mit freundlicher Unterstützung der Robert Bosch Stiftung GmbH

Umschlagabbildung: „Montmedy 1915“, Diakarchiv Schwäbisch Hall

Bibliografische Information der Deutschen Nationalbibliothek:
Die Deutsche Nationalbibliothek verzeichnet diese Publikation in der Deutschen Nationalbibliografie; detaillierte bibliografische Daten sind im Internet über <http://dnb.d-nb.de> abrufbar.

Univ.-Diss., Stuttgart D 93
Druck: Laupp & Göbel GmbH, Nehren
Gedruckt auf säurefreiem, alterungsbeständigem Papier.
Printed in Germany
ISBN 978-3-515-10481-4

Inhalt

Abkürzungsverzeichnis 7
Vorwort 9
Zusammenfassung 10
Abstract 11

1. Einleitung 13
1.1 Thema und Forschungsstand 13
1.2 Erkenntnisinteresse und Fragestellungen 18
1.3 Quellen 20
1.4 Ansätze und Methoden 25
1.5 Aufbau der Arbeit 27

2. Struktur und Organisation der freiwillige Krankenpflege 28
2.1 Entwicklung, Aufbau und Aufgaben des Kaiserlichen Kommissars, der Delegierten, der Ritterorden, des Roten Kreuzes und des Pflegepersonals von 1866 bis 1920 28
2.1.1 Leitende Organe 28
2.1.2 Das Krankenpflegepersonal der freiwilligen Krankenpflege 34
2.2 Einsatzplanung 42

3. Lazarettpflege 56
3.1 Pflegetätigkeiten und Besonderheiten in der Lazarettpflege 56
3.1.1 Seuchenpflege 56
3.1.2 Verwundetenpflege 66
3.1.3 Orte der pflegerischen Versorgung 82
3.1.4 Nachtdienst 90
3.1.5 Pflegefremde Tätigkeiten 96
3.2 Der Umgang mit verwundeten und erkrankten Soldaten 103
3.2.1 Beziehung zum Patient 103
3.2.2 Beziehung der Patienten zum Pflegepersonal 110

4. Lazarettpersonal 114
4.1 Zusammenarbeit 114
4.1.1 Ziviles Pflegepersonal beim Militär 114
4.1.2 Unter Schwestern 120
4.1.3 Schwestern und Pfleger 130
4.1.4 Ärzte und Pflegepersonal 140
4.2 Erkrankungen des Pflegepersonals 148
4.3 Kriegserlebnisse 160
4.4 Lebensbedingungen 174

5. Soziale Absicherung für das Pflegepersonal 190
5.1 Gehalt und Versorgung während des Krieges 190
5.1.1 Etappe 190
5.1.2 Heimat 194
5.2 Situation und Versorgung nach Kriegsende 196

6. Zusammenfassung und Ausblick 202

7. Quellen und Literatur 207
7.1 Archivalien 207
7.2 Gedruckte Quellen 210
7.3 Sekundärliteratur 213

Register 221

Abkürzungsverzeichnis

ADCV Archiv des Deutschen Caritasverbandes e. V. in Freiburg i. Br.
ADJC Archiv der Armen Dienstmägde Jesu Christi in Dernbach
ADPSJ Archiv der Deutschen Provinz der Jesuiten in München
ArchASAach Archiv der Armen-Schwestern vom heiligen Franziskus in Aachen
ArchClemensMü Archiv der Clemensschwestern Barmherzige Schwestern von der allerheiligsten Jungfrau und schmerzhaften Mutter Maria in Münster
ArchDiakHall Archiv des evangelischen Diakoniewerkes Schwäbisch Hall e. V.
ArchDiakKö Archiv des Königsberger Diakonissen-Mutterhauses der Barmherzigkeit auf Altenberg in Wetzlar
ArchDiakKWerth Archiv der Fliedner-Kulturstiftung Kaiserswerth
ArchDiakN Archiv der Diakonie Neuendettelsau
ArchDiakSt Archiv der Evangelischen Diakonissenanstalt Stuttgart
ArchDiakZehlen Archiv des evangelischen Diakonievereins Berlin-Zehlendorf e. V.
ArchKBS Archiv der Kongregation der Barmherzigen Schwestern vom hl. Vinzenz von Paul München
ArchMalt Archiv der Deutschen Malteser Assoziation in Ehreshoven
ArchSvhG Archiv der Schwestern vom heiligen Geist Mutterhaus Marienhof in Koblenz
ArchVPKö Archiv der Vereinigung der Vinzentinerinnen Provinzialat in Köln
ArenbDomKoblenz Archiv der Kongregation der Arenberger Dominikanerinnen in Koblenz-Arenberg
BayHStArchMü Bayerisches Hauptstaatsarchiv Abteilung IV Kriegsarchiv in München
BSrhlVinz Archiv des Mutterhauses der Barmherzigen Schwestern vom hl. Vinzenz von Paul in Untermarchtal
CAHJP The Central Archives for the History of the Jewish People in Jerusalem
CSSE Provinzarchiv der Kongregation von der heiligen Elisabeth in Berlin
DiakAugsburg Archiv des Diakonisches Werks Augsburg e. V.
DRK Archiv des Verbandes der Schwesternschaften vom Roten Kreuz e. V. in Berlin
DTA Deutsches Tagebucharchiv Emmendingen
FANY First Aid Nursing Yeomanry
FranzOlpe Archiv der Franziskanerinnen von der ewigen Anbetung e. V. in Olpe
FranzSalzkotten Archiv des Mutterhauses der Franziskanerinnen in Salzkotten
GLAKa Generallandesarchiv Karlsruhe
HStArchDres Hauptstaatsarchiv Dresden
HStArchSt Hauptstaatsarchiv Stuttgart
HStDa Hessisches Staatsarchiv Darmstadt
K. B. V. Kriegs-Besoldungs-Vorschrift
K. S. O. Kriegs-Sanitäts-Ordnung
LandesbiblSt Württembergische Landesbibliothek Stuttgart
LASpeyer Landesarchiv Speyer

Sarepta Archiv der Westfälischen Diakonissenanstalt Sarepta in Bielefeld
VAD Voluntary Aid Detachment
VWAMü Vereinigte Westfälische Adelsarchive e. V. in Münster
ZarcheKSpey Zentralarchiv der evangelischen Kirche der Pfalz in Speyer
ZOW Zentrales Ordensarchiv der Waldbreitbacher Franziskanerinnen in Waldbreitbach

Vorwort

Die vorliegende Arbeit ist am Institut für Geschichte der Medizin der Robert Bosch Stiftung in Stuttgart entstanden und im August 2012 von der Philosophisch-Historischen Fakultät der Universität Stuttgart als Dissertation angenommen worden. Für die Veröffentlichung wurde das Manuskript leicht überarbeitet.

An erster Stelle gebührt mein Dank meinem Doktorvater Herrn Prof. Dr. Robert Jütte für seine Anregungen, Kritik und sein Interesse an meiner Arbeit sowie dafür, dass er sie in die von ihm herausgegebene Beiheft-Reihe von „Medizin, Gesellschaft und Geschichte“ aufgenommen hat. Danken möchte ich auch Herrn Prof. Dr. Wolfram Pyta für die Übernahme des Zweitgutachtens und für seine Anregungen.

Frau Dr. Sylvelyn Hähner-Rombach unterstützte mich durch ihr Fachwissen. Auch ihr gilt mein herzlicher Dank.

Schließlich möchte ich der Robert Bosch Stiftung meinen Dank aussprechen. Sie trug mit einem Stipendium dazu bei, dass ich die Arbeit zügig fertigstellen konnte und hat für die Veröffentlichung einen Druckkostenzuschuss gewährt.

Vielen Dank endlich auch den Mitarbeiterinnen und Mitarbeitern der Archive und Bibliotheken. Sie stellten mir ihr Material zur Verfügung und gaben mir die Möglichkeit, bei ihnen zu forschen.

Zusammenfassung

Im Ersten Weltkrieg wurde der militärische Sanitätsdienst nach jahrzehntelanger Vorbereitung erstmals in großem Umfang von zivilem Pflegepersonal der sogenannten freiwilligen Krankenpflege ergänzt. Sie wurde von staatlicher Seite zentral von einem Kaiserlichen Kommissar geleitet und vom Roten Kreuz und den Ritterorden organisiert.

Im Fokus der vorliegenden Arbeit stehen die Schwestern und Pfleger, die in den Lazaretten und Lazarettzügen der Etappen gearbeitet haben. Aus ihrer Perspektive soll der Pflege- und Lebensalltag im Krieg dargestellt werden.

Die Untersuchung zu den Pflegetätigkeiten macht deutlich, dass die Grenzen einer Hilfsorganisation im Krieg schnell erreicht waren. Es konnte daher, entgegen der propagierten Meinung in den Tageszeitungen, lange nicht jedem geholfen werden. Die Beziehung vor allem der Schwestern zum Patienten war durch die Besonderheit geprägt, dass der Patient als Vaterlandsverteidiger gesehen wurde und somit in ihren Augen ein Held war. Die Notwendigkeit eines Kriegs stellten die meisten Pflegenden nicht Frage, da sie sich in einem Verteidigungskrieg glaubten. Mit der Fortdauer des Krieges wurden jedoch vereinzelt Zweifel deutlich, ob ein Krieg solche Opfer rechtfertigte.

Ab November 1918 wurde das Pflegepersonal aus den Etappen nach und nach wieder zurückgezogen. Im Januar 1919 war der größte Teil des weiblichen und männlichen Pflegepersonals aus der Etappe und aus den Vereinslazarettzügen entlassen worden. In der Heimat lief der Dienstbetrieb der freiwilligen Krankenpflege bis zum 31. März 1920.

Abstract

Nursing in the First World War
Civil nursing staff in military hospitals behind both the eastern and western frontlines of the German Empire

During World War One, after decades of preparation, the medical corps was extended in large numbers for the first time by civil nursing staff, referred to as „voluntary medical care". The civil nursing staff was centrally managed by a state official, the so-called Emperor's Commissioner and organized by the Red Cross and the Order of the Knights.

The dissertation focuses on the everyday military hospital life of the nurses working behind the western and eastern frontlines, presented from the nurses' perspectives.

The study of the work done by these nurses shows that the limits of relief organizations were reached quickly during war. As such, in contrast to the propagated opinion in the newspapers, by far not everyone could receive help. Although the medical force was organized according to modern standards, there was no appropriate aid for the effects of such a war as, during days of combat, thousands of wounded soldiers were brought to the military hospitals. The relationships, especially those of the female nurses to their patients, were marked by the feature that the patient was seen as the defender of the homeland, and therefore a hero in their eyes.

The majority of those nurses, whos documents had been examined, did not question the necessity of war because they believed it to be a war of defense. However as war continued some of the nursing staff indicated doubts whether a war justifies such victims.

Starting in November 1918 the medical staff was gradually sent home from the front. The Red Cross of Baden Württemberg was finally able to report in January 1919 that now the largest part of male and female medical staff from the front support had been released from the military hospitals. At home, duty continued until the 31st of March, 1920.

1. Einleitung

1.1 Thema und Forschungsstand

Im Mittelpunkt der vorliegenden Arbeit stehen die Schwestern und Pfleger, die als Angehörige der freiwilligen Krankenpflege in den Etappen des Ersten Weltkriegs gearbeitet haben. Die organisierte Pflege Kriegsverwundeter und -kranker durch zivile Kräfte ist historisch gesehen noch relativ jung. Sie entwickelte sich erst im 19. Jahrhundert. Dazu trug der Genfer Geschäftsmann Henry Dunant (1828–1910) maßgeblich bei. Auf seine Initiative ist die Gründung von Hilfsgesellschaften nach einer internationalen Zusammenkunft im Jahr 1863, die auch die Geburtsstunde des Roten Kreuzes markiert,[1] zurückzuführen. Bereits ein Jahr später kam es bei einem weiteren internationalen Treffen zu den Beschlüssen der ersten Genfer Konvention, die unter anderem die Neutralität aller verwundeten und erkrankten Soldaten sowie des Lazarettpersonals garantieren sollte.[2]

Da während der folgenden Kriege in den Jahren 1866 und 1870/71[3] Schwierigkeiten in der Koordination der einzelnen Hilfsorganisationen, die den militärischen Sanitätsdienst unterstützen sollten, auftraten, fanden Überlegungen statt, die freiwillige Krankenpflege zentral zu organisieren. Im Jahre 1878 wurde im Deutschen Reich in der Kriegs-Sanitäts-Ordnung[4] erstmals festgelegt, dass die freiwillige Krankenpflege unter militärischen Befehl gestellt werden sollte. Die zentrale Leitung übernahm fortan der unter der Führung des „Chefs des Feldsanitätswesens" stehende Kaiserliche Kommissar und Militärinspekteur. Unterstützt wurde er vom Roten Kreuz und den Ritterorden, dem Malteser-, Johanniter- und Georgsorden, die wiederum die einzelnen Genossenschaften und Vereine unter Vertrag hatten, aus denen sich das Pflegepersonal für die Kriegskrankenpflege rekrutierte.

Der Erste Weltkrieg war die bis dahin größte Herausforderung für die Organisatoren einer Kriegskrankenpflege und für das Pflegepersonal selbst. Insgesamt waren, Schätzungen zufolge, etwa 213.000 Helferinnen und Helfer beteiligt, die in den Vereins- und Reservelazaretten, Lazarettzügen, Bahnhöfen, auf Binnenschiffen, in Kriegs- und Feldlazaretten und Soldatenerholungsheimen eingesetzt waren. Sie hielten sich schon in der ersten Woche der Mobilmachungsphase bereit und wurden zum Teil noch im August einberufen. Das Personal in den Etappen wurde nach Kriegsende nach und nach wieder zurückgezogen. In der Heimat lief der Dienstbetrieb bis zum 31. März 1920 weiter.

Der zu untersuchende Zeitraum konzentriert sich hauptsächlich auf die Kriegsjahre 1914 bis 1918. Doch werden im Hinblick auf den Aufbau der frei-

1 Riesenberger (2003), S. 25.
2 Riesenberger (2003), S. 24 ff. Vgl. auch Dunant ((1897), S. 1–63. Vgl. weiterhin die Artikel 1 und 2 der Genfer Konvention vom 22. August 1864. In: GLAKa, 456 F 113, Nr. 13.
3 Deutscher Krieg 1866; Deutsch-Französischer Krieg 1870/71.
4 Kriegs-Sanitäts-Ordnung vom 10. Januar 1878.

willigen Krankenpflege und die Einsatzplanung in der Vorbereitungsphase des Ersten Weltkriegs auch die Jahre ab 1866 in den Blick genommen. Ebenso ist mit dem Kriegsende im Herbst 1918 weder zeitlich noch thematisch eine strenge Zäsur möglich. Zum einen dauerte die Demobilmachungsphase bis 1920, außerdem soll die Situation der Kriegsschwestern auch noch unmittelbar nach dem Krieg beleuchtet werden. Der Untersuchungsraum richtet sich nach der Quellenlage und ist im Wesentlichen auf den westlichen und östlichen Kriegsschauplatz beschränkt.

Forschungsstand

Zur Geschichte der Kriegskrankenpflege liegen im deutschsprachigen Raum nur wenige Forschungsarbeiten vor. Dabei ist der Erste Weltkrieg noch am besten vertreten, da hier die Kriegskrankenpflege zum ersten Mal unter militärischer Führung und in großem Ausmaß zum Tragen kam. Als Beginn der freiwilligen Krankenpflege seit den Beschlüssen der ersten Genfer Konvention im Jahr 1864 sind die Reichskriege im 19. Jahrhundert zu nennen.[5] Dazu ist soeben eine Dissertation fertiggestellt worden, bei der es um die Einsätze von Diakonissen geht.[6]

Die Arbeiten zur Kriegskrankenpflege im Ersten Weltkrieg beschränken sich im deutschsprachigen Raum derzeit auf drei Beiträge: Ein alltagsgeschichtlicher Ansatz auf der Basis von Ego-Dokumenten findet sich in der Quellensammlung der Soziologin und Historikerin Birgit Panke-Kochinke und der Historikerin Monika Schaidhammer-Placke sowie in der zwei Jahre später erschienenen Monographie von Panke-Kochinke.[7] Darin legen die Autorinnen besonderes Gewicht auf die Etappenschwestern. Während die ältere Erscheinung ein Quellenband über Schwestern sowohl aus dem Ersten als auch aus dem Zweiten Weltkrieg ist, analysiert die zweite Publikation „ideologische Konstruktionen" und „Lebensstrategien" der Pflegenden, wobei auch Autobiographien und Romane von bzw. über Kriegsschwestern ausgewertet wurden. Eine Dissertation zu Rot-Kreuz-Schwestern im Ersten Weltkrieg, die hauptsächlich auf veröffentlichten autobiographischen Zeugnissen basiert, wird von Sophie Häusner erarbeitet.[8] Eine im Jahr 2003 erschienene Dissertation über die freiwillige Krankenpflege im Ersten Weltkrieg wurde von dem Mediziner Andreas Buchholz vorgelegt.[9] Seine Arbeit basiert auf der Auswer-

5 Riesenberger (2003), S. 26.

6 Die Dissertation mit dem Titel „Der Krieg mit seinem Elend will nicht in den Geschichtsbüchern, sondern in den Spitälern studirt sein'. Die freiwillige konfessionelle Kriegskrankenpflege im 19. Jahrhundert", erarbeitet von Annett Büttner an der Universität Düsseldorf, erscheint voraussichtlich 2013.

7 Panke-Kochinke/Schaidhammer-Placke (2002); Panke-Kochinke (2004).

8 Der Erscheinungstermin der Dissertation von Sophie Häusner mit dem vorläufigen Titel: „Kriegserfahrungen von Frauen im Rotkreuzdienst während des Ersten Weltkrieges am Beispiel der autobiographischen Texte der Adrienne Thoma", erarbeitet an der FU Berlin, steht noch nicht fest.

9 Buchholz (2003).

tung der „Deutschen Medizinischen Wochenschrift" und der „Münchener Medizinischen Wochenschrift", anhand derer die Entwicklung der freiwilligen Krankenpflege rekonstruiert wird. Unter anderem beleuchtet Buchholz die Geschichte der einzelnen Hilfsorganisationen, wie die verschiedenen Ritterorden und den Badischen Landesverein vom Roten Kreuz.

Insgesamt muss eine Vernachlässigung der Kriegskrankenpflege in der deutschsprachigen Forschungsliteratur festgestellt werden, während das Interesse an der Medizin[10] und am Sanitätswesen[11] ungleich höher ist. Die Forschungsdesiderate der Kriegskrankenpflege könnten damit zusammenhängen, dass die Krankenpflege in Deutschland immer noch ein Ausbildungsberuf mit geringem Status ist. Vermutlich wird der Leistung einer Kriegsschwester nicht das Gewicht beigelegt, das ihr von den Zeitgenossen noch zugesprochen wurde. Daher können andere Länder, wie Großbritannien und Amerika, in denen die Akademisierung schon wesentlich früher eingesetzt hat, selbstbewusster mit dem Thema umgehen, denn die Kriegskrankenpflege im Ersten Weltkrieg ist hier gut dokumentiert.[12] Hervorzuheben ist hier besonders die britische Historikerin Christine Hallett, deren Spezialgebiet die Kriegskrankenpflege im Ersten Weltkrieg ist. In ihrer im Jahr 2009 erschienenen Monographie „Containing trauma" geht sie unmittelbar auf die Pflegearbeit der Schwestern ein, um zu zeigen, wer die Schwestern waren und was sie, im Gegensatz zu dem, was in Unterrichtsbüchern bzw. Vorlesungen normativ vorgegeben war, tatsächlich geleistet haben.[13] Der Begriff „Trauma" rekurriert in diesem Titel auf die physischen und psychischen Leiden der Soldaten und nicht etwa auf die der Schwestern. Halletts Untersuchung basiert auf Selbstzeugnissen. Im Fokus stehen die Kriegsschwestern aus dem Britischen Empire und den USA. Ihre Auswahl begründet Hallett damit, dass die Schwestern dieser Länder bereits vor dem Krieg in „Army Nursing Corps" formiert gewesen waren, während die Schwestern aus Frankreich, Deutschland, Italien und Russland über einen geringen Professionalisierungsgrad verfügten, aus religiösen Schwesternschaften stammten oder Anlernkräfte vom Roten Kreuz gewesen seien.[14] Während sich Hallett mit allen im Auslandseinsatz befindlichen Schwesterngruppen und Helferinnen beschäftigt, behandelt Janet Lee diejenigen, die der britischen Spezialtruppe „FANY"[15] angehörten. Diese paramilitä-

10 Vgl. z.B. Larner/Peto/Schmitz (2009); Konrad (2009); Eckart (2007); Michl (2007); Neumann (2005); Kapp (2004); Eckart/Gradmann: Die Medizin und der Erste Weltkrieg (2003); Schneider-Janessen (1994); Kliche (1968).

11 Vgl. z.B. Zinecker (2006); Schollen (2003); Nitschke (2003); Biwald (2002); Angetter (1995); Höß (1995); Nöldeke (1993); Clodius (1992); Becker (1990); Guth (1990); Friese (1984); Beck (1980); Bauer (1958).

12 Vgl. hierzu z.B. die Monographien von Hallett: Containing trauma (2009); McEwen (2006); Lee (2005); Crofton (1997); Schneider/Schneider (1991); Higonnet (1987). Vgl. auch die Aufsätze z.B. von Hallett: Russian Romances (2009), S. 101–129; Casavant Telfort (2010), S. 85–99.

13 Hallett: Containing trauma (2009), S. 1 und 3.

14 Hallett: Containing trauma (2009), S. 8.

15 FANY steht für „First Aid Nursing Yeomanry".

rische Sondereinheit wurde 1907 ins Leben gerufen und bestand ausschließlich aus Frauen, die als Krankenschwestern und Krankenwagenfahrerinnen ausgebildet waren. Ihre Aufgabe bestand darin, die Verwundeten und Erkrankten von der Front zu holen, um sie in die nächstgelegenen Feldlazarette zu bringen.[16] Lee beleuchtet zunächst die Entstehungsgeschichte sowie die Organisation von „FANY“ und richtet dann in weiteren fünf Kapiteln den Blick auf die Arbeit der FANY-Mitglieder. Im letzten Kapitel ist die weitere Entwicklung von FANY bis 1919 dargestellt. Im Blickpunkt stehen nicht alleine die Krankenschwestern, sondern auch die Frauen, die in Männerdomänen als Fahrerinnen und Mechanikerinnen am Krieg teilnahmen, um die weibliche Seite von militärischem „Heldentum“ aufzuzeigen.[17]

Aus Großbritannien ist außerdem die Historikerin Yvonne McEwen zu nennen, die ihren Forschungsschwerpunkt ebenfalls in der Kriegskrankenpflege hat. Sie analysiert in ihrer Monographie „It's a Long Way to Tipperary“ die Arbeit und Organisation von britischen und irischen Schwestern und untersucht sowohl die ausgebildeten Schwestern als auch die freiwilligen Helferinnen des sogenannten „Voluntary Aid Detachment“, abgekürzt „VAD“, sowie die Probleme der Zusammenarbeit zwischen den Vollschwestern und den Helferinnen. Dabei beschränkt sie sich nicht nur auf die Etappe, sondern erweitert den Untersuchungsrahmen auch auf die „Heimatfront“. Bemerkenswert ist vor allem eine Liste mit 373 namhaft gemachten Schwestern und Helferinnen, die während ihres Einsatzes in der Kriegskrankenpflege verstarben, da auch die Todesursachen angegeben sind.[18]

Ebenfalls auf der Basis von Selbstzeugnissen ist in den USA die Monographie „Into the Breach“ erschienen. Die Autoren Dorothy und Carl J. Schneider behandeln nicht ausschließlich die Erlebnisse von Krankenschwestern, sondern gehen hierbei auf alle weiblichen Kriegsteilnehmerinnen ein, immerhin 25.000 an der Zahl, die im Ersten Weltkrieg in Europa eingesetzt waren.[19] Darunter befanden sich z. B. Kriegsberichterstatterinnen, Fotografinnen und Dolmetscherinnen.

In den deutschsprachigen Gesamtdarstellungen zum Ersten Weltkrieg als auch in Einzeluntersuchungen zum Roten Kreuz, zum Badischen Frauenverein oder zur Krankenpflege ist der Kriegskrankenpflege im Ersten Weltkrieg meist nur ein mehr oder weniger ausführliches Kapitel gewidmet.[20] In weitgehend ereignisgeschichtlicher Darstellung wird auf die Entwicklung, Organisation, Leistung und Probleme der Kriegskrankenpflege eingegangen. Diskutiert wird unter anderem darüber, ob und inwieweit die Kriegskrankenpflege zur Entwicklung der weltlichen Krankenpflege beigetragen hat. Allerdings

16 Lee (2005), S. 23.
17 Lee (2005), S. 14.
18 McEwen (2006), S. 200 ff.
19 Schneider/Schneider (1991), S. vii.
20 Beispiele dafür in: Schmuhl/Winkler (2009), S. 185 ff.; Seidler/Leven (2003), S. 237 ff.; Riesenberger (2002), S. 137 ff.; Lutzer (2002), S. 474 ff.; Helmerichs (1992), S. 132 ff.; Grundhewer (1987), S. 153 ff.; Bauer (1965), S. 296 ff.

herrscht darüber kein Konsens. Während die Soziologin Jutta Helmerichs eine „Stagnation“ in der Pflege feststellt,[21] findet Grundhewer, dass der Krieg „entscheidend zur Entwicklung der weltlichen Krankenpflege“ beigetragen und das gesellschaftliche Ansehen der Krankenpflege gehoben habe.[22] Auch Dieter Riesenberger spricht von einem Fortschritt in der Pflege und begründet ihn unter anderem damit, dass sich die Spezialisierung in der Krankenpflege durch die Tatsache ergeben habe, dass die Schwestern in der Heimat die Arbeit der fehlenden Assistenzärzte übernehmen mussten.[23] Die Tatsache, dass die Kriegskrankenpflege im Ersten Weltkrieg in der deutschsprachigen Geschichtswissenschaft ein Forschungsdesiderat darstellt, wurde schon 1994 von der Historikerin Regina Schulte angemahnt.[24] Die Notwendigkeit einer Untersuchung der Kriegskrankenschwester begründet sie mit der fehlenden Gender-Perspektive bisheriger Arbeiten zum Ersten Weltkrieg. Die Frauenforschung habe die „Kriegsgesellschaft“ in eine männliche Kriegs- und eine weibliche Heimatfront polarisiert, die Frau also nicht als aktive Kriegsteilnehmerin wahrgenommen.[25] Diese Polarisierung ist in der Forschung zwar inzwischen aufgegriffen und diskutiert worden,[26] doch ist mit der durchaus begründeten und gezielten Konzentration auf die weibliche Kriegskrankenpflege eine andere Polarisierung entstanden: die der Frau in der Pflege und die des Mannes im Soldatenstand. Grundhewer nennt die Entwicklung in der Kriegskrankenpflege sogar „im hohen Maße eine Frauensache“.[27] Dieter Riesenberger beleuchtet in seinem Werk zum Roten Kreuz die Geschichte der Sanitätskolonnen[28] sowie der Sanitäts- und Rettungskolonnen im Ersten Weltkrieg[29] und hebt damit zumindest einen Teil der männlichen Angehörigen der freiwilligen Krankenpflege hervor. Hier wird deutlich, dass bereits im Vorfeld des Ersten Weltkrieges versucht wurde, den Beruf des Krankenpflegers durch Anhebung des Gehalts attraktiver zu machen, um einem Mangel an männlichen Pflegern während des Krieges vorzeitig entgegenzuwirken.

Die Organisation der freiwilligen Krankenpflege existierte nach dem Zweiten Weltkrieg nicht mehr. Aktuell sind Aufsätze zur Pflege im Katastrophenfall, auch im Krieg, erschienen.[30] Zum Zweiten Weltkrieg gibt es neben Werken der Erinnerungsliteratur[31] auch eine Briefedition[32] und den bereits

21 Helmerichs (1992), S. 150 f.
22 Grundhewer (1987), S. 135.
23 Riesenberger (2002), S. 149.
24 Schulte (1994), S. 83–100.
25 Schulte (1994). S. 97.
26 Hagemann: Heimat-Front (2002).
27 Grundhewer (1987), S. 135.
28 Riesenberger (2002), S. 111–123.
29 Riesenberger (2002), S. 152–162.
30 Vgl. z. B. Gardemann (2005), Brauch (1983).
31 Vgl. z. B. die Lebensgeschichte einer Rot-Kreuz-Schwester. In: Ruediger (1962). Vgl. auch die Erinnerungen einer Rot-Kreuz-Schwester. In: Schade-Bartkowiak (1989).
32 Vgl. hierzu Penkert (2006). Vgl. auch die Erinnerungen einer Krankenschwester. In: Ochsenknecht (2004).

erwähnten Foto- und Quellenband von Birgit Panke-Kochinke und Monika Schaidhammer-Placke „Frontschwestern und Friedensengel“.[33]

Zum Vietnam- und Irakkrieg liegt Forschungs- und Erinnerungsliteratur aus den USA bzw. aus Großbritannien und Kanada vor.[34]

1.2 Erkenntnisinteresse und Fragestellungen

Im Blickfeld der vorliegenden Untersuchung liegt die Darstellung des Pflegealltags der Etappenschwestern und -pfleger sowie ihre in den Kriegslazaretten gemachten Wahrnehmungen und Erfahrungen. „Erfahrung“ wird hierbei in Anlehnung an der von dem Tübinger Sonderforschungsbereich „Kriegserfahrungen – Krieg und Gesellschaft in der Neuzeit“ konzipierten Definition verwendet. Diese geht davon aus, dass Erfahrungen die Begebenheiten sind, die Menschen bewusst wahrnehmen, wobei diese Wahrnehmungen abhängig von ihrer Vorprägung sind, die wiederum auf das Handeln und die Deutungen der Akteure wirken.[35] „Die“ Erfahrung gibt es demnach nicht.

Eine Untersuchung zum Pflegealltag von Etappenschwestern und Pflegern, die ihre Pflegetätigkeit und ihre Lebensbedingungen beschreibt, fehlt bislang. Weiterhin ist es ein Anliegen, den Beitrag des beteiligten freiwilligen Pflegepersonals, der ein wichtiger Bestandteil in der Kriegspflege war, aufzuarbeiten. Zusammen mit den Ärzten und dem Sanitätspersonal erlebten die Schwestern und Pfleger den Krieg aus allernächster Nähe dort, wo seine Auswirkungen am deutlichsten erkennbar waren. Ihre Mitteilungen in Briefen, Tagebüchern und Erinnerungen dokumentieren nicht nur unmittelbar den Lazarettalltag im Krieg, sondern bieten auch konkrete Einblicke in die Tätigkeiten der Pflege und damit verbunden in die Verantwortung, die bei den einzelnen Schwestern bzw. Pflegern lag. Sie zeigen weiterhin, worin die Leistungsfähigkeit einer guten Pflege und deren Grenzen begründet waren. Dies führt zu den erkenntnisleitenden Fragen, inwieweit während des Krieges Professionalisierungstendenzen hinsichtlich der Anerkennung, der Ausbildung und der übertragenen Aufgaben sichtbar wurden. Weiterhin wird beleuchtet, welchen Rollenidealen die weiblichen und männlichen deutschen Kriegskrankenpfle-

33 Panke-Kochinke/Schaidhammer-Placke (2002). Zur Kriegskrankenpflege im Nationalsozialismus ist außerdem noch eine Jahresarbeit aus der Krankenpflege-Hochschule des Deutschen Gemeinschafts-Diakonieverbandes e.V. in Marburg an der Lahn bekannt. Vgl. Pfaff (1997).

34 Vgl. z.B. Toman (2007); Vuic (2006); Ruff (2005); Jones (2005); Braylay (2002); Hess (2000); Starns (2000); Fessler (1996).

35 Vgl. zum Kriegserfahrungsbegriff den Beitrag von Nikolaus Buschmann und Horst Carl im Unterkapitel „2. Theorie des Erfahrungsbegriffs“. In: Buschmann/Carl (2001), S. 15 ff. Vgl. weiterhin den Tagungsbericht von Laure Ognois und Sabine Kienitz. In: „Tagungsbericht Kriegserfahrungen – Krieg und Gesellschaft in der Neuzeit“. 11. Dezember 2008–13. Dezember 2008, Tübingen, in H-Soz-u-Kult, 11. März 2009, http://hsozkult.geschichte.hu-berlin.de/tagungsberichte/id=2543, letzter Zugriff: 10. Januar 2013.

ger folgten und ob man eine genderspezifische Wahrnehmung von Krieg und Gewalt feststellen kann.

Ausgehend von dem organisatorischen Rahmen, in dem sich die Kriegskrankenpflege abgespielt hat, stellt sich zunächst die Frage, wie die Vorbereitung einer so großen Anzahl an Einsatzkräften organisiert war. Nach einer Berufszählung allein für das weibliche Pflegepersonal aus dem Jahr 1907 standen dem Militär 47.000 Schwestern zur Verfügung.[36] Am Ende des Ersten Weltkrieges waren in den Etappen und in der Heimat 112.000 Schwestern und Helferinnen im Einsatz.[37] Dazu kommen etwa 101.000 Männer, die in der Pflege, im Transport und Depot tätig waren.[38]

Außerdem soll geklärt werden, wie die Einsätze des Personals in den Etappen während des Krieges durchgeführt wurden, und welche Probleme sich im Hinblick auf die zunehmende Personalknappheit ergaben, zumal der Krieg, der für ein halbes Jahr gedacht war, viereinhalb Jahre dauerte.

In der Darstellung des Arbeitsalltags soll herausgearbeitet werden, welche Verantwortung dem Pflegepersonal übertragen worden war und wie sich die pflegerischen Tätigkeiten zur Medizin abgrenzten. Da besonders vor der Übernahme eines Lazarettes ein erheblicher Mangel an allem Notwendigen herrschte, soll gezeigt werden, wie das Personal den Mangel an elementarsten Dingen, wie sauberes Wasser, Betten, Nahrung, Medikamente ausgehalten und versucht hat, ihn auszugleichen.

Weiterhin wird die Beziehung der Schwestern und Pfleger zu den Patienten, auch zu denen der gegnerischen Heere, untersucht. Wenn sie auch nicht, wie Florence Nightingale (1820–1910) während des Krimkrieges (1853–1956), zu Berühmtheiten wurden, so waren die Kriegsschwestern und -pfleger doch in den Medien präsent. Dabei soll die Wirklichkeit den Idealvorstellungen vom Etappenpflegepersonal gegenübergestellt werden.

Neben dem Pflegealltag im Krieg wird das Personal selbst in den Mittelpunkt gestellt. Zunächst wird nach Konflikten zwischen zivilem Pflegepersonal und Militär gefragt. Da die Schwestern und Pfleger mit Ausnahme der freien Schwestern und weltlichen Pfleger aus verschiedenen Mutterhäusern kamen, soll zunächst dargestellt werden, wie das Zusammenleben und -arbeiten unter den Schwestern funktionierte. Dabei spielt auch die Tatsache eine Rolle, dass sie unterschiedlichen Konfessionen und gesellschaftlichen Ständen angehörten und zudem aus verschiedenen Bundesstaaten kamen. Hier stellt sich die Frage, ob und welche Konflikte sich daraus ergaben und wovon diese abhingen. Geschlechtergeschichtliche Forschungslücken betreffen, neben der Wahrnehmung von Krieg und Gewalt, das Verhältnis der Kriegsschwestern zu ihren männlichen Kollegen. Ein Mann, dem sonst in der Regel entweder die Rolle des Mediziners oder des Soldaten zugeschrieben wurde, hatte besonders in der freiwilligen Kriegskrankenpflege einen geringeren sozialen Status als eine Schwester. Unabhängig davon, welchen Zivilberuf ein Krankenpfleger aus-

36 Riesenberger (2002), S. 137.
37 Senftleben/Foerster/Liesner (1934), S. 69.
38 Senftleben/Foerster/Liesner (1934), S. 69.

übte, war ihm gegenüber die Schwester, je nach Anweisung der Ärzte, weisungsbefugt. Vereinzelt wurde für die Schwestern vom Roten Kreuz sogar der Offiziersrang gefordert.[39] Daneben muss auf das Verhältnis zu den Ärzten eingegangen werden, das eigenes Konfliktpotential bergen konnte.

Wichtig sowohl für die Pflegenden selbst als auch hinsichtlich des Erfordernisses, Arbeitsleistung zu erbringen, ist der Gesundheitszustand von Schwestern und Pflegern. Es soll untersucht werden, an welchen Krankheiten sie litten, in welcher Verfassung sie arbeiten mussten und wie ihre medizinische Versorgung im Krankheitsfall aussah. Neben den körperlichen Anstrengungen sind gerade im Krieg psychische Belastungen und Traumata zu erwarten. Deshalb stellt sich die Frage, wie die Pflegenden traumatische Erlebnisse verarbeitet haben, in wieweit diese überhaupt erkannt und von den Ärzten behandelt worden sind.

Ein weiterer Punkt, auch im Zusammenhang mit den psychischen Belastungen, ist das Freizeitverhalten der Schwestern und Pfleger. Die harte Arbeit, die seelischen Erschütterungen durch den Krieg, aber auch Auseinandersetzungen mit den Kollegen und Ärzten machten einen Ausgleich notwendig, um physisch und mental durchzuhalten. Zunächst sollen die verschiedenen Freizeitmöglichkeiten aufgezeigt werden, bevor untersucht wird, welchen Stellenwert diese beim Personal hatten.

Die Bezahlung des Personals ist ein bedeutender „Marker“ der Anerkennung seiner Leistung und wurde von der Militärverwaltung als Mittel zum Durchhalten benutzt. Da Männer und Frauen in unterschiedlichen Gehaltsstufen waren, soll deshalb das jeweilige Gehalt ermittelt werden. In diesem Zusammenhang ist es wichtig zu wissen, wie sich die Besoldung zusammensetzte, und wer wieviel verdiente. Weitere Fragen betreffen die Regelung weiterer sozialer Absicherungen, zum Beispiel im Krankheitsfall. Da ab November 1918 nach und nach Tausende von Schwestern und Pflegern aus der Etappe auf den heimatlichen Arbeitsmarkt strömten, fragt sich, wie das Pflegepersonal nach dem Krieg wieder in das zivile Berufsleben eingegliedert werden sollte und konnte.

1.3 Quellen

Quellenrecherche

Zunächst wurden die Mutterhäuser der Diakonien und der katholischen Orden und Kongregationen, die mindestens zehn Schwestern bzw. Brüder in die Etappe geschickt hatten und die noch existierten, angeschrieben. Ausgangspunkt waren zeitgenössische Statistiken sowie Empfehlungen von Archivaren und Schwestern der Ordensarchive. Ebenfalls angefragt wurde der Deutsche Berufsverband für Pflegeberufe (vormals Agnes-Karll-Verband), alle 34 DRK Schwesternschaften und das DRK Generalsekretariat sowie der Dachverband

39 Riesenberger (2002), S. 148.

der Schwesternschaften vom DRK. Die Anfragen dienten auch dazu, einen Überblick über den Gesamtbestand der noch verbliebenen bzw. zugänglichen Akten zur Kriegskrankenpflege im Ersten Weltkrieg zu erhalten.

Von der institutionalisierten Krankenpflege stellen die konfessionellen Mutterhäuser mit Abstand den höchsten Anteil der gesamten Überlieferung. Von den 56 diakonischen Einrichtungen, die Schwestern in die Etappe geschickt hatten, fanden sich in 15 Archiven noch Unterlagen, und von 55 katholischen Mutterhäusern konnten 20 Archive, die Aktenbestände, Chroniken oder wenigstens einige Dokumente besitzen, ausgemacht werden. Einige dieser Mutterhäuser, die nur wenig Material hatten, schickten Kopien.

Von den DRK Schwesternschaften fanden sich in keinem Mutterhaus Akten oder Briefe über die Kriegskrankenpflege im Ersten Weltkrieg. Selbst im Dachverband der DRK Schwesternschaft in Berlin gibt es lediglich eine Vorschrift über die „Grundsätze für die Ausbildung und Verwendung von Helferinnen, Hilfsschwestern und Schwestern vom Roten Kreuz während der Kriegsdauer“ und einen Bericht der Oberin Gräfin Alexandrine von Üxküll.[40] Es gibt allerdings einen größeren Bestand der Badischen Schwesternschaft, die zu den DRK Schwesternschaften gehörte. Die Badische Schwesternschaft in Karlsruhe gab ihren Bestand, der über 300 Briefe und einige Fotos von Etappenschwestern enthält, an das Generallandesarchiv in Karlsruhe ab. Das Düsseldorfer Universitätsarchiv besitzt zwar die Akten der Düsseldorfer Schwesternschaft vom Roten Kreuz, diese enthalten jedoch keine Informationen zur Kriegskrankenpflege. Interessant ist hier lediglich der Nachlass des Ehepaares von Oettingen, eines Mediziners und einer Krankenschwester. Dieser enthält sehr viele Fotoplatten unter anderem über die Arbeit im Lazarettzug.[41] Auch im Tagebucharchiv in Emmendingen liegen Nachlässe (Briefkonvolute und Fotos) von Rot-Kreuz-Schwestern. Da die Quellen zum Roten Kreuz und damit zur freiwilligen Krankenpflege sehr diffus in den Landesarchiven verteilt und überdies in der Monographie von Dieter Riesenberger über „Das Deutsche Rote Kreuz“ bereits aufgenommen sind, wurden lediglich ein geschlossener Bestand mit 250 (stark beschädigten) Akten zum Roten Kreuz im Landesarchiv in Speyer sowie einzelne kleinere Bestände in den Staatsarchiven in Koblenz und Darmstadt in das Quellenkorpus aufgenommen. Von den Schwestern der Berufsorganisation der Krankenpflegerinnen Deutschlands, dem späteren Agnes-Karll-Verband, fand sich zum Ersten Weltkrieg keine Überlieferung. Für diese Gruppe wurden daher die Informationen aus der

40 Archiv des Verbandes der Schwesternschaften vom Roten Kreuz: Nr. 525 darin: „Erlebnisbericht der Oberin Gräfin Üxküll vom Roten Kreuz aus eigenen Aufzeichnungen und Berichten.“ 15 Seiten in Maschinenschrift über ihre Reise in die russischen und westsibirischen Gefangenenlager. Ebenfalls in dieser Akte „Bericht der Dänischen Roten-Kreuz-Delegation zum Besuch der deutschen Kriegsgefangenen Lager in Russland, der deutschen Schwester, Oberin Gräfin Alexandrine Üxküll-Gyllenband und des dänischen Obersten C. C. Muus.“ In Maschinenschrift bis Seite 29 vorhanden. Die Berichte werden inhaltlich in der gedruckten Fassung: „Gräfin Üxküll: Aus einem Schwesternleben. Stuttgart 1956“ wiedergegeben.

41 Zum Bestand 8/6 aus dem Nachlass Walter von Oettingen vgl. Riener (2004).

Zeitschrift der Berufsorganisation „Unterm Lazaruskreuz“[42] eingeholt. Dokumente von Schwestern aus jüdischen Schwesternschaften können zwar im Sonderarchiv in Moskau vermutet werden,[43] doch wurde aus zeitlichen Gründen und mangels Russischkenntnissen darauf verzichtet, das Archiv aufzusuchen. Die Online verfügbare Datenbank zur jüdischen Pflegegeschichte[44] führt das Tagebuch der Rosa Bendit auf, das im Bestand „Gustav Feldmann“[45] in Jerusalem verwahrt ist und in Kopie eingesehen werden konnte.[46] Mittlerweile liegt dieses Tagebuch gedruckt vor.[47]

Überlieferungsprobleme

Aufgrund mangelnder Kenntnisse und fehlenden Interesses an der Archivierung der eigenen Unterlagen wurden von den Krankenpflegeorganisationen und Archiven sehr viele Akten nach dem Ersten Weltkrieg kassiert und noch mehr sind im Zweiten Weltkrieg den Bomben zum Opfer gefallen. Aus dem früheren DRK Archiv in Berlin sind nach einem Bombentreffer lediglich 270 Akten für die Zeit bis 1945 unversehrt geblieben. Von diesen gingen nach Aussage der Archivarin die zwei kriegsrelevanten Aktenkonvolute beim Umzug von Bonn (dem zwischenzeitlichen Sitz des DKR Generalsekretariat nach der Neugründung 1950) nach Berlin verloren. Somit gibt es beim DRK Generalsekretariat keine einzige Akte zur Kriegskrankenpflege im Ersten Weltkrieg.

Schließlich sind nach dem Zweiten Weltkrieg im Zuge der Grenzverschiebung in Schlesien, Pommern und Preußen Diakonien und katholische Orden und Kongregationen nach der Flucht der Schwestern und Brüder aufgelöst worden. Dadurch gingen den evangelischen und katholischen Mutterhäusern viele Akten verloren. Mindestens ein Viertel der in den Etappen eingesetzten Diakonissen kam aus den Mutterhäusern der heute polnischen Gebiete sowie ein Sechstel aller Schwestern und Brüder aus den Mutterhäusern der katholischen Orden und Kongregationen. Aus dem Archiv der Königsberger Diakonie in Wetzlar stehen noch Jahresberichte der Königsberger Diakonie aus der Zeit von 1914 bis 1919, ein Erlebnisbericht einer Diakonisse und wenige persönliche Angaben zu Inhabern von Verwendungsbüchern zur Verfügung.

Von den katholischen Elisabethschwestern in Breslau gelangten einige Dokumente in den Kriegswirren in das Berliner Provinzarchiv. Zwei Ordensschwestern retteten nach einem Bombenwurf im Jahr 1945 auf das Kloster in

42 Der vollständige Name lautet: „Unterm Lazaruskreuz. Mitteilungen der Berufsorganisation der Krankenpflegerinnen Deutschlands“ und erschien von 1906 bis 1933.

43 Vgl. hierzu die Informatiosseite von Sebastian Panwitz im Internet unter http://www.sonderarchiv.de/, letzter Zugriff: 2. Mai 2013.

44 Siehe unter www.juedische-pflegegeschichte.de, letzter Zugriff: 24. Juni 2013.

45 CAHJP, Sammlung Gustav Feldmann, P 32/20.

46 Mein Dank gilt an dieser Stelle Susanne Rueß, die mir freundlicherweise die Kopien des Tagebuchs zur Verfügung stellte.

47 Rueß/Stölzle (2012).

Breslau viele Akten aus Schutt und Asche und nahmen sie auf der Flucht in den Westen mit.[48]

Die Bestände des Archivs der Deutschen Provinz der Jesuiten in München wurden nach Angaben des dortigen Archivars während des Zweiten Weltkriegs nach Holland evakuiert. Über das temporäre Provinzarchiv in Köln wurden sie 1960 auf zwei Lastwagen zu ihrem jetzigen Standort in München gebracht. Dort sind neben einem größeren Konvolut mit unsortiertem Material auch Erlebnisberichte der Fratres, die als Pfleger in den Lazaretten gearbeitet haben, aufbewahrt.

Ego-Dokumente

Die Ego-Dokumente – das sind Briefe, Tagebücher sowie zu einem späteren Zeitpunkt verfasste Berichte – bilden das Rückgrat der vorliegenden Darstellung. Insgesamt wurden rund 2.000 Briefe, sieben Tagebücher und rund 90 zu einem späteren Zeitpunkt verfasste Berichte ausgewertet. Sie decken über die gesamte Kriegszeit das westliche und östliche Kriegsgebiet, einschließlich der „Türkischen Etappe“ ab. Zu den Kolonien und zur Tiroler Front fanden sich keine Briefe. Jedoch liegt eine Veröffentlichung einer österreichischen Helferin vor, die unter anderem in den Dolomiten tätig war, und die zu Vergleichen herangezogen werden kann.[49]

Unter den Verfasserinnen und Verfassern der Ego-Dokumente sind mit Ausnahme der männlichen Diakone alle zeitgenössischen Gruppierungen, die in der Kriegskrankenpflege tätig waren, vertreten, allerdings unterschiedlich umfangreich.

Insgesamt überwiegen die Briefe von Frauen, obwohl tatsächlich doppelt so viele Männer als Frauen in der Etappe waren. Davon stammen die meisten Briefe von evangelischen Schwestern, wobei allein diejenigen aus der Schwäbisch Haller Diakonie fast 70 Prozent der Briefe ausmachen. Auf die Ordensschwestern entfallen etwa sechs Prozent. Etwa 20 Prozent waren von den zahlenmäßig überlegenen Rot-Kreuz-Schwestern zu finden, darunter ein Konvolut mit 287 Briefen einer Schwester aus Privatbesitz, das im Tagebucharchiv abgegeben worden war sowie ein Konvolut mit Briefen mehrerer Schwestern des Badischen Frauenvereins.

Die sieben Tagebücher verteilen sich auf zwei Diakonissen, eine Johanniter-Schwester, eine Rot-Kreuz-Helferin, eine jüdische Schwester und zwei katholische Ordensschwestern. Die Tagebücher und Berichte, die aus der Erinnerung heraus geschrieben worden sind, wurden zwischen 1919 und 1972 verfasst. Den davon weitaus größten Anteil mit rund 90 Beiträgen stellen die Jesuitenfratres, die als Pfleger in den Lazaretten einsetzt gewesen waren und ihre Erinnerungen bereits 1919 niederschrieben. Die anderen Berichte sind von einer Königsberger (verfasst 1971) und einer Stuttgarter Diakonisse, einer Franziskanerin, einer Vinzentinerin sowie einer Rot-Kreuz-Schwester (verfasst 1941).

48 Mertens (1992), S. 10f.
49 Hrouda (1935).

Die Adressaten der vorhandenen Briefe waren zum größten Teil die Vorgesetzten. Das liegt daran, dass die Briefe in den Mutterhäusern der Diakonien und geistlichen Genossenschaften am besten überliefert sind und am leichtesten zugänglich waren. Sehr wenige Konvolute lagern auch in Feldpost- und Tagebucharchiven. In den Rot-Kreuz-Mutterhäusern fand sich, wie erwähnt, kein einziger Brief.

Der unübersehbare Vorteil von Briefen und Tagebüchern als Quelle liegt in der „unmittelbaren Nähe am Geschehen“[50]. Da alle Briefe Feldpostbriefe sind, stellt sich die Frage nach der Authentizität, denn sie unterlagen der Zensur durch Oberstabsärzte. Allerdings konnte diese während des Krieges nur stichprobenartig vorgenommen werden, zudem wurde die Zensur nicht von allen Briefeschreibern ernst genommen. Dennoch ist es aufschlussreich, auch Tagebücher oder Erlebnisberichte, die später verfasst worden sind, auszuwerten, da hier die Zensur umgangen werden konnte und kritische Töne deutlicher zum Ausdruck kamen.

Amtliche Korrespondenz

Die Korrespondenz der militärischen und zivilen Führungskräfte der freiwilligen Krankenpflege befindet sich im Hauptstaatsarchiv Stuttgart, im Generallandesarchiv Karlsruhe und im Bayerischen Hauptstaatsarchiv Abteilung IV Kriegsarchiv in München. Diese Archivalien beinhalten zum großen Teil Mitteilungen, Rundschreiben und Briefwechsel zwischen den Feld-Etappen- sowie Heimatlazaretten und den Vorständen der Badischen Schwesternschaft bzw. dem Landesverband des Roten Kreuzes und dem Kriegsministerium. Der Perspektivwechsel hin zu den führenden Militärs bis zur höchsten Ebene der freiwilligen Krankenpflege und den leitenden Verantwortlichen in der Heimat ist notwendig, weil er zeigt, wie die gewaltige Organisation der freiwilligen Krankenpflege funktionierte. In der Badischen Schwesternschaft in Karlsruhe sind außerdem die Antwortschreiben der Präsidentin auf die Briefe der Etappenoberschwestern erhalten geblieben, womit die umgekehrte Briefrichtung, von der Heimat in die Etappe, vorliegt und so die vorhandenen Schwesternbriefe ergänzt werden können.

Die unterschiedlichen Quellengattungen, die amtliche Korrespondenz, die normativen Quellen und Ego-Dokumente wurden quantitativ unterschiedlich herangezogen. Die für die Kriegskrankenpflege relevante amtliche Korrespondenz aus den Staatsarchiven wurde, da sie nicht sehr umfassend war, komplett ausgewertet. An normativen Quellen wurden hauptsächlich die für die Kriegskrankenpflege wichtigen Dienstvorschriften, Kriegs-Sanitäts-Ordnungen, einschließlich der Friedens-Sanitäts-Ordnung sowie Unterrichtsbücher, die vor und während der Kriegszeit verfasst worden sind, berücksichtigt.

Für die Ego-Dokumente musste im Rahmen der Bearbeitungszeit eine Auswahl der Briefe getroffen werden. Da allein im Archiv der Diakonie in

50 Vgl. Ulrich (1997), S. 12. Zur Arbeit mit Ego-Dokumenten in der Medizingeschichte siehe Schweig (2009) und Hoffmann (2010).

Schwäbisch Hall fast 1.400 Briefe lagern, von denen etwa 1.200 für eine Auswertung in Frage kamen, konnte bis auf einige Briefe anderer Diakonien auf weitere Vertiefung evangelischer Krankenpflegerinnen verzichtet werden, da sie – nach einer Stichprobe – dieselben Probleme ansprachen. Eine Anzahl von ca. 2.000 Briefen schien ausreichend, da noch – wie oben erwähnt – Tagebücher und Berichte zur Verfügung standen.

Gedruckte Quellen

Die ausgewerteten gedruckten Quellen bestehen aus Unterrichtsbüchern, Handbüchern, Dienstanweisungen, Darstellungen, zu einem geringen Teil aus Briefeditionen und veröffentlichter Erinnerungsliteratur von Schwestern. Herangezogen wurden des Weiteren Fachzeitschriften wie „Das Rote Kreuz“ sowie die Zeitschrift der Berufsorganisation der Krankenpflegerinnen Deutschlands „Unterm Lazaruskreuz“. Die Zeitschriften ergänzen Informationen zu statistischen Erhebungen, zur Mobilmachung, zur Problematik des Hilfseinsatzes, auch für die Zeit nach dem Krieg.

In den Unterrichtsbüchern[51] und Dienstanweisungen[52] wird ein Pflegestandard vorgeben, der mit dem Pflegealltag in den Lazaretten verglichen werden kann.

1.4 Ansätze und Methoden

Das vorliegende Thema ist Gegenstand der Pflegegeschichte. Diese befasste sich bislang mit Fragen zur Professionalisierung, zur konfessionellen Krankenpflege oder zu genderspezifischen Problemen wie der Rolle der Frau als Pflegerin. Da die historische Pflegeforschung in der Vergangenheit überwiegend zur „Identitätsbildung einer Berufsgruppe“ gedient habe, sei die Pflegegeschichte, so Eckart/Jütte, überwiegend als „kompensatorische Geschichtsschreibung angelegt“, die die Benachteiligung von Frauen im Berufsalltag verdeutlichen wolle. Wichtiger sei es, die Krankenpflege aus dem „Schatten der Medizingeschichte“ zu holen.[53] Eine Verbindung der Pflege mit der Medizin wurde von dem Medizinhistoriker Eduard Seidler in seiner Erstausgabe zur „Geschichte der Pflege des kranken Menschen“ aus dem Jahr 1966 herausgearbeitet.[54] In der mittlerweile 7. Auflage zur „Geschichte der Medizin und der

51 Im Folgenden seien speziell für die freiwillige Krankenpflege nur die wichtigsten genannt: Rupprecht (1890), erschienen bis zur 7. Auflage 1914; Körting (1913), erschienen bis zur 8. Auflage 1931; Unterrichtsbuch für freiwillige Krankenpfleger (1903), keine weiteren Auflagen bekannt. Für die männliche Krankenpflege gab das Rote Kreuz in vier Auflagen ein „Amtliches Unterrichtsbuch für Sanitätskolonnen, Genossenschaften und Samaritervereine vom Roten Kreuz“ heraus. 1930 wurde das Unterrichtsbuch neu überarbeitet und unter demselben Titel herausgegeben.

52 Vgl. z.B. die Friedens-Sanitäts-Ordnung von 1891.

53 Eckart/Jütte (2007), S. 286.

54 Eckart/Jütte (2007), S. 287.

Krankenpflege“, die zusammen mit Karl-Heinz-Leven erschien, heißt es, dass sich jeder, der am Patienten arbeitet, sowohl die Mediziner als auch die Pflegenden, am „Krankenbett nicht nur berührt, sondern trifft“.[55]

Das Zusammenspiel der Pflege mit der Medizin soll in der vorliegenden Untersuchung anhand der Darstellung der Pflegetätigkeiten aufgezeigt werden. Dabei soll auch die Arbeit von männlichen Pflegenden hervorgehoben werden, da diese ebenfalls einen erheblichen Beitrag zur bisher vernachlässigten Kriegskrankenpflege leisteten. Gender-spezifische Fragen beziehen sich auf die Arbeitsteilung von männlichem und weiblichem Personal, ihren jeweiligen beruflichen Status sowie auf die Konflikte der Schwestern mit männlichen Kollegen und Ärzten.

Der Untersuchung liegen alltags- und mentalitätsgeschichtliche Ansätze zugrunde. Das heißt, es sollen hauptsächlich anhand der Ego-Dokumente die Tätigkeiten und auch die Freizeitaktivitäten einzelner Schwestern und Pfleger dargestellt werden. Wichtig ist dabei neben der Darstellung ihrer pflegerischen Arbeit der Blick auf den sonstigen Alltag in den Lazaretten und die Einstellung zum Krieg.

Die Auswertung der amtlichen Korrespondenz und normativen Quellen zielte auf die Analyse der Strukturen des Organisationssystems, in dem das Pflegepersonal arbeitete. Dabei sollten die Funktionsweise der freiwilligen Krankenpflege, ihre Einbindung in den militärischen Apparat und die zivilen Führungsebenen herausgearbeitet werden. Damit verbunden war die Untersuchung des Zusammenwirkens und des Einflusses von militärischen und zivilen Führungskräften auf das Pflegepersonal und seine Arbeit.

Bei der Auswertung der Ego-Dokumente erwies sich ein mikrogeschichtlicher Ansatz als fruchtbar. Im Mittelpunkt der Untersuchung stehen die Schwestern und Pfleger. Hauptziel war es, die alltägliche Arbeit und ihr Leben aus ihrer Sicht zu erforschen, um möglichst nahe am Ort des Geschehens zu sein.

Die Auswertung der Briefe, Tagebücher und Berichte erfolgte mittels qualitativer Analysen. Da eine Repräsentativität aufgrund der Quellensituation nicht gegeben ist, sind quantitative Aussagen nicht sinnvoll. Am ertragreichsten ist es, die individuellen Probleme und Erfahrungen anhand qualitativer Fallstudien herauszuarbeiten, um Antworten auf bestimmte Fragen, wie beispielsweise die nach einer guten oder schlechten Zusammenarbeit zwischen den Ärzten und den Schwestern oder den Schwestern untereinander, finden zu können. Außerdem ist es so möglich, Begebenheiten oder Missstände in den Lazaretten im Detail zu verfolgen und vor allem deren Verschiedenartigkeit aufzuzeigen.

55 Seidler/Leven (2003), S. 7.

1.5 Aufbau der Arbeit

Der zeitliche Untersuchungsrahmen der vorliegenden Arbeit beginnt bereits mit der Planungsphase der freiwilligen Krankenpflege in der zweiten Hälfte des 19. Jahrhunderts und endet mit der Auflösung der freiwilligen Krankenpflege im Jahr 1920.

Zunächst wird die Organisation der freiwilligen Krankenpflege vor Kriegsbeginn beleuchtet, da diese für das Verständnis der Rahmenbedingungen der Arbeit der Schwestern und Pfleger notwendig ist. Anhand von gedruckten Quellen und amtlicher Korrespondenz wird die Entwicklung ab 1866, also ab dem Jahr, in dem nach den Beschlüssen der Genfer Konvention die freiwillige Krankenpflege als solche ihren ersten Einsatz im Deutschen Krieg (Preußen gegen Österreich) hatte, bis zum Beginn des Ersten Weltkriegs beleuchtet. Schließlich wird der Aufbau der freiwilligen Krankenpflege bis zu seiner Auflösung im Jahr 1920 dargelegt.

Die folgenden Kapitel drei und vier bilden den Hauptteil der Arbeit. Das dritte Kapitel behandelt die praktische Pflegetätigkeit, das Arbeitsumfeld, die Eindrücke und Erfahrungen der Pflegerinnen und Pfleger, während Kapitel vier ihre Lebensbedingungen untersucht. Das Kapitel zur sozialen Versorgung des Pflegepersonals und zu seine Arbeitsmarktsituation nach der Rückkehr in die Heimat am Ende des Krieges beschließt die Untersuchung.

Im letzten Kapitel werden zusammenfassend die wichtigsten Ergebnisse der Arbeit hervorgehoben und ein Forschungsausblick zur Kriegskrankenpflege skizziert.

2. Struktur und Organisation der freiwillige Krankenpflege

2.1 Entwicklung, Aufbau und Aufgaben des Kaiserlichen Kommissars, der Delegierten, der Ritterorden, des Roten Kreuzes und des Pflegepersonals von 1866 bis 1920

2.1.1 Leitende Organe

Kaiserlicher Kommissar und Militärinspekteur

An der Spitze der freiwilligen Krankenpflege stand der „Kaiserliche Kommissar und Militärinspekteur"[1]. Die Notwendigkeit einer Zentrale zur Koordinierung von Gütern und freiwilligen Helfern aus den verschiedenen Hilfsgesellschaften mit den militärischen Behörden wurde im Deutschen Krieg (Preußen gegen Österreich) offenbar. Zwar würdigte man die private Hilfe, bemängelte jedoch die ungleiche Verteilung von Personal und Hilfsgütern.[2] Am 31. Mai 1866 kam es daher zur Ernennung eines „Königlichen Commissars und Militair-Inspecteurs der freiwilligen Krankenpflege bei der Armee im Felde". Dieses Amt übernahm der Kanzler des Johanniterordens.[3] Für seine Tätigkeit wurde vom preußischen Kriegsminister eine „Instruction, betreffend die Wirksamkeit des Königlichen Commissars für die freiwillige Krankenpflege" in acht Paragraphen erlassen. Danach wies der Königliche Kommissar als „Centralorgan" durch direkten Kontakt mit den Militärbehörden und den Hilfsgesellschaften das Personal und Material nach dem jeweiligen Bedarf zu.[4]

Die Hilfsorganisationen behielten zwar noch ihre Selbstständigkeit, deren Sinn wurde allerdings bereits früh in Frage gestellt.[5] Nach dem Deutsch-Französischen Krieg 1870/71 führten Diskussionen über den Einsatz der freiwilligen Krankenpflege im Krieg schließlich zu dem Beschluss, dass sie „kein selbständiger Faktor neben der staatlichen" [6] sein dürfe, da es ansonsten zu Konflikten kommen würde, wie die vergangenen Kriege 1866 und 1870/71 gezeigt hätten. Mit Teil VI der „Kriegs-Sanitäts-Ordnung" vom 10. Januar 1878 wurde die freiwillige Krankenpflege zum ersten Mal der Befehlsgewalt von Staat und Militär untergeordnet. In der für den Ersten Weltkrieg gültigen „Dienstvorschrift für die freiwillige Krankenpflege" aus dem Jahr 1907 ist der Zusatz vermerkt, dass die Angehörigen der freiwilligen Krankenpflege „den Anordnungen der Militärbehörde und ihrer einzelnen zuständigen Vertreter unbedingt Folge zu leisten" haben.[7]

Das veränderte die Position des seit Gründung des deutschen Kaiserreiches sogenannten Kaiserlichen Kommissars und Militärinspekteurs. Er wurde

1 Im Folgenden „Kaiserliche Kommissar". Der vollständige Titel „Kaiserliche Kommissar und Militärinspekteur" bezieht sich auf eine Person.
2 Brinkmann (1867), S. 106 f.
3 Loeffler (1868), S. 6 ff.
4 Loeffler (1868), Anhang 1.
5 Loeffler (1868), S. 9 und S. 17.
6 Buchholz (2003), S. 24; Kriegs-Sanitäts-Ordnung (1878).
7 Dienstvorschrift für die freiwillige Krankenpflege (1907), S. 8 f.

nicht mehr, wie bisher, von den Ritterorden gestellt. Der Kaiserliche Kommissar war, wie seine beiden Stellvertreter, Beamter, und damit ein Organ des Staates, vom Kaiser persönlich ernannt und von der obersten Heeresleitung (OHL) beauftragt. Seine Anweisungen erhielt er von dem Chef des Feldsanitätswesens[8], der den gesamten Sanitätsdienst leitete und auch die Tätigkeiten der freiwilligen Krankenpflege regelte.[9]

Zur Dienststelle des Kaiserlichen Kommissars gehörten ein höherer Sanitätsoffizier und ein preußischer Offizier.[10] Außerdem stand ihm ein „ständiger Ausschuss“[11] beratend zur Seite. Er setzte sich aus den zwei Stellvertretern des Kommissars, dem Vorsitzenden des Zentralkomitees vom Roten Kreuz, der Ordensvorstände des Vereins der Schlesischen Malteser-Ritter,[12] des Rheinisch-Westfälischen-Malteser-Devotionsrittern und des bayerischen Hausritterorden vom Heiligen Georg (Georgsritterorden) zusammen.[13] Der Kaiserliche Kommissar[14] trug die gesamte Verantwortung für die Koordination und den Ablauf der freiwilligen Krankenpflege.

Ab dem 14. August 1914 hielt er sich mit seinem Stab in seinem neuen Büro im jeweiligen Hauptquartier auf, von wo aus er mit den entsprechenden Verantwortlichen der Kriegsministerien, den Delegierten und den Vorständen der Hilfsorganisationen korrespondierte.[15] Während er im Krieg für die Etappe[16] zuständig blieb, übernahm sein Stellvertreter[17] die Organisation der freiwilligen Krankenpflege in der Heimat.[18] Eine Ausnahme bildete das Königreich Bayern. Hier übernahm dieses Amt der jeweilige Vorsitzende vom „Bayerischen Landeskomitee für freiwillige Krankenpflege“.[19]

8 Dieses Amt bekleidete während des Ersten Weltkrieges der Generalstabsarzt Otto von Schjerning (1853–1921).

9 Criegern-Thumitz (1890), S. 104; Dienstanweisung für die Delegierten der freiwilligen Krankenpflege (1914), S. 1.

10 Senftleben/Foerster/Liesner (1934), S. 35 ff.; Dienstvorschrift für die freiwilligen Krankenpflege (1907), S. 12.

11 Dienstvorschrift für die freiwillige Krankenpflege (1907), S. 13.

12 Schalscha (1956), S. 29.

13 Senftleben/Foerster/Liesner (1934), S. 41 f.

14 Seit 1897 bis Juli 1918 Fürst zu Solms-Baruth. Vgl. hierzu Buchholz (2003), S. 24.

15 Senftleben/Foerster/Liesner (1934), S. 66.

16 Die Etappe war die für die Logistik wichtige Verbindungszone zwischen dem Operationsgebiet und der Heimat. Bahnlinien verbanden den in der Heimat bzw. im Grenzgebiet unter militärischer Verwaltung liegenden Etappenanfangsort mit dem Etappenhauptort im Grenzgebiet zur operierenden Armee. In: Thoss (2003), S. 465.

17 Seit August 1914 bis zum Ende des Weltkrieges Fürst von Hatzfeld. Vgl. hierzu Buchholz (2003), S. 24.

18 Eine strenge Arbeitsteilung schien es den Schreiben der Delegierten nach nicht gegeben zu haben. Beispielsweise wurde die Freigabe von Schwestern aus der Etappe und die Stellung von Ersatzschwestern aus der Heimat gleichermaßen sowohl vom Kaiserlichen Kommissar als auch von seinem Stellvertreter genehmigt. Vgl. dazu die Schreiben eines Korpsdelegierten an das Mutterhaus in Kaiserswerth vom 19. Juni 1916 und 3. Juli 1916. In: ArchDiakKWerth, DA 997.

19 Dienstvorschrift für die freiwillige Krankenpflege (1908), S. 15.

Nachdem die Etappenformationen der freiwilligen Krankenpflege am 13. April 1919 ihr Ende fanden, wurde das Amt des Kaiserlichen Kommissars und Militärinspekteurs aufgelöst.[20] Zwei Tage später erging aus dem Preußischen Armee-Verordnungsblatt Nr. 35, dass nach Beendigung der Geschäfte im Hauptquartier der „Kommissar und Militär-Inspekteur der freiwilligen Krankenpflege" sein Amt in Berlin weiterführen werde.[21] Während des Zweiten Weltkrieges oblag die Führung der freiwilligen Krankenpflege dem „Reichsminister des Innern", der auch dem Roten Kreuz vorstand.[22]

Delegierte

Um die schon in Friedenszeiten begonnenen, umfangreichen Aufgaben, wie z.B. der Sicherstellung von Kriegspflegepersonal, lösen zu können, waren dem Kaiserlichen Kommissar sogenannte „Delegierte" untergeordnet. Davon waren die ihm unmittelbar unterstellten „Territorialdelegierten", einer für jede preußische Provinz und für jeden Bundesstaat mit Sitz in der Hauptstadt, oft identisch mit dem jeweiligen Oberpräsidenten einer preußischen Provinz bzw. Staatsminister und damit, wie der Kaiserliche Kommissar, Organe des Staates. Sie hatten dem Kaiserlichen Kommissar jährlich eine Zusammenstellung des Bestandes an Delegierten, Pflegepersonal und Hilfsmitteln zu überreichen.[23] Diese Listen, die zur Vorbereitung eines kommenden Krieges gedacht waren, erhielten sie wiederum von den Ritterorden. Im Gegensatz zum Kaiserlichen Kommissar, der als Staatsbeamte aus dem Etat des Kriegsministeriums besoldet wurde, arbeiteten die Delegierten ehrenamtlich.[24] Ein Großteil der Delegierten, die in der Etappe arbeiteten, kam aus dem Adel.[25] Sie wurden auf Vorschlag der deutschen Vereine vom Roten Kreuz und den Ritterorden vom Kaiserlichen Kommissar ernannt und von den jeweiligen Kriegsministerien bestätigt.[26] Teil VI der Kriegs-Sanitäts-Ordnung von 1878 regelte erstmals die Modalitäten ihres Einsatzes, wofür eine Seitenlänge genügte.[27] Noch bis 1890 plante man weniger Delegierte ein, als im Deutsch-Französischen Krieg 1870/71 eingesetzt waren.[28] Am Ende des Ersten Weltkrieges hatte sich ihre Zahl jedoch um das Dreifache erhöht.[29]

20 Senftleben/Foerster/Liesner (1934), S. 405.
21 „Aus dem Preußischen Armee-Verordnungsblatt", Jahrgang 1919, Nr. 35, S. 331 vom 15. April 1919. In: HStArchSt, M 1/8 Bü 176.
22 Grüneisen (1939), S. 196.
23 Dienstanweisung für die Delegierten der freiwilligen Krankenpflege (1914), S. 36.
24 Dienstvorschrift für die freiwillige Krankenpflege (1907), S. 18.
25 Riesenberger (2002), S. 141.
26 Dienstanweisung für die Delegierten der freiwilligen Krankenpflege (1914), S. 28.
27 Kriegs-Sanitäts-Ordnung (1878), S. 178f.
28 Wörtlich heißt es: „Die Zahl der Delegierten ist also eine verhältnismäßig kleine. Sie wird erheblich geringer sein, als sie während des Kriegs 1870/71 gewesen ist. In: Criegern-Thumitz (1890), S. 113.
29 Im Deutsch Französischen Krieg wurden 353 Delegierte eingesetzt. Vgl. hierzu Pflugk-Harttung (1896), S. 391.

Im Jahr 1898 erhielten sie eine eigene „Dienstanweisung für die Delegirten der freiwilligen Krankenpflege". Ein halbes Jahr nach dem Erlass der neuen „Dienstvorschrift für die freiwillige Krankenpflege" von 1907 erschien eine „Dienstanweisung für die Delegierten der freiwilligen Krankenpflege", ein handliches, kleines Taschenbuch, das neben den Anweisungen für Delegierte sowie die freiwillige Krankenpflege auch den Aufbau des staatlichen Sanitätsdienstes und außerdem in 21 Beilagen „Ausführungsbestimmungen" enthielt.[30]

Grundsätzlich hatten die Delegierten die Aufgabe, zwischen den militärischen und zivilen Behörden zu vermitteln und die freiwillige Krankenpflege zu leiten, d. h. sie koordinierten das Personal bzw. die Hilfsmittel und Liebesgaben. Dabei unterstanden sie dem Kaiserlichen Kommissar, handelten aber nach den Anordnungen der Militärs.[31] Zur Bewältigung ihrer Aufgaben erhielten die Delegierten aus den Ritterorden in Friedenszeiten Schulungen in „Sanitätskursen", in denen sie über die „erste Hilfeleistung" sowie „die Entwicklung der freiwilligen Krankenpflege" unterrichtet wurden.[32]

Die Hierarchie der Delegierten entsprach dem Aufbau des Sanitätsdienstes. Jeder sanitätsdienstlichen Leitstelle im Bereich der Heimat und der Etappe war ein Delegierter beigegeben. Sie verteilten sich für das Etappengebiet folgendermaßen: Den Etappeninspektionen jeder Armee war ein Etappendelegierter zugeteilt. Diesem waren ein Delegierter „zur besonderen Verwendung"[33], je ein Delegierter für die Krankentransportabteilung und das Depot am Etappen-Hauptort eines Armeekorps sowie je ein bis drei Delegierte beim Kriegslazarettdirektor einer Kriegslazarettabteilung unterstellt. Des Weiteren befand sich ein Korpsdelegierter in jedem Generalkommando, in der Etappe und in der Heimat, der mit den zuständigen Territorialdelegierten korrespondierte. Im Heimatgebiet waren Territorialdelegierte, Korpsdelegierte, Delegierte für die Depots, Vereins- und Reservelazarette sowie Linienkommandanturen ebenfalls hierarchisch gegliedert.[34]

In der Etappe trat in der Regel nur der Delegierte beim Kriegslazarettdirektor in persönlichen und ständigen Kontakt mit dem Pflegepersonal, dessen Interesse er zu vertreten hatte, auch wenn er nur im Einvernehmen mit der militärischen Lazarettleitung entscheiden durfte.[35] Die Delegierten unterhiel-

30 Die „Dienstanweisung für die Delegierten der freiwilligen Krankenpflege" beinhaltet im ersten Teil die Bestimmungen für den staatlichen Sanitätsdienst, im zweiten Teil die „Dienstverordnung der freiwilligen Krankenpflege mit Ausführungsbestimmungen" in 21 Beilagen auf S. 95–160, darunter Musterblätter, das Genfer Abkommen von 1906 und Sonderbestimmungen. In: Dienstanweisung für die Delegierten der freiwilligen Krankenpflege (1914).

31 Dienstanweisung für die Delegierten der freiwilligen Krankenpflege (1914), S. 28 ff.

32 Schalscha (1956), S. 29; Dienstanweisung für die Delegierten der freiwilligen Krankenpflege (1914), S. 28 f.

33 Senftleben/Foerster/Liesner (1934), S. 55.

34 Senftleben/Foerster/Liesner (1934), S. 55 f; Dienstvorschrift für die freiwillige Krankenpflege (1907), S. 28 ff.

35 Die Jesuitenfratres äußerten sich zur Stellung des Delegierten folgendermaßen: „Ganz eigenartig ist die Stellung und Gewalt des Delegierten. Wiewohl es eine dicke ‚Dienstan-

ten beim Kriegslazarettdirektor ein Büro mit Sprechstunden für das Personal. Konkret waren sie vor Ort Ansprechpartner für die Schwestern, Pfleger und Träger, wenn diese Urlaub in die Heimat, versetzt oder gänzlich aus dem Etappendienst ausscheiden wollten, wenn sie erkrankten und stationär versorgt werden mussten, Probleme mit Kollegen oder mit dem militärischen Vorgesetzten hatten, Quartiere suchten oder als Neuankömmlinge eingewiesen werden wollten. Bei Nachfragen aus der Heimat traten sie auch in Kontakt mit den Mutterhäusern, um sie über ihr Personal zu informieren.[36] Da das Pflegepersonal sein Gehalt von der Militärverwaltung erhielt, durften die Delegierten nur im Einvernehmen mit dem Chefarzt, der immer einen militärischen Rang innehatte, Personalentscheidungen treffen.[37] Dabei wurden kleinere Bitten, wie zum Beispiel der ohnehin gewährte vierzehntätige Urlaub, vom Delegierten im Kriegslazarett im Einvernehmen mit dem Kriegslazarettdirektor genehmigt. Bei größeren Angelegenheiten, die nicht fest geregelt waren, wie beispielsweise eine Verlängerung des Urlaubs auf vier Wochen, musste der Antrag an den Etappendelegierten weitergeleitet werden.[38] Insgesamt waren 1.097 Delegierte zwischen 1914 bis 1920 im Dienst. Davon waren in der Etappe insgesamt 344 Delegierte, in der Heimat 753 und 17 Delegierte bei der Marine.[39]

Rotes Kreuz und Ritterorden

Zur Unterstützung des staatlichen Sanitätsdienstes waren folgende Gruppierungen vorgesehen: das Rote Kreuz[40] mit den Landesvereinen und den mit ihnen verbündeten Vereinen wie den Frauenvereinen, den Sanitätskolonnen, den Genossenschaften freiwilliger Krankenpfleger im Kriege,[41] den Samariter- und Zweigvereinen, schließlich dem Malteser-, Johanniter- und Georgsritterorden[42] und die von den Kriegsministerien der Länder zugelassenen Vereine und

weisung für Delegierte' gibt, dürfte wohl bisher niemand im Stande sein, klar zu sagen, welche Rechte ihm zustehen. Genau genommen hat er überhaupt keine selbständige Gewalt [...]". In: ADPSJ, 00/752 t1-2 S. 10.

36 Vgl. hierzu das Schreiben des preußischen Kriegsministeriums vom 19. Juni 1916. In: HStArchSt, M 1/8 Bü 170.

37 Vgl. hierzu z.B. ein Schreiben vom 13. April 1917. In: GLAKa, 69 Badischer Frauenverein Nr. 32.

38 Vgl. hierzu z.B. das Schreiben eines Jesuitenpaters vom 24. Januar 1916. In: ADPSJ, 00/752 c. Vgl. auch die Dienstanweisung für die Delegierten der freiwilligen Krankenpflege (1914), S. 42f. Zu den Pflichten und Entscheidungsmöglichkeiten der Delegierten vgl. weiterhin das Schreiben aus dem Hauptquartier vom 8. April 1917. In: GLAKa, F 116 Nr. 63.

39 Vgl. die Delegiertenlisten bei Senftleben/Foerster/Liesner (1934), S. 412ff.

40 Eine Gesamtgeschichte des Roten Kreuzes von den Anfängen bis zur Neuzeit findet sich in: Riesenberger (2002).

41 Zur Geschichte der Sanitätskolonne und der freiwilligen Krankenpfleger im Krieg vgl. Riesenberger (2002), S. 111–123 und S. 152–162.

42 Ein Abriss der Geschichte des Malteser- und Johanniterordens findet sich in: Buchholz (2003), S. 4ff. Zur Geschichte des bayerischen Hausritterordens vom Heiligen Georg vgl.

Gesellschaften.[43] Die einzelnen Vereine und Gesellschaften, darunter auch die Berufsorganisation der Krankenpflegerinnen Deutschlands, die jüdischen Krankenpflegevereine, der Pflegeschwesternverband Stuttgart und weitere verschiedene Pflegeverbände[44] sowie die katholischen Kongregationen und Orden und die evangelischen Diakonien und Diakonievereine, waren entweder einem der Landesvereine vom Roten Kreuz oder einem der Ritterorden oder unmittelbar dem Territorialdelegierten selbst zugeteilt.[45] Um die Kontrolle über das Personal zu gewährleisten, durfte niemand selbstständig in der freiwilligen Krankenpflege agieren.[46] Die jeweiligen Dienstverhältnisse der Vereine und Gesellschaften, d. h. ihre Rechte und Pflichten, regelte der Territorialdelegierte.[47] Die entscheidenden Machtbefugnisse blieben somit in den Händen des Staates.

Die Führungspositionen der Hilfsgesellschaften waren besetzt mit den jeweiligen Vorständen der Landesvereine vom Roten Kreuz bzw. mit den Präsidenten der verschiedenen Ritterorden. Die föderalistisch aufgebauten Landesvereine vom Roten Kreuz[48] waren in Berlin durch das Zentralkomitee des Roten Kreuzes vertreten.

Eine der Hauptaufgaben der Hilfsgesellschaften war es, die freiwillige Krankenpflege auf einen möglichen Krieg vorzubereiten und die Stellung des Pflegepersonals für die Kriegsdauer zu garantieren. Die genauen Inhalte wurden von staatlicher Seite in der bereits erwähnten „Dienstverordnung für die freiwillige Krankenpflege“ geregelt. Die freiwillige Krankenpflege hatte den Sanitätsdienst im Kriegsfall zu unterstützen, und zwar „in der eigentlichen Krankenpflege, bei der Krankenbeförderung und in der Depotverwaltung“.[49] Verlangt wurden daher ausgebildete Krankenpflegerinnen, Krankenpfleger und -träger sowie kauf-

Baumgartner/Seelig (1979) und zur Geschichte des Malteser- und Johanniterordens vgl. Bradford/Dusgate (1996) und Dauber (2007).

43 Senftleben/Foerster/Liesner (1934), S. 31; Dienstanweisung für die Delegierten der freiwilligen Krankenpflege (1914), S. 17 f.; Dienstvorschrift für die freiwillige Krankenpflege (1907), S. 7 f.

44 Auf Befehl der Etappeninspektion der Südarmee stellte der Etappendelegierte eine Liste aller württembergischen Formationen in seiner Etappe auf, darunter befanden sich 13 Schwestern vom „Pflegeverband in Stuttgart“ und 19 Schwestern aus „verschiedenen Verbänden“. In: HStArchSt, M 1/8 Bü 167, Schreiben vom 8. Juli 1915.

45 Dienstanweisung für die Delegierten der freiwilligen Krankenpflege (1914), S. 18. Vgl. hierzu auch das Schreiben des Kaiserlichen Kommissars vom 24. September 1912. Dieser antwortete auf den Antrag des Zehlendorfer Diakonievereins vom 12. April 1912, zur Unterstützung des Kriegssanitätsdienstes zugelassen zu werden, nach Rücksprache mit dem Kriegsministerium ablehnend, mit der Begründung, eine Zulassung sei davon abhängig, dass die Einrichtung die Hälfte ihres Personals stellt. Der Diakonieverein wurde daher gebeten, sich an das Rote Kreuz zu wenden. In: ArchDiakZehlen, H 369.

46 Vgl. hierzu das Schreiben des preußischen Kriegsministeriums vom 3. Mai 1916. In: HStArchSt, M 1/8 Bü 170. Vgl. hierzu auch das Schreiben des württembergischen Kriegsministers vom 22. Februar 1917. In: HStArchSt, M 1/8 Bü 172.

47 Dienstvorschrift für die freiwillige Krankenpflege (1907), S. 8.

48 Riesenberger (2002), S. 13.

49 Dienstvorschrift für die freiwillige Krankenpflege (1907), S. 9 f.

männisch ausgebildete Personen. Außerdem sorgten die Ritterorden und das Rote Kreuz für die Unterbringung der Verwundeten und Kranken. Sie richteten Lazarette ein, rüsteten die Lazarettzüge aus, sorgten für Erfrischungsstellen und unterhielten Suchdienste für die Familien in der Heimat.[50]

Die Leistungen des Roten Kreuzes und der Ritterorden für das Pflegepersonal waren von den ausgehandelten Vertragsbedingungen abhängig und konnten unter anderem darin bestehen, dem Personal für die Reise in die Kriegsgebiete Begleitschutz anzubieten, die Ausrüstung zu bezahlen, Fahrkarten und die notwendigen Ausweispapiere zu besorgen.[51] An Weihnachten verschickte das Rote Kreuz an alle Pflegenden in der Etappe Geschenke und Liebesgaben. Auf Antrag wurde das Etappenpflegepersonal auch mit Schuhen und Kleidung versorgt.

Grundsätzlich waren das Rote Kreuz und die Ritterorden gleichberechtigte Organe in der Mitwirkung der freiwilligen Krankenpflege.[52] Eine zentrale Stellung besaß das Rote Kreuz im Deutschen Reich erst im Zweiten Weltkrieg, nachdem 1938 ein Gesetz zur Neuregelung des Deutschen Roten Kreuzes in Kraft getreten war.[53]

2.1.2 Das Krankenpflegepersonal der freiwilligen Krankenpflege

Unter das Personal der freiwilligen Krankenpflege wurden alle über die Hilfsorganisationen bzw. Territorialdelegierten zugelassenen Personen zusammengefasst, die freiwillig gemäß den festgelegten Aufgaben in der Dienstvorschrift von 1907 im Krieg tätig waren. Dazu gehörten das Lazarettpflegepersonal, also die Schwestern, Pfleger und Wärter, Laborantinnen und Röntgen-

50 Dienstvorschrift für die freiwillige Krankenpflege (1907), S. 9f. Vgl. weiterhin das Schreiben des Malteserpräsidenten Graf zu Hoensbroech vom 27. Juli 1910, in welchem er „Eurer Hochwürden" über die vom Ritterorden zu stellenden Leistungen informierte. In: ADJC, Kriegskrankenpflege Verhandlungen 1898–1914.

51 Ein Vertrag findet sich beispielsweise in: ZOW, Maltesergenossenschaft/Kriegskrankenpflege 1887, 1899–1918. Vgl. weiterhin die Angaben in: ADPSJ, 00/752 t1-2. Hier heißt es auf S. 6: „Rucksack, einen Handkoffer, eine Schlafdecke und allerhand mehr oder minder nützlicher Kleinkram." Vgl. auch das Schreiben des Johanniterordens an das Direktorium der evangelisch-lutherischen Diakonissenanstalt Neuendettelsau vom 6. Mai 1912 mit dem Betreff „Mobilmachungsvorarbeiten für die Beschaffung von Bekleidungs- und Ausrüstungsgegenständen für die Diakonissen". In: ArchDiakN, GII d 1. Zur Notwendigkeit der Ausweispapiere vgl. das Schreiben des Kriegsministeriums vom 3. Mai 1916. Die Ausweispapiere bestanden aus grünen Ausweiskarten mit Stempel des Kaiserlichen Kommissars und weißen mit Stempel des Kriegsministeriums, dem Verwendungsbuch, der Erkennungsmarke, der amtlich gestempelten Neutralitätsabzeichen und dem Urlaubspass bei Urlaubsfahrten. In: BayHStArchMü, MKr 10593.

52 Vgl. hierzu das Rundschreiben des Malteserordens vom 6. Juni 1916, in dem die gleichberechtigte Stellung von Ritterorden und Rotes Kreuz deutlich gemacht wird. In: ADPSJ, 00/7526. Zu dem Problem der Träger des Genfer Roten Kreuzes siehe Boethke (1917), S. 12.

53 Grüneisen (1939), S. 194f.

schwestern und das Transportpersonal. Zu Letzteren zählten die Krankenträger, das Begleitpersonal, das waren die Krankenschwestern und -pfleger in den Lazarettzügen sowie das Depotpersonal für die Verteilung der Liebesgaben.[54] Außerdem waren in der freiwilligen Krankenpflege rund 8.000 zivile Ärzte und, wie erwähnt, über 1.000 Delegierte beschäftigt.[55]

Das Krankenpflegepersonal rekrutierte sich aus den bereits aufgeführten Landes-Männer- und Frauenvereinen, den Zweigvereinen vom Roten Kreuz, den Sanitätskolonnen, den Samaritervereinen, den katholischen und evangelischen Schwestern- und Brudergemeinschaften, der Berufsorganisation der Krankenpflegerinnen Deutschlands und anderer Schwesternverbände und der Verbände der Genossenschaft freiwilliger Krankenpfleger sowie den Vereinen jüdischer Krankenpflegerinnen[56]. Ab Dezember 1916 waren alle nicht wehrfähigen Männer zwischen 17 und 60 per Gesetz zum Vaterländischen Hilfsdienst aufgerufen. Auch aus diesen Reihen wurden Männer für die Krankenpflege ausgebildet.[57] Zusätzlich wurde die Bevölkerung zur freiwilligen Hilfe aufgerufen. Registraturlisten zählten gleich zu Beginn des Kriegs Tausende von Männern und Frauen, die sich in den Annahmestellen des Roten Kreuz für den Dienst in der freiwilligen Krankenpflege gemeldet hatten.[58]

Eingesetzt war die freiwillige Krankenpflege in den Vereins- und Reservelazaretten in der Heimat, in den Krankensammelstellen, Bahnhöfen, in Lazarettzügen, auf Binnenschiffen, in den Kriegslazaretten, Feldlazaretten, Ortskrankenstuben und Soldatenerholungsheimen in allen Etappen und teilweise auch im Operationsgebiet sowie in sämtlichen Kolonien.[59]

Die Angehörigen der freiwilligen Krankenpflege formierten sich in einem „Trupp".[60] Im Lazarett gehörten sie zum „Lazaretttrupp", die Schwestern und

54 Dienstvorschrift für die freiwillige Krankenpflege (1907), S. 27.

55 Bleker/Schmiedebach (1987), S. 262. Zur Rekrutierung der zivilen Ärzte vgl. die Vorschriften in „Annahme, Leitung und Verwaltung von Vereinslazarettzügen", S. 6. Demnach hatten sich die Ärzte der freiwilligen Krankenpflege beim Territorialdelegierten zu melden, der den Antrag an das betreffende Sanitätsamt weiterleitete. Das Sanitätsamt legte den Antrag der Medizinalabteilung vor. In: HStArchSt, M 1/8 Bü 167.

56 Konkret sind bekannt der jüdische Schwesternverein in Stuttgart, vgl. hierzu die Schwesternliste bei Pater Daniel Becker. In: Becker (1919), S. 21. Außerdem war der Berliner Verband beteiligt. Vgl. hierzu die Aufzeichnungen im Tagebuch der jüdischen Schwester Rosa Bendit. In: CAHJP Sammlung Gustav Feldmann. Bestand P32/20, S. 84. Insgesamt standen im Jahr 1905 60 jüdische Schwestern bereit. In: Panke-Kochinke (2004), S. 27. Zur Beteiligung der jüdischen Krankenpflege vgl. weiterhin Steppe (1997), S. 128 ff.

57 Vgl. hierzu das Schreiben des „Königl[lich]. Württ[embergischen]. Kriegsministeriums" mit dem Betreff: „Freiwillige Meldung Hilfsdienstpflichtiger für den Dienst in der freiwilligen Krankenpflege". Ohne Datum. In: HStArchSt, M 1/8 Bü 280.

58 Riesenberger (2002), S. 138. Vgl. auch das Namensverzeichnis. In: LASpeyer, T6 Nr. 113.

59 Senftleben/Foerster/Liesner (1934), S. 239. Vgl. hierzu auch den Zeitungsartikel in der „Post" vom 21. April 1915. In: HStArchSt, M 1/11 Bü 866.

60 Vgl. die Angaben in der Dienstvorschrift für die freiwillige Krankenpflege (1907), S. 33. Ein Lazaretttrupp war geplant mit einem Zugführer, einem Zugführer-Stellvertreter, drei Sektionsführern, 36 Mann, (41 Krankenpfleger insgesamt). Zum Personal im Vereinslazarettzug vgl. die Vorschrift „Annahme, Leitung und Verwaltung von Vereinslazarettzügen. In: HStArchSt, M 1/8, Bü 167, S. 4 f.

Pfleger in den Zügen zum „Begleittrupp“ und die Träger waren im „Transporttrupp“. Der „Trupp“ bestand demnach aus dem zivilen Personal einer Kriegslazarettabteilung. Da jedem Armeekorps eine Kriegslazarettabteilung zustand, existierten zu Beginn des Kriegs entsprechend der Anzahl der Korps 45, am Ende 74 Kriegslazarettabteilungen.[61] Eine Abteilung setzte sich zu drei Vierteln aus dem militärischen Sanitätspersonal zusammen und zu einem Viertel aus dem Personal der freiwilligen Krankenpflege, wobei hier anfangs die Anzahl der männlichen Pfleger überwog.[62] Die Gesamtstärke variierte nach Bedarf und erhöhte sich während des Krieges. Die Leitung einer Kriegslazarettabteilung übernahm der Kriegslazarettdirektor, dem der „Delegierte beim Kriegslazarettdirektor“ zugeteilt war. Eine Kriegslazarettabteilung konnte ein oder mehrere Lazarette besetzen. Sie trat entweder geschlossen auf, z. B. während einer Fahrt, oder sie betreute in einem Ort mehrere Anstalten einer oder mehrerer Verwaltungen oder sie war an verschiedenen Orten in Gruppen aufgeteilt.[63] Entsprechend arbeitete auch der Trupp an einem oder an verschiedenen Orten. Dadurch wurde das Personal einer Kongregation bzw. Orden oder einer Diakonie in einem Trupp oft getrennt.[64]

Eine Schwester oder ein Pfleger arbeiteten entweder alleine als Zuständige/r für eine Baracke oder einen Saal, oder mit einer Schwester oder einem Krankenwärter und/oder Helferinnen zusammen. Manchmal standen ihnen auch Rekonvaleszenten oder Gefangene zur Seite. Die Einteilung des Pflegepersonals in die Funktionsbereiche übernahm der jeweilige Chefarzt.[65] Außer in die Pflege mussten die Schwestern und Pfleger auch in die Küche, in den Wäschebetrieb, in die Nähstuben oder ins Depot, ins Labor oder in die Röntgenabteilung, in den Operationssaal, Verbandsraum und, weniger häufig, in die Schreibstube, selbst wenn sie die einzelnen Qualifikationen zunächst nicht besaßen.[66] Innerhalb eines Pflegetrupps und innerhalb einer Schwestern- bzw. Pflegergruppe wurde eine „Oberschwester“[67] bzw. ein leitender Pfleger be-

61 Sanitätsbericht Bd. I (1935), S. 123.

62 Vgl. die Tabellen im Sanitätsbericht Bd. I (1935), S. 123 und im Sanitätsbericht Bd. III (1934), S. 329. Vgl. auch die Angaben bei Schulte (1994), S. 85. Demnach stellte die freiwillige Krankenpflege während des Krieges etwa zwei Fünftel des Sanitätspersonals.

63 Sanitätsbericht Bd. I (1935), S. 123.

64 Zu diesem Problem bemerkte ein Jesuitenpater in einem Brief vom 11. Oktober 1916 aus dem östlichen Kriegsschauplatz wörtlich: „[...] Der innere Grund ist der: Die Leute bleiben in der Wirklichkeit nicht so zusammen, wie es auf dem Papiere ist. Jeden Tag muß ich Wohnungsänderungen vornehmen. Oft genug liegen diese Wohnungen mehrere 100 Meter auseinander. Ja schon mehrere Male trennten uns 100 und mehr km [...]“ Die Fratres waren in verschiedenen Abteilungen innerhalb einer Kriegslazarettabteilung verteilt. In: ADPSJ, 00/752 c.

65 Vgl. z. B. die „Aufzeichnungen einer Ordensschwester“. In: ArchVPKö, Nr. 04-085.

66 Vgl. z. B. den Brief einer Rot-Kreuz-Schwester vom 26. Februar 1917. Hier heißt es: „[...] dass sie nicht nur zu pflegen, sondern auch alle mögliche andere Arbeit zu tun haben, wie Flickstube, Küche, Wäsche, was alles eben auch mit dazu dient, für unsere Soldaten, Gesunde und Kranke zu sorgen [...]“ In: GLAKa, 69 Badische Schwesternschaft Nr. 32.

67 Vgl. hierzu z. B. das Schreiben vom Johanniterwerkmeister Pechmann an die evangelisch-lutherische Diakonissenanstalt Neuendettelsau vom 4. August 1914. Hier heißt es

stimmt, die bzw. der, wie sie selbst oft angaben, nur vermittelnde Funktionen hatten.[68] Sie vertraten das Interesse des Personals beim Delegierten oder beim Chefarzt und übernahmen in der Hauptsache das Briefeschreiben an das Mutterhaus. Auf Anweisung des Chefarztes teilten sie die Schwestern und Pfleger in ihre Arbeit ein.[69] Kamen einzelne Schwestern, z.B. eine Diakonisse in eine Gruppe eines katholischen Ordens, mussten sie sich unterordnen. Die Diensteinteilung in den Tag -und Nachtdienst übernahm der jeweilige Stationsvorsteher, ein Sanitätsmann im Rang eines Feldwebels oder Unteroffiziers.

Der größte Teil des Personals der freiwilligen Krankenpflege gehörte dem Heer an. Die Schwestern und Pfleger in der Marine arbeiteten in der Heimat und werden deshalb in der vorliegenden Arbeit nur am Rande berücksichtigt. In der Etappe zählte das Personal der freiwilligen Krankenpflege zu den Angehörigen des Feldheeres.[70] Es unterstand der Militärgerichtsbarkeit[71] und hatte dieselben Versorgungsansprüche wie die Soldaten, da es sich auf dem Kriegsschauplatz befand.[72] Für das Personal in der Etappe war die Kriegs-Sanitäts-Ordnung bestimmend, während sich das Personal in der Heimat an die Friedens-Sanitäts-Ordnung zu halten hatte.[73]

Der Beitritt zur freiwilligen Krankenpflege war gesetzlich keine Pflicht, dennoch hatten viele nicht die freie Wahl. Die Rot-Kreuz-Schwestern waren von Anfang an vertraglich verpflichtet, im Kriegsfall Dienste zu leisten,[74] wobei jede Rot-Kreuz-Schwesternschaft mindestens 50 Prozent ihres Personalbestandes zur Verfügung zu stellen hatte.[75] Die Ordensschwestern und -pfleger

wörtlich: „[...] Schliesslich mache ich noch darauf aufmerksam, dass nach den Vorschriften der Lazarett-Abteilung zwei Diakonissinnen von Augsburg und eine Diakonissin von Neuendettelsau als Oberschwestern zu bestimmen sind, [...]“. In: ArchDiakN, G II d 3. Intern wurde auch namentlich eine „Oberin“ bestimmt. Vgl. hierzu z.B. den Brief einer Ordensschwester an ihre Mutter Oberin vom 23. September 1915. In: ArchKBS. Erster Weltkrieg Lazarette Mappe II.

68 Vgl. z.B. die Angaben im Brief einer Rot-Kreuz-Oberschwester vom 10. Juli 1918. In: In: GLAKa, 69 Badische Schwesternschaft Nr. 33.

69 Vgl. hierzu z.B. die Angaben im Brief einer Ordensschwester vom 22. Oktober 1914. In: ArchASAach, Nr. 2-014.

70 Vgl. das Schreiben des stellvertretenden Generalkommandos in Koblenz vom 12. Dezember 1917. In: ADPSJ, 00/752 c.

71 Dienstvorschrift für die freiwillige Krankenpflege (1907), S. 29.

72 Vgl. hierzu das Schreiben des Versorgungsamtes des XIII. Armeekommandos vom 3. März 1918. In: HStArchSt, M 1/8 Bü 176. Zu Gehalt, Renten- und Krankenversicherungen, Absicherung im Krankheitsfall siehe Kapitel „5.1. Gehalt und Versorgung während des Krieges“ und „5.2. Situation und Versorgung nach Kriegsende“ der vorliegenden Arbeit.

73 Vgl. hierzu z.B. die Abschrift der Dienstanweisung „für die in den Lazaretten des Heimatgebietes beschäftigten Krankenschwestern und das sonstige weibliche Lazarettpersonal“ vom 2. März 1917. In: HStArchSt, M 1/8 Bü 172.

74 Riesenberger (2002), S. 106.

75 Vgl. hierzu das Informationsschreiben des Central-Komitees des Preußischen Landesvereins vom Roten Kreuz vom 30. Oktober 1914. Hier heißt, dass die Schwesternschaften vom Roten Kreuz statt der vorgeschriebenen 50 Prozent sogar 55 bis 60 Prozent ihrer Schwestern und Hilfsschwestern an die freiwillige Krankenpflege abgetreten hatten. In: GLAKa, 69 Badische Schwesternschaft Nr. 30.

wurden zum Teil vom Mutterhaus für die Lazarettpflege bestimmt.[76] Zudem standen sie unter einem moralischen Druck, den Aufrufen der Landesvereine vom Roten Kreuz zu folgen.[77]

Die Anzahl aller Beteiligten in der freiwilligen Krankenpflege lässt sich nicht mehr ermitteln, doch liegen Richtwerte vor. Die Archivare des Reichsarchivs in Berlin zählten 1934 aufgrund der – damals bereits unvollständigen – Quellenlage insgesamt während des ganzen Krieges 213.000 zur freiwilligen Krankenpflege gehörende Männer und Frauen. Davon waren 72.000 in der Etappe, darunter 47.000 Männer und 23.000 Frauen.[78]

Laut Prof. Dr. Ludwig Kimmle (1860–1933), Generalsekretär des Zentralkomitees der Deutschen Vereine vom Roten Kreuz, stellte das Rote Kreuz allein 19.073 Krankenpflegerinnen, wozu vermutlich auch die über das Rote Kreuz eingeschriebenen Schwestern der Berufsorganisation der Krankenpflegerinnen Deutschlands und anderer Pflegeverbände und die jüdischen Schwestern[79] gehörten. Außerdem zählte Kimmle 1919 im Zeitraum zwischen dem 1. August 1914 und dem 1. August 1918 insgesamt 47.068 Krankenpfleger.[80] Zu diesen Angaben müssen noch die von Pfarrer August Borrmann aus allen beteiligten Kaiserswerther Diakonien ermittelten 2.971 Diakonissen gerechnet werden[81] und schließlich eine unbekannte Anzahl katholischer Ordensschwestern und -brüder. Aus einer gegen Ende des Krieges durchgeführten Umfrage der Caritas in den katholischen Orden und Kongregationen ist bekannt, dass 18.000 Ordensschwestern und 2.089 Ordenspfleger in der Kriegskrankenpflege tätig waren.[82] Eine Differenzierung zwischen Heimat und Etappe wurde zwar durchgeführt, wie den noch erhaltenen Fragebögen zu entnehmen ist, jedoch sind diese Angaben nicht überliefert.[83] Da die Gesamtzahl der katholischen Schwestern die der Diakonissen übersteigt, ist anzunehmen, dass in der Etappe auch mehr katholische als evangelische Schwes-

76 Vgl. hierzu den Hinweis in den „Blättern aus dem Diakonissenhaus Stuttgart". Hier heißt es: „Die Auswahl der Schwestern wird vom Mutterhaus getroffen". In: Etwas über die Krankenpflege im Krieg (1914), S. 58.

77 Vgl. hierzu ein Plakat, in dem zur sofortigen Anmeldung gebeten wurde, um Deutschlands Ehre zu verteidigen und den Söhnen, die unter den Waffen stehen, beizustehen. In: LASpeyer, T6 Nr. 52.

78 In der Heimat war das Verhältnis umgekehrt, hier waren etwa doppelt so viele Schwestern wie Pfleger. Vgl.: Senftleben/Foerster/Liesner (1934), S. 69. Dieses Zahlenverhältnis war vom Kriegsministerium nicht geplant, sondern ergab sich aus der Tatsache, dass männliches Personal fehlte. Vgl. hierzu das Schreiben des preußischen Kriegsministeriums vom 19. August 1910. In: GLAKa, 456 F 113 Nr. 13.

79 Vgl. hierzu z. B. die Aufzeichnungen von Schwester Rosa Bendit. In: CAHJP, Sammlung Gustav Feldmann, Bestand P 32/20, S. 11.

80 Kimmle (1919), S. 12.

81 Borrmann (1936), S. IX.

82 Vgl. hierzu die Angaben im Freiburger Archiv der Caritas. In: ADCV, R 318.

83 Vgl. hierzu die unter Vorbehalt angegebenen Zahlen bei Panke-Kochinke: Von den Ordensschwestern waren 7.000 in der Etappe und 10.100 im Heimatgebiet. In: Panke-Kochinke (2004), S. 24.

tern waren. Das würde die oben erwähnte Schätzung aus dem Reichsarchiv um wenige tausend Schwestern erhöhen.

Vor dem Krieg war man noch genau über den Stand des Personals informiert. Bis 1914 mussten, wie bereits erwähnt, dem Territorialdelegierten, den Kriegsministerien und dem Kaiserlichen Kommissar Angaben über das zu stellende Personal gemacht werden. Während des Krieges hatten die Delegierten der Kriegslazarette Anweisung, alle 14 Tage bzw. einmal im Monat eine Zählung durchzuführen und das Ergebnis dem Etappendelegierten weiterzuleiten.[84] Außerdem wurden für statistische Zwecke und um den Überblick über das Personal zu behalten, von den katholischen Orden und evangelischen Diakonien mindestens viermal, Ende 1914, im März und Mai 1915 und nochmals im Oktober 1918, die Gesamtzahlen des in der Etappe und Heimat befindlichen Personals abgefragt.[85] Auch vom Roten Kreuz wurden Personalstatistiken geführt[86] und schließlich auch vom Kriegsministerium[87]. Eine korrekte Ermittlung der Zahlen war jedoch schon während des Kriegs wegen der hohen Fluktuation und Aufstockung der Lazarettabteilungen sehr schwierig.[88]

Die jeweilige Anzahl der Pflegenden in der Etappe wie auch in den Heimatlazaretten richtete sich nach dem wechselnden Bedarf,[89] der vor allem in der Etappe durch den Stellungskrieg, die Offensiven und den unterschiedlichen wetterbedingten Krankenaufkommen besonders stark variierte. Maßgebend war die durchschnittliche Bettenbelegung, nicht die Bettenanzahl eines Lazaretts.[90] Der in Friedenszeiten und für die Reservelazarette während des

84 Dienstanweisung für die Delegierten der freiwilligen Krankenpflege (1914), S. 42. Vgl. hierzu auch das Schreiben eines Jesuitenpaters vom 12. Februar 1916. Hier heißt es in Bezug auf die Modalitäten zu Krankmeldungen des Pflegepersonals, dass die Delegierten in der Etappe den Auftrag haben, ihr Personal alle 14 Tage zu zählen und die Ergebnisse weiterzuleiten. In: ADPSJ, 00/752 c. Vgl. weiterhin ein Formular zur Personalzählung in: LASpeyer, T6 Nr.18.

85 Vgl. hierzu die Anfrage des Malteserpräsidenten vom 10. Oktober 1918. In: ADPSJ, 00/7526. Vgl. weiterhin die Ergebnisse bei Borrmann (1936), S. IX; Liese (1915), S. 270ff. Vgl. auch die Statistik „berechnet auf den 20. März 1915. Z. B. in: Sarepta, 337. Weiterhin die Statistik für die Monate August und November 1915. In: ArchDiakN G II d 6. Vgl. auch das Schreiben des Malteserpräsidenten vom 3. April 1915 mit der Aufforderung, das Personal zu zählen. In: ADJC, Kriegskrankenpflege Verhandlungen 1915–1919.

86 Vgl. hierzu das Schreiben des Kreisdelegierten der Pfalz vom 27. Oktober 1914. In: LASpeyer, T6 Nr. 59. Vgl. auch das Formblatt zur „Nachweisung" der Personalstärke. In: LASpeyer, T6 Nr. 18 und eine „Vormerkungsliste über das annehmbar befundene freiwillige Krankenpflegepersonal" vom 16. August 1914. In: LASpeyer, T6 Nr. 93.

87 HStArchSt, M 1/8, Bü 169, Schreiben vom 19. Februar 1916.

88 Vgl. hierzu das Schreiben des Malteserpräsidenten vom 3. April 1915. In: ADJC, Kriegskrankenpflege Verhandlungen 1915–1919. Vgl. hierzu auch ein Schreiben des Johanniterordens vom 1. März 1915 an die evangelisch-lutherische Diakonissenanstalt in Neuendettelsau. Hier war aufgrund der ständigen Verschiebungen eine Nennung der Anzahl der Standorte und der dort stationierten Pflegerinnen notwendig. In: ArchDiakN, G II d 7.

89 Vgl. hierzu das Schreiben des Malteserpräsidenten vom 27. November 1914. In: ADJC, Kriegskrankenpflege Verhandlungen 1898–1914.

90 Vgl. hierzu das Schreiben des Chefs des Feldsanitätswesens vom 2. Juli 1915. In: BayHStArchMü, MKr 10592.

Krieges aufgestellte Stellenschlüssel,[91] wonach auf 100 Kranke sechs bis acht Vollschwestern gerechnet wurden, war nicht mehr anwendbar.[92] Über die Anzahl der zu stellenden Pflegerinnen und Pfleger in der Etappe entschied grundsätzlich ein Generalarzt, entweder der Armeearzt oder der Chef des Feldsanitätswesens. Das Personal wurde vom Etappenarzt zusammen mit dem Etappendelegierten beim Armeearzt beantragt, der diesen Antrag entweder genehmigte oder dem Chef des Feldsanitätswesens vorlegte.[93] Für die Vereinslazarettzüge galten wieder andere Bestimmungen. Hier beantragte der jeweilige Chefarzt das Personal beim zuständigen Territorialdelegierten, der den Antrag an die Medizinalabteilung des Kriegsministeriums weiterleitete.[94]

Die Voraussetzungen, die das Personal für die Aufnahme in die Kriegskrankenpflege mitzubringen hatten, waren, wie alles andere auch, von staatlicher Seite vorgegeben. Sie sollten charakterfest und gesund sein, eine gute körperliche Kondition und eine gute Ausbildung haben sowie die deutsche Staatsangehörigkeit besitzen.[95] Das wurde durchweg von den Kriegsministerien und vom Kaiserlichen Kommissar von allen verlangt, schon, um den Ruf der freiwilligen Krankenpflege nicht zu schädigen.[96] Das Rote Kreuz bestand außerdem auf die unbedingte Unterordnung der Kriegsschwestern unter die Schwesternschaft und die militärischen Vorgesetzten.[97] Der Badische Frauenverein forderte im Juli 1914 besonders für die Etappe „unbedingt vorzügliche Arbeitskräfte“ [98], die den zu erwartenden körperlichen und psychischen Ansprüchen gewachsen sein sollten. Vor allem war eine chirurgische Ausbildung

91 Vgl. hierzu die „Zusammenfassung der für den Kriegszustand von jetzt an gültigen Bestimmungen über Ausbildung, Verwendung und Gebührnisse sowie Diensttracht der Helferinnen, Hilfsschwestern und Schwestern vom Roten Kreuz“: In: GLAKa, 456 F 118 Nr. 746, S. 28.

92 Vgl. hierzu das Schreiben des Malteserpräsidenten vom 27. November 1914. In: ADJC, Kriegskrankenpflege Verhandlungen 1898–1914.

93 Vgl. hierzu das Schreiben des Chefs des Feldsanitätswesens vom 2. Juli 1915. In: BayHStArchMü, MKr10592.

94 Vgl. die Schreiben des württembergischen Territorialdelegierten und des Sanitätsamts in Stuttgart vom 14. und 16. März 1916. In: HStArchSt, M 1/8 Bü 169.

95 Dienstvorschrift für die freiwillige Krankenpflege (1907), S. 27.

96 Vgl. z. B. das Schreiben des Bayerischen Landeskomitees für freiwillige Krankenpflege im Kriege vom 25. März 1915. In: LASpeyer, T6 Nr. 52.

97 Vgl. hierzu die „ Zusammenfassung der für den Kriegszustand von jetzt an gültigen Bestimmungen über Ausbildung, Verwendung und Gebührnisse sowie Diensttracht der Helferinnen, Hilfsschwestern und Schwestern vom Roten Kreuz.“ Hier heißt es: „Unbescholtenheit, streng sittlich-religiöse Lebensauffassung, Pflichttreue, von warmer Nächstenliebe getragene Hingebung an die Aufgaben des Pflegeberufs, Ehr- und Standesgefühl, schwesterliche Verträglichkeit und Kameradschaftlichkeit, Gehorsam und Unterordnung unter die Zucht der Schwesternschaft wird unter die Gebote des Sanitätsdienstes unserer Wehrmacht, dem mit allen Kräften und aufopfernder Treue im Frieden und Kriege zu dienen die höchste Aufgabe der Rot-Kreuz-Schwester und das Ziel der Erziehung zu dieser sein muss.“ In: HStArchSt, M 1/8 Bü 167.

98 Vgl. hierzu z. B. das Schreiben des Städtischen Krankenhauses der Haupt- und Residenzstadt Karlsruhe vom 29. Juli 1914. In: GLAKa, 69 Badische Schwesternschaft Nr. 30.

unerlässlich.[99] Insgesamt stellte das Kriegsministerium bezüglich der Berufserfahrungen höhere Anforderungen an das Etappenpersonal als an das Heimatpersonal, da die Erstversorgung der Verwundeten für den weiteren Verlauf der Gesundung entscheidend sein sollte.[100] Andere Bedingungen, wie ein Mindestalter von 30 Jahren, eine „sittliche Reife", eine fünfjährige praktische Erfahrung in einem Krankenhaus oder die „Abstammung aus „gebildeten Kreisen", wurden mit Ausnahme der „sittlichen Reife" von Anfang an nicht eingehalten.[101] Bereits 1906 notierte das Präsidium der Kaiserswerther Generalkonferenz, dass die „Abstammung aus gebildeten Kreisen und höhere Schulbildung" keine Garantie für die „sittliche Reife" biete.[102] Im Rückblick stellte der Generaloberarzt Flesch fest, dass weder die Art der Vorbildung noch die soziale oder regionale Herkunft, noch die jeweilige Religion die intensive Arbeit der Schwestern beeinflusst hätten.[103] Soweit es sich eruieren ließ, kamen die konfessionellen Schwestern hauptsächlich aus dem bäuerlichen Milieu.[104] Von den Schwäbisch-Haller Diakonissen beispielsweise war der größte Teil vor und auch nach dem Krieg wieder in der Gemeindepflege tätig. Sie hatten mit Ausnahme ihrer Ausbildungszeit keine Erfahrungen in einem Krankenhaus gesammelt, wenn sie nicht vor ihrem Etappeneinsatz in einem Heimatlazarett gearbeitet hatten. Zwei Drittel der Schwäbisch Haller Schwestern waren über 30 Jahre alt, einige sogar über 40, so dass ein Drittel nicht die militärische Anforderung an das Mindestalter erfüllte.[105] Nach oben schien es keine Altersgrenze gegeben zu haben. Eine Diakonisse aus Speyer

99 Vgl. hierzu z. B. das Schreiben des Städtischen Krankenhauses der Haupt- und Residenzstadt Karlsruhe vom 29. Juli 1914. In: GLAKa, 69 Badische Schwesternschaft Nr. 30.

100 Vgl. hierzu das Schreiben des bayerischen Kriegsministeriums vom 12. Mai 1918. In: ZarcheKSpey, Nr. 628.

101 Vgl. zu den Voraussetzungen die Abschrift „1) Vorbedingungen für die Verwendung von Schwestern im Heeressanitätsdienst:". Ohne Datum. In: ADJC, Kriegskrankenpflege Verhandlungen, 1898–1914.

102 Vgl. dazu das Schreiben des Präsidiums der Kaiserswerther Generalkonferenz vom 26. Juni 1906. In: ZarcheKSpey, Nr. 3315.

103 Flesch (1930), S. 145.

104 Vgl. hierzu die soeben abgeschlossene Dissertation mit dem Titel „Pflegealltag im stationären Bereich von 1880 bis 1930" von Anja Faber. Ihre Untersuchung zum sozialen Umfeld von Pflegerinnen und Pflegern zeigt, dass die überwiegende Mehrheit der konfessionellen Schwestern aus dem bäuerlichen Milieu kam, während die Rot-Kreuz-Schwestern aus gebildeten Kreisen stammten. Vgl. zur sozialen Herkunft von Kriegsschwestern und Kriegshelferinnen auch Janet Lee für Großbritannien. Demnach kamen die freiwilligen Helferinnen aus der oberen Mittel- und Oberschicht, während sich die Helferinnen und Schwestern aus der Mittel- und Arbeiterschicht aus finanziellen Gründen den militärischen Schwesterneinheiten anschlossen. In: Lee (2005), S. 10. Vgl. auch auf amerikanischer Seite die Arbeit von Dorothy und Carl J. Schneider. Demnach kamen die Kriegsschwestern und Kriegshelferinnen aus der Mittel- und Oberschicht. In: Schneider/Schneider (1991), S. 14.

105 Vgl. hierzu die Personalakten der Diakonie in Schwäbisch Hall. Von 96 Etappenschwestern liegen noch78 Personalakten vor. Diese Schwestern kamen alle aus der Gemeindepflege. In: ArchDiakHall (Personalakten).

war bereits 62 Jahre alt.[106] Der Chefarzt eines Lazaretts im Osten wollte jedoch nur mit jüngeren Schwestern arbeiten und schickte alle über 45 Jahre nach Hause.[107] Von den männlichen Krankenpflegern wurde außer einer Unbescholtenheit sowie körperlicher und geistiger „Rüstigkeit" verlangt, dass sie „militärfrei oder nur landsturmpflichtig" waren.[108] Ab 1915 wurden dann allerdings auch die Landsturmpflichtigen, das letzte Aufgebot von Männern zwischen 39 und 60 Jahren, nach und nach eingezogen.[109] Ab 1916 stockte man männliches Personal durch die freiwilligen Pfleger aus dem bereits erwähnten Vaterländischen Hilfsdienst auf. Die zwischen 17 und 60 Jahre alten Männer sollten, außer den bereits genannten Vorgaben, „keine äußerlichen körperlichen Gebrechen" haben, um dem „Ansehen der Deutschen im besetzen Gebiet" nicht zu schaden.[110] Die geforderten Voraussetzungen dienten offensichtlich nicht nur dazu, einen effektiven Arbeitseinsatz zu gewährleisten. Die Angehörigen der freiwilligen Krankenpflege sollten als Repräsentanten des Kaiserreichs in den eroberten Ländern auch einen guten Eindruck hinterlassen.[111] Mehrere Artikel in der heimatlichen Tagespresse bezeichneten die Ärzte und Schwestern in den Lazaretten als ein deutsches „Kulturvolk durch und durch".[112]

2.2 Einsatzplanung

Die gezielte logistische Vorbereitung der Einsätze von zivilen Pflegekräften für den Kriegsfall begann in der zweiten Hälfte des 19. Jahrhunderts. Nach den Erfahrungen der vergangenen Kriege hatte sich der Vorschlag Henry Dunants, die freiwillige Krankenpflege bereits im Frieden vorzubereiten, durchgesetzt. Das Rote Kreuz begann Ende des 19. Jahrhunderts damit, zusätzlich zu der langsam wachsenden Zahl der ohnehin für einen Kriegseinsatz ausgebildeten Rot-Kreuz-Schwestern, Hilfsschwestern auszubilden.[113]

106 Vgl. hierzu den Brief einer Diakonisse vom 16. März 1917. In: DiakAugsburg, Akte 1. Weltkrieg E.

107 Vgl. hierzu das Schreiben einer Oberin vom 30. Mai 1918. In: GLAKa, 69 Badische Schwesternschaft Nr. 33.

108 Vgl. hierzu das Schreiben des Zentralkomitees des Bayerischen Landeshilfsvereins vom Roten Kreuz vom 7. August 1914. In: LASpeyer, T6 Nr. 59.

109 Vgl. hierzu das Schreiben des preußischen Kriegsministeriums vom 9. Mai 1915. In: LASpeyer, T6 Nr. 59.

110 Vgl. das Schreiben des preußischen Kriegsministeriums vom 26. Mai 1917. In: HStArchSt, M 1/8 Bü 280.

111 Vgl. zur Pflegetätigkeit in den besetzten Gebieten und zum Umgang mit der Bevölkerung Kapitel „4.3. Kriegserlebnisse" dieser Arbeit.

112 Vgl. z. B. den Zeitungsartikel im „Staatsanzeiger für Württemberg" vom 4. September 1914. In: HStArchSt, E 40/72 Bü 607.

113 Riesenberger (2002), S. 108.

Zudem schlossen die Ritterorden und das Rote Kreuz frühzeitig Gestellungsverträge mit den katholischen und evangelischen Einrichtungen.[114] Den Ordensvorständen und Rektoren war es im Grunde freigestellt, an welche Hilfsgesellschaft sie sich wandten. Deshalb wurde um ihr Personal regelrecht geworben.[115] Nach einer Anfrage des Kaiserlichen Kommissars von Anfang 1887 an den Malteserorden, ob sich die Orden bzw. Genossenschaften an einem neuen Krieg beteiligen würden,[116] traf in eben diesem Jahr der Verein der Schlesischen Malteserritter mit dem Orden der Schwestern von der heiligen Elisabeth ein Abkommen, in dem die Bereitstellung „sämtliche[r] verfügbare[r] Schwestern" festgelegt wurde.[117] Noch im selben Jahr warb das „Central Comité der deutschen Vereine vom rothen Kreuz" bei den Waldbreitbacher Franziskanerinnen um Unterstützung, die dann allerdings dem Malteserorden gewährt wurde.[118] Ein Jahr später wurde seitens der katholischen Orden und Kongregationen Protest gegen die Kriegs-Sanitäts-Ordnung von 1878 öffentlich.[119] Beanstandet wurde, dass das Militär die Berufskleidung vorschrieb und die Ordensschwestern dadurch, dass sie unter militärischen Befehl gestellt waren, in Gewissenkonflikte gebracht werden konnten, da sie unter militärischer Gerichtsbarkeit stehen sollten. Im Jahr 1898 erging ein geheimes Schreiben des Westfälischen Malteservorstandes an die katholischen Orden mit der Bitte um Personal im Kriegsfall. Da die katholischen Orden nicht gewillt waren, die Bestimmungen der Kriegs-Sanitäts-Ordnung zu akzeptieren, fanden Verhandlungen zwischen dem Malteserorden und dem Kriegsministerium statt, mit dem Ergebnis, dass die Pflegekräfte der geistlichen Orden unter den Schutz des Malteserordens gestellt wurden.[120] Mit Ausnahme der Kleidervorschrift wurde jedoch praktisch keine der Vorschriften während des Krieges aufgehoben. Weiterhin wurden in dem genannten geheimen Schrei-

114 Vgl. hierzu das Schreiben des Direktoriums der evangelisch-lutherischen Diakonissenanstalt in Neuendettelsau aus dem Jahr 1889. Die Diakonie wandte sich 1889 an den Bayerischen Frauenverein vom Roten Kreuz. In: ArchDiakN, G II d 2.

115 Vgl. hierzu z. B. das Schreiben des Generalsekretärs der schlesischen Malteserritter vom 20. August 1910. In: ADJC, Kriegskrankenpflege Verhandlungen 1898–1914. Vgl. auch das Protokoll einer Ratssitzung des Malteserordens vom 20. Oktober 1913, wonach der Orden beschloss, auch die weltlichen Pflegerinnen, die sich einem unter den Malteser stehenden geistlichen Orden angeschlossen hatten, wie geistliche Pflegerinnen zu versorgen. In: VWAMü, Darfeld Avm 275.

116 Vgl. hierzu das Schreiben des Malteserpräsidenten vom 24. März 1887. In: ZOW, Malteser Genossenschaft. Kriegskrankenpflege 1887, 1899–1918.

117 Vgl. hierzu die Angaben im Artikel „II. Der Weltkrieg". In: Provinzarchiv CSSE, MH 724/3 St. Elisabeth 1911–1920, Sanct Elisabeth Blatt 3 (1914), S. 37.

118 Vgl. hierzu das Schreiben des „Central-Comités vom Rothen Kreuz" vom 31. Januar 1887. In: ZOW, Kriegsdienste 1914/18. Eisenbahnerheime/Rotes Kreuz, Kriegsdienst, Korrespondenz 1887–1890/1914, Betr. Mainz, Seuchenlazarett.

119 Vgl. hierzu den Ausschnitt eines Artikels der „Koblenzer Volkszeitung" vom 9. Januar 1888. In: ZOW, Kriegsdienste 1914/18. Eisenbahnerheime/Kriegsdienste, allgemeines und Berichte 1887–1918.

120 Vgl. hierzu das Schreiben des Malteserpräsidenten vom 30. Dezember 1898. In: ADJC, Kriegskrankenpflege. Verhandlungen 1898–1914.

ben die Ordensvorsteher gebeten, sich vertragsmäßig an den Malteserorden zu wenden und im Falle einer bereits erfolgten Zusage mit einem nicht-katholischen, weltlichen Verein eine Auflösung zu erwirken. Um für den Fall einer Mobilmachung über den Personalstand informiert zu sein, wollte der Malteserorden jährlich Listen mit der Anzahl der für die Etappe zu stellenden Pflegekräften.[121] Spätestens seit 1910 wurden zudem vom preußischen Kriegsministerium Namenslisten[122] des Kriegspflegepersonals gewünscht, die bis zu einem bestimmten, vorher festgelegten Mobilmachungstag bereit stehen sollten.[123] Die Orden waren allerdings nicht an die namhaft gemachten Pflegerinnen und Pfleger gebunden.[124] Die Präsidenten der Ritterorden und die Vorstände der Landesvereine vom Roten Kreuz erhielten von den Orden, Kongregationen, Diakonien und den Zweigvereinen vom Roten Kreuz jährlich die Listen mit Namen, Alter und Position des Pflegepersonals einschließlich der Ersatzschwestern und -pfleger.[125] Diese Angaben wurden wiederum an den Kaiserlichen Kommissar in Berlin, die Territorialdelegierten und die Kriegsministerien in Sachsen, Bayern, Württemberg und Preußen von den Hilfsgesellschaften weitergeleitet.[126] Die zentralen militärischen und zivilen Leitstellen waren somit genauestens darüber informiert, wie viele und welche Pflegekräfte im Mobilmachungsfall bereit standen. Das waren, wie erwähnt, nach einer Berufszählung im Jahr 1907, die vermutlich vor dem politischen Hintergrund, der Bündnispolitik und damit verbundenem Wettrüsten, stattfand,[127] immerhin 47.000 Krankenpflegerinnen aus den Rot-Kreuz-Vereinen und den Ritterorden.[128] Die quantitativen Anforderungen an Pflegepersonal stiegen auch schon vor dem Ausbruch des Krieges. Zu Beginn des Jahres 1914 forderte das Militärgouvernement in Metz die Oberin eines Ordens auf, alle „irgendwie entbehrliche Schwestern“ in Metz bereitzuhalten, da im Mobilma-

121 Vgl. hierzu das Schreiben des Malteserpräsidenten vom 30. Dezember 1898. In: ADJC, Kriegskrankenpflege. Verhandlungen 1898–1914.

122 Vgl. dazu eine ausgefüllte Namensliste „Tabelle A. Mitgliederbestand und Seelsorge bzw. Pflegekräfte, welche im Fall der Mobilmachung für die Seelsorge bzw. Krankenpflege zur Verfügung stehen.“ In: ADJC, Kriegskrankenpflege Verhandlungen 1898–1914.

123 Vgl. hierzu z. B. das Schreiben des Malteserpräsidenten vom 27. Juli 1910, wonach sich ein Teil der Schwestern zum 10. Mobilmachungstag bereit zu halten hatte. In: ADJC, Kriegskrankenpflege Verhandlungen 1898–1914. Vgl. hierzu z. B. auch das „Dritte Flugblatt aus der Diakonissenanstalt Neuendettelsau 1914“. Die Neuendettelsauer Diakonissen waren zum 13. und 21. Mobilmachungstag verpflichtet. In: ArchDiakN, E III c 2.

124 Vgl. hierzu z. B. das Schreiben des Malteserpräsidenten vom 8. Februar 1912. In: ADJC, Kriegskrankenpflege Verhandlungen 1898–1914.

125 Vgl. hierzu z. B. die Namenslisten für die Diakonissen in Neuendettelsau. In: ArchDiakN, G II d 12 und G II d 10. Vgl. auch die Listen für die Ordensschwestern. In: ADJC, Kriegskrankenpflege Verhandlungen 1898–1914. Vgl. z. B. für die männlichen Krankenpfleger vom Roten Kreuz für das Mobilmachungsjahr 1904/1905 das Formular Nr. 17. In: LASpeyer, T6 Nr. 26. Vgl das Formular Nr. 176 für Pflegekräfte aus den Genossenschaften und dem Roten Kreuz für das Rote Kreuz. In: LASpeyer, T6 Nr. 62.

126 Dienstvorschrift für die freiwillige Krankenpflege (1907), S. 21.

127 Zu den außenpolitischen Ursachen des Ersten Weltkriegs vgl. Berghahn (2006), 24 f.

128 Riesenberger (2002), S. 137.

chungsfall mit einer „wesentlichen Erhöhung der Krankenzahl" gerechnet werden müsse.[129] Aus Patriotismus und in der Annahme, die Leiden in einem unvermeidlich erscheinenden Krieg lindern zu können, war die Bereitschaft der Vereine, Gesellschaften und Orden, sich an der freiwilligen Krankenpflege zu beteiligen, sehr groß. Es wurden Geld- und Sachmittel, Gebäude und Personal bereitgehalten. Von den konfessionellen Einrichtungen waren alle bereit, ihr Personal zur Verfügung zu stellen.[130] Zeitweise wurde unter den Johanniter- und Malteserorden ein Konkurrenzverhalten deutlich. Beispielsweise vertrat der evangelische Johanniterorden in Bayern die Auffassung, dass man mit dem Personal von evangelischer Seite im Dienst für das Vaterland nicht zurückstehen dürfe.[131] Der „Verband der Deutschen Juden" und der „Central-Verein deutscher Staatsbürger jüdischen Glaubens" appelierten an alle deutschen Juden, sich „über das Maß der Pflicht hinaus" dem Vaterland zu widmen.[132] Von der Berufsorganisation der Krankenpflegerinnen Deutschlands meldeten sich Hunderte gleich zu Beginn der Mobilmachungsphase.[133] Viele hofften auf einen schnellen Sieg, bei dem man dabei sein wollte. Bis Weihnachten, so dachten auch die Schwestern, würden sie wieder zu Hause sein.[134] Die Tatsache, dass die freiwillige Krankenpflege in der Kriegs-Sanitäts-Ordnung verankert war, verstanden zumindest die katholischen Ritterorden als gesetzliche Pflicht, den staatlichen Sanitätsdienst zu unterstützen.[135]

In der Annahme einer kurzen Kriegsdauer – Zweifel hierüber sind nur vereinzelt bekannt –[136] wurden die Pflegekräfte, hauptsächlich die weltlichen, anfänglich nur für drei Monate verpflichtet. Ab November 1914 machte sich des-

129 Vgl. hierzu das Schreiben des Gouvernements vom 4. Feburar 1914 und das Antwortschreiben der Oberin vom 11. Feburar 1914 mit ihrer Zusage. In: FranzSalzkontten. Ohne Signatur.

130 Z.B. bei Liese (1915), S. 3f; Borrmann (1936), S. VIIIf.

131 Vgl. hierzu das Schreiben des Johanniterordens an die evangelisch-lutherische Diakonissenanstalt Neuendettelsau vom 22. September 1916. Der Werkmeister erinnert darin an das Bestreben des Ordens, dass „bei einer Erhöhung der Zahl von Pflegerinnen das Gleichgewicht zwischen kathol[ischen] und evangel[ischen] Schwestern nicht zum Nachteil der letzteren gestört wird […]". In: ArchDiakN, G II d 8.

132 Steppe (1997), S. 128. Zu den jüdischen Krankenpflegeorganisationen vgl. auch www.juedische-pflegegeschichte.de, letzter Zugriff: 24. Juni 2013.

133 Vgl. hierzu den Artikel in der Zeitschrift „Unterm Lazaruskreuz". In: „An unsere Schwestern!" (1914), S. 189.

134 Vgl. hierzu die Aufzeichnungen einer Ordensschwester. In: ArchVPKö, Nr. 04-085. Vgl. auch das Schreiben vom 24. Januar 1918 der Direktion der Diakonissenanstalt in Kaiserswerth vom 24. Januar 1918. In: ArchDiakKWerth, DA 997.

135 Vgl. hierzu das Schreiben des Malteserpräsidenten vom 8. Dezember 1899. In: VWAMü, Darfeld Avm 274.

136 Vgl. hierzu ein Schreiben von Pfarrer Disselhof vom 20. Oktober 1914, dem Informationen von Offizieren vorlagen, wonach der Krieg noch lange dauern würde und man deshalb mit den ins Feld ziehenden Schwestern haushalten sollte. In: ArchDiakKWerth, DA 821. Vgl. auch die Aufzeichnungen von Schwester M. Magdalena, deren Superior noch im Frühjahr 1914 schwere Zeiten in einem bevorstehenden Krieg geäußert hatte. In: ArchKBS, erster Weltkrieg Lazarette Mappe I.

halb Personalknappheit in der Etappe bemerkbar.[137] Eine Vertragsverlängerung lag in den Händen der jeweiligen Vorgesetzten in der Heimat.[138] Die Bereitschaft der Verbände, Vereine und Gesellschaften, ihr Personal zu stellen, war noch bis in das erste Kriegsjahr groß. Zunächst war auch Ersatzpersonal eingeplant.[139] Allerdings hatten die Organisationen in den Namenslisten, die sie seit Jahren an die Hilfsgesellschaften sandten, die Höchstzahl der Schwestern und Pfleger vorzulegen, die sie im Kriegsfall abgeben konnten.[140] Dieses Kontingent war zum Teil mit Ende des Jahres 1914 ausgeschöpft.[141] Als deshalb auch die Schwestern aus den Reservelazaretten in den Etappen gebraucht wurden,[142] rückten Hilfsschwestern in Vollschwesternstellen auf, die dann auch auf Beschluss des preußischen Kriegsministeriums wie Vollschwestern zu entlohnen waren.[143]

Je länger der Krieg dauerte, desto schwieriger wurde es schließlich für das Militär und die Delegierten, Ersatz für die Etappe anzufordern, denn das Pflegepersonal in der Heimat wurde ebenfalls stark beansprucht, und zwar sowohl in den Heimatlazaretten als auch in den Krankeneinrichtungen für die Bevölkerung.

Da der Krieg auch in der Heimat in der zivilen und in der militärischen Krankenversorgung zu einer großen Belastung wurde, schlug der Territorialdelegierte und Vorsitzende des württembergischen Roten Kreuzes daher im September 1914 vor, den Mutterhäusern der württembergischen „Diakonien, Kongregationen und sonstigen Organisationen" eine Vergütung zukommen zu lassen, da diese Mutterhäuser durch die hohe Abgabe an Personal an die Heimatlazarette einen „erheblichen Ausfall" zu erleiden hatten.[144]

137 Ab November 1914 schrieb der Präsident des Malteserordens die geistlichen Orden und Genossenschaften an und bat um Bereitstellung weiterer Pflegekräfte. Der Bedarf sei durch die Kämpfe an der Front und der Tatsache, dass die dreimonatige Verpflichtungszeit hauptsächlich der weltlichen Pflegekräfte abgelaufen sei, erhöht. Vgl. hierzu z. B. das Schreiben vom 27. November 1914. In: ADJC, Kriegskrankenpflege. Verhandlungen, 1898–1914.

138 Vgl. hierzu das Schreiben eines Territorialdelegierten vom 25. November 1914. In: ADJC, Kriegskrankenpflege Verhandlungen, 1915–1919.

139 Vgl. hierzu das Schreiben des Werkmeisters des Johanniterordens vom 17. September 1915. In: ArchDiakN, GII d 7.

140 Vgl. hierzu das Schreiben des Malteserpräsidenten vom 27. Juli 1910. In: ADJC, Kriegskrankenpflege Verhandlungen, 1898–1914.

141 Vgl. hierzu das Schreiben des Werkmeisters des Johanniterordens vom 29. Januar 1915. In: ArchDiakN, G II d 7. Vgl. hierzu auch das Schreiben des preußischen Kriegsministeriums vom 4. Dezember 1914. In: HStArchSt, M 1/8 Bü 168.

142 Vgl. hierzu das Schreiben des preußischen Kriegsministeriums vom 4. Dezember 1914. In: HStArchSt, M 1/8 Bü 166.

143 Vgl. das Schreiben des preußischen Kriegsministeriums vom 4. Dezember 1914 betreffs „Gebührnisse des weiblichen Pflegepersonals in Reservelazaretten". In: HStArchSt, M 1/8 Bü 167.

144 Vgl. hierzu das Schreiben des württembergischen Roten Kreuzes vom 30. Oktober 1914 an die Medizinalabteilung in Stuttgart. Das Rote Kreuz beantragte kurze Zeit nach dem ersten Antrag auf Entlöhnung der Vollschwestern in den Heimatlazaretten eine Anhebung des Gehalts, das rückwirkend zu entrichten sei. Die Medizinalabteilung antwortete

Als der Bedarf an Pflegern und Pflegerinnen im November 1915 zu stark anstieg, wurde zudem in Betracht gezogen, die fehlenden Stellen in der Etappe mit Hilfsschwestern zu besetzen, die in der Heimat wiederum von Helferinnen abgelöst wurden.[145]

Ersatzanforderungen für die Etappe waren deshalb mit Fortschreiten des Krieges keine Bitten mehr um freiwillige Hilfe,[146] im Verlauf des Krieges wurde zur vermehrten Bereitstellung von Personal sogar „ermahnt".[147] Ein evangelisches oder katholisches Mutterhaus bzw. Rot-Kreuz-Verein, das bzw. der sich zur Bereitstellung einer bestimmten Anzahl von Personal verpflichtet hatte, musste diese Abmachungen einhalten und den Forderungen des Militärs nachgeben, auch wenn das Personal dringend für den heimatlichen Lazarettbetrieb gebraucht wurde.[148] Mit der Begründung, dass die Erstversorgung der Verwundeten am wichtigsten sei,[149] ging aus militärischer Sicht die Personalbesetzung in der Etappe vor, während die Vereine, Verbände oder Gesellschaften dem heimatlichen Betrieb den Vorzug gaben.[150] Die Ärzte in den Vereinslazaretten hielten dagegen, dass auch in der Heimat Schwerverwundete zu betreuen waren.[151]

einen Tag später, das Rote Kreuz solle sich in der Angelegenheit an den Kaiserlichen Kommissar wenden. In: HStArchSt, M 1/8 Bü 165.

145 Vgl. hierzu z. B. das Schreiben des Johanniterordens an die evangelisch-lutherische Diakonissenanstalt Neuendettelsau vom 29. Januar 1915. Wegen der „längeren Dauer des Krieges" sollten „alle irgendwie verfügbaren Kräfte" aufgrund des erhöhten Bedarfs an Pflegepersonal bereitgestellt werden. In: ArchDiakN, G II d 7. Vgl. hierzu auch das Schreiben des württembergischen Territorialdelegierten vom 3. Juli 1915. In: HStArchSt, M 1/8 Bü 168.

146 Vgl. hierzu z. B. das Schreiben des Werkmeisters des Johanniterordens vom 17. September 1915: Hier heißt es wörtlich: „[...] Wir sehen uns daher genötigt, die bisher in Form einer Frage gekleidete Bitte um Bereitstellung von Ersatzkräften in der Krankenpflege nunmehr in der Form eines sehr ernsten Ersuchens an die 3 beteiligten Diakonissenanstalten [Neuendettelsau, Augsburg, Speyer – A. S.] zu wiederholen [....]". Aufgrund der Dauer des Krieges seien vermehrt Pflegekräfte notwendig. In: ArchDiakN, G II d 7.

147 Vgl. hierzu das Schreiben der evangelisch-lutherischen Diakonissenanstalt Neuendettelsau vom 21. Juni 1918, hier heißt es wörtlich: „[...]. in welchem die Diakonissenanstalten ermahnt werden, in höherem Maße als bisher sich an der Abstellung für Krankenpflegerinnen in der Etappe zu beteiligen [...]" Diese „Ermahnung" ging vom Königlichen Staatsministerium für Kirchen- und Schulungsangelegenheiten und vom Bayerischen Landeskomitee für freiwillige Krankenpflege im Kriege auf Anordnung des Königlichen Kriegsministeriums aus. In: ArchDiakN, G II d 9.

148 Vgl. hierzu das Schreiben des Werkmeisters des Johanniterordens an die evangelisch-lutherische Diakonissenanstalt Neuendettelsau vom 22. September 1916. In: ArchDiakN, G II d 8.

149 Vgl. hierzu das Schreiben des bayerischen Landeskomitees an die Kreiskomitees, Korpsbezirksdelegierten und sämtliche Vereinslazarette vom 17. Mai 1918. In: ArchDiakN, G II d 9.

150 Vgl. hierzu die Schreiben von Pfarrer Bodelschwingh vom 2. Dezember 1915: Hier heißt es wörtlich. „[...] denn die Arbeit hier in der Heimat [...] ist soviel wichtiger als draußen [...]". Ähnlich wird in weiteren Briefen z. B. vom 1. Mai 1916 und vom 26. Mai 1916 von Pfarrer Bodelschwingh argumentiert. In: Sarepta, 337. Vgl. hierzu ebenfalls das Schreiben des bayerischen Kriegsministeriums vom 12. Mai 1918. In: LA Speyer, T6 Nr. 108.

151 Vgl. hierzu das Schreiben der evangelisch-lutherischen Diakonissenanstalt Neuendettelsau vom 21. Juni 1918 zur vermehrten Bereitstellung von Ersatzschwestern. In: ArchDiakN, G II d 9.

Bereits ab 1915 gab es vermehrt Rückrufgesuche seitens der Ordensvorstände und der Diakonien, denen nicht immer entsprochen wurde.[152] Nach einem Abkommen des Johanniterordens mit dem Diakonissenmutterhaus in Neuendettelsau behielt Letzteres zwar sein Rückrufrecht gegenüber dem Johanniterorden, aber nur wenn sie Ersatz stellen konnten.[153] Diese Regel galt nur gegenüber dem Vertragspartner und nicht der militärischen Gewalt in der Etappe, die auf diese Abmachung nicht immer einging. Lediglich in den Lazaretten im Heimatgebiet durften die Diakonissenmutterhäuser selbständig ihr Personal austauschen.[154] Bis zum Tag der Einberufung arbeiteten die Schwestern und Brüder in den Gemeinden bzw. in weltlichen oder verbandseigenen Krankenhäusern.

Die erste Gruppe von Schwestern und Pflegern war bereits während der Mobilmachungstage bereitzuhalten. Sie hatte in der ersten Augustwoche an ihrem Formationsort zu sein. Die Mobilmachungspläne für einen möglichen Kriegsfall, von dem das Rote Kreuz glaubte, dass er „über Nacht kommen wird“[155], waren bereits Jahre zuvor ausgearbeitet worden. Die Ordensritter informierten sofort nach der militärischen Mobilmachung die Ordensvorstände und Rektoren in den Mutterhäusern und beauftragten sie, die Pflegekräfte zunächst in das Mutterhaus zu rufen, wo sie ihre Ausrüstung und die Verwendungsbücher bekamen.[156] Die Schwestern vom Roten Kreuz bzw. die Oberinnen erhielten ihren Bescheid vom jeweiligen Landesverein vom Roten Kreuz.[157] In den Mutterhäusern angekommen, warteten alle Einberufenen auf die endgültige Einberufung. Sobald die Ordensritter bzw. Landesvereine die

152 Vgl. hierzu die Schreiben aus der Direktion der Westfälischen Diakonissen-Anstalt Sarepta an den Delegierten in der Etappe vom 1. April 1915, in dem bereits angedeutet wird, dass die Entsendung von Schwestern durch die „sich ständig mehrenden Aufgaben“ immer schwieriger wird. Vgl. auch das Schreiben von Pfarrer Bodelschwingh vom 25. Mai 1915. Dem hier geäußerten Wunsch, Schwestern aus der Etappe zurückrufen zu dürfen, wurde noch entsprochen. Weitere Bitten um Rückruf, z.B. vom 30. Juni 1915 wurden wegen Vollbeschäftigung in der Etappe abgelehnt. In einem Schreiben des Delegierten vom 30. November 1915 wurden Rückrufgesuche abgelehnt, „da jeden Augenblick eine Vermehrung der Kranken eintreten kann“. Der Etappenpfarrer rät in einem Schreiben vom 29. November 1915 von weiteren Rückrufen seitens des Mutterhauses ab, da man nach dem Krieg auf das Wohlwollen des Staates angewiesen sei. In: Sarepta, 337.

153 Vgl. hierzu das „Abkommen zwischen dem Johanniterorden einerseits und dem Diakonissen Mutterhause andererseits […]“ vom 3. Mai 1917. In: ArchDiakN, G II d 5.

154 Vgl. hierzu einen Vertrag zwischen der Genossenschaft der armen Dienstmägde Christi und der Zentralstelle für freiwillige Liebestätigkeit vom 30. September 1915. In: ADJC, Kriegskrankenpflege. Verhandlungen 1915–1919.

155 Vgl. hierzu die Vorbereitungstätigkeiten des Hessischen Landesvereins vom Roten Kreuz vom 1. Februar 1912. In: HStDa, G 15 Heppenheim G 94.

156 Vgl. hierzu z.B. das Schreiben des Malteserpräsidenten vom 3. August 1914. In: ADJC, Kriegskrankenpflege Verhandlungen 1898–1914.

157 Vgl. z.B. das Antwortschreiben des Städtischen Krankenhauses der Haupt- und Residenzstadt Karlsruhe vom 29. Juli 1914. In: GLAKa, 69 Badische Schwesternschaft Nr. 30. Vgl. auch das Schreiben aus dem Büro des Badischen Frauenvereins an eine Schwester vom 5. August 1914. In: GLAKa, 69 Badische Schwesternschaft Nr. 77.

Anweisung erhalten hatten, telegrafierten sie den Mutterhäusern, wann und wo sich ihr Personal einzufinden hatte.

Während der ersten Kriegstage konnte die Wartezeit in den Mutterhäusern sehr lang sein. Der Grund war, dass es, bedingt durch den schnellen Durchmarsch der Truppen im Westen und die Notwendigkeit schnellen militärischen Nachschubs bei zerstörten Bahnlinien, keine Transportmöglichkeit für das Pflegepersonal gab.[158] In der Zwischenzeit wurde das Personal gemäß den Vorschriften des Militärs geimpft. Sofern angeboten, nahmen sie an chirurgischen Kursen teil, in denen sie auch Verbandswechsel übten.[159] Nach dem endgültigen Bescheid wurden die Schwestern und Pfleger feierlich verabschiedet, ein letztes Gruppenfoto gemacht, dann begleiteten die Oberinnen ihr Personal zum Zug, der sie zunächst an den Formationsort brachte.

In der Regel war dieser beim Territorialdelegierten, also in der Hauptstadt der jeweiligen Provinz bzw. des jeweiligen Staates.[160] Das Personal der preußischen Rheinprovinz beispielsweise musste zum Oberpräsidium nach Koblenz, das aus der preußischen Provinz Westfalen nach Münster. Die Württemberger fuhren nach Stuttgart, die Augsburger und Neuendettelsauer nach Nürnberg. Dort befand sich der Sammelpunkt des III. Bayerischen Armeekorps.

In diesen Zentren trafen die Schwestern und Pfleger zumeist auf das Personal anderer Mutterhäuser und auf freie Schwestern. Die Stimmungsbreite reichte von freudiger Erwartung bis zur Ablehnung ihres Einsatzes. Wie erwähnt, kamen nicht alle freiwillig. Am Formationsort wurden von den anwesenden Delegierten und Malteserpräsidenten Ansprachen gehalten, die Papiere ausgestellt, außerdem die Armbinden, Neutralitätsabzeichen, die sogenannte Erkennungsmarke und schließlich die eiserne Ration, bestehend aus Brot und oder Gemüse und Fleisch, ausgehändigt.[161] Dann führte der Garnisonsarzt die militär-medizinischen Eingangsuntersuchungen durch.[162] Nachdem sie über die militärische Verschwiegenheitspflicht aufgeklärt, das Strafgesetzbuch verlesen und sie per Handschlag vereidigt worden waren, erfolgte die Einführung in der freiwilligen Krankenpflege. Fortan standen sie im Dienst des Militärs.[163] Ihm waren sie vertragsrechtlich unterstellt. Sie erhielten ihre Bezüge vom Heer und

158 Vgl. hierzu den Artikel in den „Blättern aus dem Diakonissenhaus in Schwäbisch Hall". In: Mitteilungen aus dem Diakonissenhaus (1914), S. 3.

159 Vgl. hierzu die Aufzeichnungen eines Jesuitenfraters. Die Fratres lernten Verbände anlegen, das Führen von Fieberkurven und das Verabreichen von Spritzen. Sie erhielten theoretischen Unterricht in Anatomie und Hygiene. In: ADPSJ, 00/752 t1-2, S. 4.

160 Vgl. hierzu das Schreiben des preußischen Kriegsministeriums vom 17. Februar 1916. In: HStArchSt, M 1/8 Bü 169.

161 Vgl. hierzu z. B. die Angaben in „Unsere Kriegserlebnisse" der Arenberger Dominikanerinnen. In: ArenbDomKoblenz. Ohne Signatur.

162 Vgl. hierzu das Schreiben des preußischen Kriegsministeriums vom 17. Februar 1916 und das Schreiben vom 20. Februar 1916. In: HStArchSt, M 1/8 Bü 169.

163 Zur Situation am Formationsort vgl. die Aufzeichnungen eines Jesuitenfraters. In: ADPSJ, 00/752 t1-2, S. 8f. Vgl. auch die Aufzeichnungen einer Ordensschwester. In: ArchVPKö, Nr. 04-085. Vgl. auch die Aufzeichnungen von Schwester M. Magdalena. In: ArchKBS, Erster Weltkrieg Lazarette Mappe I. Vgl. weiterhin den Brief einer Rot-Kreuz-Schwester vom 4. November 1915. In: DTA, 588.

unterstanden der militärischen Gerichtsbarkeit. Von ihrem Mutterhaus waren sie fortan also getrennt. Weder hatten die Vorgesetzten in den Mutterhäusern oder Krankenhäusern ein Recht auf ihr Personal noch waren sie ihnen gegenüber weisungsbefugt.[164] Die einzelnen Schwesterngruppen und Trupps reisten dann in Begleitung von Ordensrittern in die Etappe und wurden von dort nach und nach an ihren Zielort gebracht. Das ging nicht immer reibungslos vor sich. In Koblenz mussten im Oktober 1914 sämtliche Schwestern und Pfleger wieder in ihre Mutterhäuser zurückgeschickt werden, weil in Frankreich inzwischen Typhus ausgebrochen und das Personal dagegen nicht geimpft war.[165] Da etwa zur gleichen Zeit auch die Schwestern in Nürnberg wegen nicht erfolgter Typhusimpfung zurückgeschickt werden mussten, ist davon auszugehen, dass dies im ganzen Reich so usus war. Laut Verordnung durfte das Etappenpersonal nur im Heimatgebiet geimpft werden, also vor dem ersten Kontakt mit Erkrankten. Eine Zurücksendung der Schwestern und Pfleger in die Heimat konnte auch wegen mangelnder Unterbringungsmöglichkeiten erfolgen.[166]

An den Formationsorten teilte man die Schwestern und Pfleger entweder gruppenweise einem bestehenden Lazaretttrupp in der Etappe zu,[167] oder es wurde am Ort ein neuer Trupp gebildet.[168] Von Anfang an war darauf zu achten, dass das Personal einzelner Orden, Kongregationen und Diakonien bzw. einzlner Bundesstaaten nicht auseinandergerissen wurde.[169] So sollte beispielsweise das III. Bayerische Armeekorps mit bayerischem Personal besetzt sein. Erst wenn die Anforderungen aus Bayern nicht erfüllt werden konnten, wurde das noch fehlende Personal aus anderen Landesteilen ergänzt. [170] Auf diese Weise kam es zur Durchmischung des Personals aus verschiedenen Ländern des Kaiserreichs. Die unterschiedliche konfessionelle Zusammensetzung eines Trupps kam zudem dadurch zustande, dass z. B. ein Orden oder eine Diakonie die angeforderten 70 bis 100 Pflegenden nicht stellen konnte und der Trupp aus verschiedenen Orden bzw. Diakonien zusammengestellt werden musste. [171]

164 Vgl. hierzu die Aufzeichnungen eines Jesuitenfraters. In: ADPSJ, 00/752 t1-2, S. 9. Vgl. auch das Schreiben von Pfarrer Bodelschwingh vom 21. Januar 1916. In: Sarepta, 332.

165 Vgl. z. B. das Schreiben des Malteserpräsidenten vom 23. Oktober 1914. In: ADJC, Kriegskrankenpflege Verhandlungen 1998–1914. Vgl. auch die Aufzeichnungen einer Ordensschwester. In: ArchVPKö, Nr. 04-085.

166 Vgl. hierzu das Schreiben des Chefs des Feldsanitätswesens vom 8. Oktober 1914. In: ArchDiakN, G II d 7.

167 ArchivDiakN, G II d 14, Schreiben vom 23. Juni 1915.

168 Vgl. hierzu die Aufzeichnungen eines Jesuitenfraters. In: ADPSJ, 00/752 t1-2, S. 2. Vgl. hierzu auch das Schreiben des württembergischen Territorialdelegierten vom 3. Juli 1915. In: HStArchSt, M 1/8 Bü 168.

169 Vgl. hierzu z. B. das Schreiben von Pfarrer Bodelschwingh vom 21. Januar 1916. In: Sarepta, 332.

170 Vgl. hierzu das Schreiben des bayerischen Kriegsministeriums vom 27. September 1917. In: ArchDiakN, G II d 9. Vgl. zur Problematik, einen Trupp zusammenzustellen, das Schreiben des stellvertretenden Militärinspekteurs der freiwilligen Krankenpflege vom 6. Juli 1915. In: HStArchSt, M 1/8 Bü 168.

171 Vgl. z. B. das Schreiben des Werkmeisters des Johanniterordens vom 12. Oktober 1914. In: ArchDiakN, G II d 7.

Am Beispiel der Jesuitenpfleger aus Valkenburg (Provinz Westfalen) kann die Bildung eines solchen Trupps rekonstruiert werden. Im zweiten Kriegsjahr beschloss das preußische Kriegsministerium die Bildung eines neuen Lazaretttrupps mit der fortlaufenden Nummer „51" für die neu zu errichtende 9. Armee, die im Osten ihren Einsatz in den Karpaten finden sollte. Die Stärke des Trupps lag mit 82 Pflegern, 50 Schwestern, zehn Köchinnen, drei Laborantinnen und einem Schreiber im üblichen Rahmen. Das Hauptproblem war, die große Anzahl arbeitsfähiger männlicher Pfleger zu bekommen, die nicht militärpflichtig waren. Das Kriegsministerium wandte sich mit seinem Anliegen an den Kaiserlichen Kommissar bzw. seinen Stellvertreter. Dieser übergab den Auftrag an den Territorialdelegierten der preußischen Provinz in Westfalen und bat ihn, sich an den Präsidenten des westfälischen Ritterordens zu wenden. Dieser Präsident hatte zuvor dem Vertreter des schlesischen Malteser Ritterordens, dem ursprünglich die Personalstellung für den Osten zugeordnet worden war, nach vorheriger Absprache mit dem Jesuitenorden ein „Angebot" von männlichen Pflegekräften gemacht. Der Militärbeauftragte des Jesuitenordens, Pater Bea (1881–1968)[172], sicherte seinerseits, nachdem er die Vorstände der einzelnen Klöster abgefragt hatte, für den Bedarfsfall die Gestellung von rund 80 Fratres zu. Sobald der Malteserpräsident den Marschbefehl vom Ministerium erhalten hatte, telegrafierte er Pater Bea, dass er seine 82 Pfleger in Marsch setzten sollte, und diese sich im Polizeipräsidium in Koblenz einzufinden hätten. Bis es soweit war, hatten die Fratres in ihren Klöstern Befehl, sich stündlich für die Einberufung bereitzuhalten. Am 4. Mai schließlich erhielten sie den Stellungsbefehl, am folgenden Tag über Aachen nach Koblenz zu reisen.[173] Diese Angelegenheit eilte und war in vier Wochen abgeschlossen.[174]

In den Kriegslazaretten der Etappe entschied der jeweilige Kriegslazarettdirektor über die Anforderung von Ersatzpersonal. Er gab die Bedarfsmeldung zunächst an den „Delegierten beim Kriegslazarettdirektor", der wiederum den Antrag an den Etappendelegierten weitergab. Dieser war am Etappenhauptort und besprach die Angelegenheit mit dem Etappenarzt, der im positven Fall den Antrag dem Armeearzt zur Bewilligung vorlegte. Schließlich ging der Antrag entweder an den zuständigen Territorialdelegierten oder, wenn die Angelegenheit über den Etappenbereich hinaus ging, an den Kaiserlichen Kommissar bzw. seinen Stellvertreter. Der Kaiserliche Kommissar hatte Zugriff auf alle Schwestern und Pfleger im Kaiserreich, der Territorialdelegierte nur für seine Provinz bzw. seinen Staat.[175] Wenn der Etappendelegierte

172 Zu Augustin Kardinal Bea siehe Bautz (1990), Spalten 434–437.

173 Vgl. hierzu die Aufzeichnungen eines Jesuitenfraters. In: ADPSJ, 00/752 t1-2, S. 5.

174 Vgl. hierzu die Korrespondenz zwischen dem Malteserpräsidenten und Pater Bea vom 9. April 1915, 13. April 1915, 14. April 1915, 19. April 1915 und 20. April 1915. In: ADPSJ, 00/7526.

175 Vgl. hierzu das Schreiben eines Territorialdelegierten der Rheinprovinz und eines Korpsdelegierten an die Direktion der Kaiserswerther Diakonie vom 6. Januar 1916, 19. Juni 1916 und 3. Juli 1916. In: ArchDiakKWerth, DA 997.

beispielsweise im Bereich des XIV. Badischen Armeekorps stationiert war, schrieb er an den Territorialdelegierten in Karlsruhe. Dieser leitete das Gesuch weiter an den Vorstand des Landesvereins vom Roten Kreuz, der seinerseits die für das Personal zuständige Präsidentin der Abt. III des Badischen Frauenvereins anschrieb. Diese hatte entweder Bewerbungen von Schwestern vorliegen oder sie erbat das Personal von den Oberinnen der Krankenhäuser ihrer Region bzw. den Orden, mit denen vertraglich Personalstellung vereinbart worden war. Wurden gezielt Ordensschwestern gewünscht, schrieb der Territorialdelegierte an die verantwortlichen Präsidenten der Johanniter oder Malteser, die ihrerseits die Vorsteher der Orden bzw. Kongregationen anschrieben, um die gewünschte Anzahl Pflegerinnen oder Pfleger einzufordern.

Die Hierarchie vom Kriegslazarettdirektor über den Etappendelegierten, Kaiserlichen Kommissar bzw. dessen Stellvertreter, Territorialdelegierten, Landesverein bzw. Ritterorden bis zu dem zuständigen Verwaltungsbereich der heimatlichen Pflege wurde häufig nicht eingehalten. In solchen Fällen wurde ein unbefugter Antragsteller mehr oder weniger freundlich auf die korrekte Einhaltung des Verwaltungsablaufs aufmerksam gemacht.[176]

Personalersatz wurde nicht nur aus der Heimat angefordert, sondern auch innerhalb der Etappe und des Operationsgebiets aus den einzelnen Lazaretten. Da das Patientenaufkommen und der Arbeitsaufwand nicht immer und in jedem Lazarett gleich waren, wurde durch Personalverschiebung innerhalb der Abteilung für Ausgleich gesorgt.[177] Teilweise fand ein Austausch sogar unter den verschiedenen verbündeten Armeen statt.[178]

Auch kam es durch Truppenverschiebungen und die Neubildung von Armeen zu beträchtlichen Bewegungen innerhalb des zivilen Pflegepersonals. Mit der Versetzung einer Kriegslazarettabteilung wechselte auch der Pflegetrupp die Etappe. Schwierig wurde dies für die dem Pflegetrupp angehörigen Laborantinnen, wenn sie zwar etatmäßig zum Trupp gehörten, aber in einer Dienststelle im Etappenhauptort arbeiteten. Um ihre Stelle halten zu können, mussten sie eine andere Stelle in einem Trupp in ihrer bisherigen Etappe finden. Daher kam der Chef des Feldsanitätswesens 1916 auf die Idee, eine entsprechende Anzahl von Laborantinnen in den Transport- und Begleittrupps

176 Vgl. z. B. das Schreiben des Badischen Frauenvereins vom 10. Juli 1917. Hier heißt es: „[...] eine Ersatzschwester [...] muß jedoch von der Etappe aus beim Territorialdelegierten hier angefordert werden, denn wir dürfen sie ohne weiteres Ihnen nicht ausschicken [...]. In: GLAKa, 69 Badische Schwesternschaft Nr. 32. Vgl. hierzu auch das Schreiben des Chefs des Feldsanitätswesens vom 2. Juli 1915. In: BayHStArchMü, MKr 10592.

177 Vgl. hierzu z. B. die Aufzeichnungen von Schwester M. Adelara. In: ZOW, I. Weltkrieg. Anlagen zur Kriegschronik 1914–1918, S. 58. Vgl. auch den Brief einer Rot-Kreuz-Schwester vom 3. Juni 1915. In: GLAKa, 69 Badische Schwesternschaft Nr. 30. Vgl. auch die Angaben in dem Auszug aus der Abschrift der Chronik der Franziskanerinnen von der Ewigen Anbetung zu Olpe. In: FranzOlpe.

178 Vgl. hierzu das Schreiben eines Kriegslazarettdirektors vom 18. September 1917. Demnach war ein Austausch des Personals unter den Armeen nur mit Zustimmung des Kaiserlichen Kommissars möglich. In: HStArchSt, M 1/8 Bü 174.

anzusiedeln, da die Krankentransportabteilungen im Gegensatz zu den Kriegslazarettabteilung bodenständig blieben.[179]

Ab 1915 wurde ziviles Personal auch in den Feldlazaretten zugelassen.[180] Feldlazarette waren mobile Einrichtungen, die den kämpfenden Truppen folgten. Anfänglich wollte das Militär diese Arbeit dem weiblichen Personal nicht zumuten. Außerdem waren im Operationsgebiet keine Zivilisten erwünscht. Die in den Feldlazaretten eingesetzten Schwestern und Pfleger blieben verwaltungstechnisch bei ihrer Kriegslazarettabteilung. Bei Truppenverschiebung konnten sie von dem nachfolgenden Feld- bzw. Kriegslazarett übernommen werden.[181] So kam es häufig vor, dass in einem Lazarett das komplette Sanitätspersonal mit Ausnahme der dort stationierten Schwestern wechselte. Wenn ihre zuständige Kriegslazarettabteilung wegzog, dann musste der dazugehörige Pflegetrupp mit, und die Schwestern wurden aus ihren Feldlazaretten wieder zurückgezogen. So konnte eine Schwester vier Jahre lang bei derselben Lazarettabteilung beschäftigt sein und alle paar Wochen den Standort wechseln, oder mit ständig wechselnden Kollegen bzw. Vorgesetzten an einem Standort bleiben. Schwierig wurde es auch bei Heeresverschiebungen, wenn im Falle eines Vorstoßes aus einem Feldlazarett ein Kriegslazarett wurde. Es wechselte dann eine ganze Kriegslazarettabteilung, allerdings ohne die Patienten, die sich mit dem nachfolgenden Trupp an neue Schwestern gewöhnen mussten. Bis die neue Kriegslazarettabteilung samt dem Personal eintraf, mussten einige Schwestern und Pfleger bei den Patienten bleiben. Bei Rückzug und/oder Lazarettauflösung, wurden die Patienten mit dem nächsten Transport in die Heimat geschickt bzw. ins rückwärtige Gebiet mitgenommen.

Auch kam es vor, dass das Pflegepersonal überregional „verliehen" wurde, z. B. von der West- an die Ostfront oder in die Türkei[182], oder sie wurden bei Lazarettwechsel der freiwilligen Krankenpflege des Kaiserreichs Österreich-Ungarn überlassen.[183] Manche stellten selbst Anträge auf Versetzung.

Trotz der vielen Truppenverschiebungen, Lazarett- und Standortwechsel schienen das Militär und die Delegierten aufgrund der ständig geführten Statistiken die Übersicht über den Personalstand behalten zu haben. Unüberschaubar wurde die Situation erst in der Demobilmachungsphase ab November 1918. Das württembergische Kriegsministerium versuchte Anfang 1918 in einem Schreiben an das Hauptquartier, die Zusammenführung der württembergischen Trupps „im Interesse einer geordneten Demobilmachung" zu er-

179 Vgl. das Schreiben des Chefs des Feldsanitätswesens vom 28. Dezember 1916. In: HStArchSt, M 1/8 Bü 172.

180 Panke-Kochinke/Schaidhammer-Placke (2002), S. 15

181 Vgl. hierzu den Brief einer Schwäbisch Haller Diakonisse vom 10. Dezember 1917. In: ArchDiakHall, 43/94.

182 Vgl. z. B. den Brief einer Schwäbisch Haller Diakonisse vom 11. Januar 1918. In: ArchDiakHall, 43/95.

183 Vgl. hierzu das Schreiben des Bayerischen Landes-Komitees für freiwillige Krankenpflege im Kriege vom 12. Mai 1916. In: BayHStArchMü, MKr 10593.

wirken.[184] Eine geplante und ordnungsgemäße Demobilmachung aus der Etappe war jedoch bei dem schnellen Vormarsch der feindlichen Truppen und der Auflösung der eigenen Truppen nicht möglich.[185] Nach einem Rundschreiben des pfälzischen Kreisdelegierten galt allgemein, dass das Personal einer Formation, die aufgelöst worden war, als entlassen galt. Es hatte dann die Etappe zu verlassen und sich an den für ihn zuständigen Territorialdelegierten in der Heimat zu melden.[186] Dort wurde es aus der freiwilligen Krankenpflege entlassen und erhielte sein „Entlassungs- und Marschgeld".[187]

Tatsächlich reisten die Angehörigen der freiwilligen Krankenpflege ohne korrekte Abmeldung oder Anweisung in die Heimat, wo sie sich zum Teil an den falschen Orten meldeten und ihre Verwendungsbücher, die als Rentennachweis galten, nicht in Ordnung bringen konnten. Dadurch war eine offizielle Entlassung von militärischer Seite nicht möglich. Dazu arbeiteten manche Schwestern oder Pfleger ohne entsprechende Anordnungen in den Reservelazaretten weiter.[188] Ende November wurden die Delegierten beauftragt, die Verwendungsbücher zu überprüfen, zu sammeln und weiterzuleiten. [189] Das Kriegsministerium machte wenige Monate später nochmals auf die Notwendigkeit korrekter Entlassungen aufmerksam, wenn die Angehörigen der freiwilligen Krankenpflege ihre Versorgungsansprüche sichern wollten. In manchen Lazaretten flüchteten jedoch offenbar die Delegierten, die die Pflegekräfte kontrollieren sollten.[190] Das Pflegepersonal selbst schrieb von einem „fürchterlichen Chaos".[191] Manche hatten Probleme, einen Zug in Richtung Heimat zu kriegen. Eine Gruppe Ordensschwestern durfte an ihrem Heimatbahnhof zur ordnungsgemäßen Entlassung aus dem Heeresdienst nicht aussteigen.[192]

Die Demobilmachungsphase zog sich über Monate hin. Am 3. Dezember 1918 lud der bayerische Militär-Lazarettzug Nr. 2 zum letzten Mal erkrankte Soldaten und Offiziere aus Ungarn aus.[193] Solange noch Kranke die Lazarette

184 Vgl. hierzu das Schreiben des württembergischen Kriegsministeriums vom 22. Januar 1918. In: HStArchSt, M 1/8 Bü 174.

185 Senftleben/Foersterl/Liesner (1934), S. 405.

186 Vgl. hierzu das Schreiben des Bayerischen Landes-Komitees für freiwillige Krankenpflege vom November 1918. In: LASpeyer, T6 Nr. 43.

187 Vgl. hierzu das Schreiben des württembergischen Territorialdelegierten vom 21. Dezember 1918. In: HStArchSt, M 1/8 Bü 176.

188 Vgl. hierzu das Schreiben des Bayerischen Landes-Komitees für freiwillige Krankenpflege im Kriege vom November 1918. In: LA Speyer, T6 Nr. 43.

189 Vgl. hierzu das Schreiben des Bayerischen Landes-Komitees für freiwillige Krankenpflege im Kriege vom November 1918. In: LASpeyer, T6 Nr. 43.

190 Vgl. dazu die Aufzeichnungen eines Jesuitenfraters. In: ADPJC, 00/752 s3-t3, S. 287f.

191 Vgl. z.B. Hrouda (1935), S. 223.

192 Vgl. hierzu die Aufzeichnungen von Schwester M. Magdalena. In: ArchKBS, Erster Weltkrieg Lazarette Mappe I.

193 Vgl. hierzu die Aufzeichnungen von Schwester M. Berchmana. In: ArchKBS, Erster Weltkrieg Mappe I.

belegten, blieben auch Teile des Pflegepersonals dort.[194] Erst für Ende Januar 1919 konnte das württembergische Rote Kreuz berichten, dass nun der größte Teil des weiblichen und männlichen Pflegepersonals aus der Etappe und aus den Vereinslazarettzügen entlassen worden sei.[195] Im April 1919 war auch für die letzten Schwestern und Pfleger der Dienst in der Etappe beendet.[196] In der Heimat lief der Dienstbetrieb in den Vereins- und Reservelazaretten noch bis 1920 weiter. [197] Nachdem alle Lazarette aus der Heeresverwaltung in die Verwaltung des Reichsarbeitsministeriums überführt worden waren, erklärte der Kommissar und Militärinspekteur der freiwilligen Krankenpflege die Kriegsarbeit der freiwilligen Krankenpflege zum 31. März 1920 für beendet.[198]

194 Vgl. hierzu das Schreiben des Reichsamts des Innern vom 19. November 1918. Hier heißt es, dass sich die Rückkehrer vor ihrem Eintritt „ins Reich" in Quarantäne begeben müssen, um der Seuchengefahr in der Heimat durch die zurückkehrenden Truppen und Gefangenen entgegentreten zu können. In: HStArchSt, E 40/72 Bü 606.

195 Vgl. hierzu die Angaben in den „Mitteilungen des Württembergischen Landes-Vereins vom Roten Kreuz" vom 25. März 1919, S. 23. In: HStArchSt, M 1/8 Bü 176.

196 Senftleben/Förster/Liesner (1934), S. 405.

197 Die Delegierten in den Reservelazaretten blieben bis 31. März 1920 im Dienst. In: Senftleben/Foerster/Liesner (1934), S. 452.

198 Vgl. hierzu das Schreiben des Kommissars und Militärinspekteurs der freiwilligen Krankenpflege vom 29. Februar 1920. In: HStArchSt, M 1/8 Bü 176.

3. Lazarettpflege

3.1 Pflegetätigkeiten und Besonderheiten in der Lazarettpflege

3.1.1 Seuchenpflege

Zu den Kriegsseuchen zählten im Ersten Weltkrieg unter anderem Ruhr, Cholera, alle typhösen Erkrankungen wie Typhus, Paratyphus und Fleckfieber, außerdem Pocken, infektiöser Ikterus, Fünftagefieber, Malaria und Geschlechtskrankheiten.[1] Die Arbeit in den Seuchenstationen erforderte große Opferbereitschaft. Die Kriegsseuchen waren hoch infektiös, sie wiesen eine hohe Letalitätsrate auf, und der beste Schutz für die Pflegenden, die Einhaltung der Hygienevorschriften, war nicht immer umsetzbar.[2] Mit großangelegten Impfaktionen glaubte man, den Seuchen entgegentreten zu können. Der Chef des Feldsanitätswesens befahl nach Kriegsbeginn wegen der bereits drohenden Typhusgefahr sämtlichen Anwärtern der freiwilligen Krankenpflege zu der ohnehin vorgeschriebenen Pockenschutzimpfung auch die Typhusimpfung. Alle Impfungen wurden im Verwendungsbuch, das jeder bei sich zu tragen hatte, notiert. Wer sich weigerte, wurde nicht zur freiwilligen Krankenpflege zugelassen.[3] Inwieweit die rigorose Vorsichtsmaßnahme eingehalten wurde, ist fraglich. Eine Gruppe von 15 Ordensschwestern, die sich zur Abfahrt in den Westen am Formationsort in Koblenz versammelt hatte, war trotz dieses Schreibens nicht darauf vorbereitet und wurde deshalb wieder zurückgeschickt.[4] Unter dem Pflegepersonal tauchten schon in den ersten Kriegswochen mehrere Todesfälle auf, ausgelöst vor allem durch Typhusinfektionen. Der Chef des Feldsanitätswesens wies die Etappenärzte daraufhin an, die Krankenschwestern zur Händedesinfektion aufzufordern und das Essen im Krankenzimmer zu verbieten.[5] So sollte der Infektionsweg über Hautöffnungen und den Magen-Darm-Trakt vermieden werden. Nach dem Auftreten von Fleckfieber im Osten 1915 gab das Innenministerium ein Schreiben heraus, in dem aufgelistet wurde, nach welchen hygienischen Maßnahmen das Pflegepersonal bei der Pflege Infektionskranker zu ergreifen hatte.[6] Vorgeschrieben waren abwaschbare Überkittel und Gummihandschuhe, Ärmel und

1 Vgl. hierzu Hoffmann (1920), S. 108 ff. Vgl. auch die Schreiben eines Armeearztes vom 29. März 1915 und vom 25. Mai 1918. In: GLAKa, 456 F 147 Nr. 101 und 173.

2 Zur Seuchengeschichte vgl. z.B. Vasold (2008); Witte (2006); Winkle (1997); Dinges (1995); Becker (1990).

3 Vgl. hierzu das Schreiben des Chefs des Feldsanitätswesens vom 2. September 1914. In: ArchSvhG, Erster Weltkrieg, Schriftverkehr 1914–1919.

4 Vgl. hierzu das Schreiben des Malteserpräsidenten vom 23. Oktober 1914. In: ArchSvhG, Erster Weltkrieg, Schriftverkehr 1914–1919.

5 Vgl. hierzu das Schreiben des Chefs des Feldsanitätswesens vom 29. November 1914. Außerdem sollte sich besonders das weibliche Pflegepersonal bei „körperlichem Unbehagen“ sofort krank melden. In: GLAKa, 456 F 147 Nr. 102.

6 Vgl. hierzu das Schreiben des preußischen Innenministeriums vom 27. Januar 1915. In: ArchDiakKWerth, DA 633.

Hosenbeine waren zuzuschnüren, um die Läuse fernzuhalten. Außerdem sollten alle Materialien im Krankenzimmer abwaschbar sein, Geräte sowie Fußböden täglich gereinigt und desinfiziert werden. Direkte Berührungen mit Fleckfieberkranken waren zu vermeiden, und jeden Abend sollte ein warmes Bad genommen werden. Zu einzelnen Seuchen wurden Merkblätter an die Ärzte verteilt mit dem Hinweis, das Pflegepersonal über diese Inhalte zu unterrichten.[7] In den Unterrichtsbüchern zur Kriegskrankenpflege empfahlen die Ärzte dem Pflegepersonal zudem, sämtliches Material, welches mit den Infektionskranken in Berührung gekommen war, wie Fieberthermometer, Verbände, Wäsche und Essgeschirr, im Zimmer zu lassen und dort zu desinfizieren. Auch die Darmentleerungen waren noch im Zimmer nach jedem Gebrauch mit Chlorkalk zu vermischen, um sie vor der Entsorgung auf freiem Feld keimfrei zu machen. Nach jedem Kontakt mit dem Kranken bzw. mit diesem Material sollten die Hände abgeseift und in Sublimatlösung gewaschen werden. Grundsätzlich war auf die eigene Reinlichkeit zu achten. In Anerkennung der schweren Arbeit in den Seuchenabteilungen standen dem Personal extra Kost und eine Seuchenzulage zu.[8] In den Unterrichtsbüchern der zivilen Krankenpflege wurde in Bezug auf die Hygienestandards empfohlen, die direkte Berührung mit infektiösen Gegenständen oder Wunden zu vermeiden, indem man Zangen oder Handschuhe benutzte. Die Patientenwäsche war regelmäßig zu wechseln und zu desinfizieren; das Krankenzimmer sollte rein gehalten, wobei der Boden ebenfalls täglich zu desinfizieren war.[9]

In der Lazarettpraxis wurden selbst bei überschaubarer Belegungsstärke nicht alle vorgeschriebenen Maßnahmen eingehalten. Hände und Unterarme seiften die Pflegenden einmal, und zwar am Ende eines Arbeitstages, ab. Das Tragen von Gummihandschuhen war eher die Ausnahme. Gebadet wurde bei Idealbedingungen einmal die Woche. Der Wäschewechsel der Patienten fand alle 14 Tage statt. Was die Kleidung der Pflegenden anbetraf, achteten die Ärzte darauf, dass bodenlange weiße Schürzen vorhanden waren, die das Personal im Zimmer eines Seuchenkranken anzuziehen hatte. Bei Verlassen der Räume musste sie ausgezogen und im Krankenzimmer belassen werden.[10]

Bei sehr schweren Fällen durfte eine Nachtwachenschwester unter Umständen die Patientenräume nicht verlassen. In einigen Lazaretten gab es kein Personalzimmer, so dass dem Personal trotz des Verbots, im Krankenzimmer zu essen, nichts anderes übrig blieb, als in den kontaminierten Räumen auch ihr Mahl und ihren Tee einzunehmen. Die Bettpfannen und Töpfe durften mancherorts nicht sofort geleert und desinfiziert werden, sondern sollten so-

7 Vgl. z. B. ein Merkblatt „für die Typhusbekämpfung". In: GLAKa, 456 F 147 Nr. 102. Vgl. hierzu auch das „Ruhrmerkblatt". In: GLAKa, 456 F 147 Nr. 101.

8 Körting (1913), S. 70 f., und Unterrichtsbuch für die freiwillige Krankenpflege (1903), S. 216 f. Vgl. auch den Brief einer Schwäbisch Haller Diakonisse vom 9. Mai 1915. Die Schwestern erhielten eine Krone als Seuchenzulage, von der sie sich Lebensmittel kauften. In: ArchDiakHall, 43/36.

9 Krankenpflege-Lehrbuch (1920), S. 157.

10 Vgl. hierzu z. B. den Brief einer Schwäbisch Haller Diakonisse vom 8. November 1914. In: ArchDiakHall, 43/41.

gar bis zur Arztvisite am folgenden Tag aufbewahrt bleiben.[11] Auch die vorgeschriebene Trennung der Patienten nach ihren Infektionskrankheiten in unterschiedliche Stationen konnte nicht konsequent durchgeführt werden.[12] Ein Armeepathologe beobachtete während des Krieges eine Anhäufung von Mischinfektionen von Cholera, Ruhr, Typhus und Paratyphus,[13] was wohl auf die Missachtung der Hygienevorschriften zurückzuführen war. Die Etappenärzte inspizierten zwar von Zeit zu Zeit die Kriegslazarette. Sie kündigten sich jedoch rechtzeitig an, so dass das Pflegepersonal noch Zeit hatte, notwenige Vorkehrungen zu treffen.[14] Ihr Eindruck von den hygienischen Zuständen war dann entsprechend zufriedenstellend.[15]

Ein großer Betrieb, wie beispielsweise das Seuchenlazarett in Inor[16], schien bei normaler Belegung unter einigermaßen hygienischen Verhältnissen zu laufen. Anfang September 1914 eröffnete die 5. Armee dort ihr Seuchenlazarett. Neben den 14 örtlich beschlagnahmten Gebäuden standen dem Lazarett nach seiner Erweiterung desselben Jahres zusätzlich 58 Baracken mit je 30 Betten zur Verfügung, die jeweils von zwei Schwestern betreut werden sollten. Zwischen zwei Baracken gab es Waschgelegenheiten für Patientenwäsche. Insgesamt konnte die Lazarettanlage für 2.000 Kranke eine Unterkunft bieten.[17] Dem Lazarett war ein bakteriologisches Institut angegliedert sowie eine Poliklinik für die Zivilbevölkerung. Außerdem gab es mehrere Zentralküchen. Das Essen war nach Angaben von Schwestern ausreichend und sehr gut. Die Innenausstattung brauchte den Vergleich mit dem Komfort der Krankenhäuser in der Heimat nicht zu scheuen. Die Organisation des gesamten Lazarettbetriebes wurde hoch gelobt, was das Pflegepersonal und ein Pater allein dem ärztlichen Leiter des Lazaretts zugute hielten.[18] Die Anzahl der Schwestern richtete sich nach der Anzahl der Patienten.[19] Im Jahr 1916 waren es bei geringer Patientenbelegung im Ganzen 78 Schwestern, darunter allein 65 katholische Ordensschwestern.[20] Ob insgesamt die Seuchenlazarette bzw. Seuchenstationen häufig mit konfessionellen Schwestern besetzt worden waren, lässt

11 Vgl. z. B. den Brief einer Schwäbisch Haller Diakonisse vom 3. Dezember 1914. In: ArchDiakHall, 43/106.
12 Vgl. hierzu z. B. die Aufzeichnungen eines Jesuitenfraters. In: ADPSJ, 00/752 s3-t3, S. 170.
13 Vgl. Prüll: Sektion (2003), S. 162.
14 Vgl. hierzu z. B. die Aufzeichnungen eines Jesuitenfraters. In: ADPSJ, 00/752 s3-t3, S. 169 ff.
15 Vgl. hierzu Becker (1990), S. 246.
16 Dorf in Lothringen, Frankreich.
17 Becker (1919), S. 9.
18 Becker (1919), S. 9 ff. Vgl. außerdem die Aufzeichnungen von Schwester Rosa Bendit. In: CAHJP Sammlung Gustav Feldmann, P32/20, S. 52 ff. Der Leiter, Professor Dr. Carl Klieneberger (1876–1938), war jüdischer Abstammung. Er nahm sich 1938 nach Diskriminierungen seitens der Nationalsozialisten das Leben. In: http://de.wikipedia.org/wiki/Carl_Klieneberger, letzter Zugriff: 5. Dezember 2012.
19 Becker (1919), S. 21.
20 Vgl. hierzu die Aufzeichnungen von Schwester Rosa Bendit. In: CAHJP Sammlung Gustav Feldmann, P32/20, S. 52.

sich nicht eindeutig belegen.[21] Grundsätzlich konnte jede Pflegende, unabhängig von ihrer Qualifikation, auf jeder Abteilung eingesetzt werden.

Aus den Berichten und Briefen der Schwestern und Pfleger lässt sich zusammenfassend ein Tagesablauf rekonstruieren, der im Folgenden am Beispiel der Seuchenpflege beschrieben wird. [22] Am häufigsten ist von Typhus, Ruhr und Cholera die Rede. Mit Fleckfieberkranken durfte wegen der Ansteckungsgefahr zum Teil kein weibliches Personal in Berührung kommen.[23] Das leuchtete den Schwestern zwar nicht ein, denn auch die anderen Seuchen bargen ein hohes Infektionsrisiko.[24] Sie mussten sich jedoch den Befehlen des Militärs beugen. Als im Osten eine Fleckfieberstation für Flüchtlinge eingerichtet worden war, bemühten sich die dort stationierten Diakonissen vergeblich, kranke Frauen und Kinder betreuen zu dürfen. Der Chef des Feldsanitätswesens hatte dem weiblichen Personal zuvor untersagt, die heimische Bevölkerung zu pflegen.[25] Während die Schwestern weiterhin typhus-, ruhr- und cholerakranke Soldaten versorgten, war bei der weiblichen Zivilbevölkerung männliches Personal eingesetzt.[26] Die Arbeit in Fleckfieberstationen war für das weibliche Pflegepersonal nicht grundsätzlich verboten,[27] sondern abhängig von der Entscheidung des jeweiligen Kriegslazarettdirektors.

Ein Arbeitstag im Lazarett begann gewöhnlich zwischen 6 und 7 Uhr und endete abends um 19 oder 20 Uhr. Nach dem Morgengebet wurden die Patienten gewaschen, die Betten frisch gemacht, die axillare Körpertemperatur und der Puls gemessen. Bei Malariakranken wurde die Temperatur sogar stündlich erhoben.[28] Die Werte mussten noch vor der Visite in die Patiententafel eingetragen werden. Beim Betten und Waschen der schwerkranken Patienten hoben zwei Pfleger oder Schwestern den Patienten aus dem Bett, während eine weitere Pflegeperson den Kranken säuberte. Je nach Besetzung wusch das Pflegepersonal den Pflegling auch alleine im Bett. Bei starken Verunreinigungen mussten die Pfleger für den Wäschewechsel den Patienten in

21 Panke-Kochinke/Schaidhammer-Placke (2002), S. 16. Demnach übernahmen katholische Ordensschwestern und Diakonissen häufig die Seuchenpflege.

22 Vgl. hierzu vor allem die Briefe der Schwäbisch Haller Diakonissen. In: ArchDiakHall, 42/13 bis 109, und die Berichte der Jesuitenfratres. In: ADPSJ, 00/752 t1-2 und 00/752 s3-t3.

23 Vgl. z. B. die Briefe von Schwäbisch Haller Diakonissen vom 12. März 1916 und 14. Februar 1916. In: ArchDiakHall, 43/39 und 43/44.

24 Die Angst, sich anzustecken, wurde in keinem Brief bzw. Tagebuch deutlich. Dieselbe Beobachtung machte Christine Hallet in den Ego-Dokumenten der Schwestern. Vgl. hierzu das Kapitel über die Seuchenpflege. In: Hallett: Containing trauma (2009), S. 142.

25 Vgl. hierzu das Schreiben des Generaldelegierten Ost vom 18. Januar 1916. In: GLAKa, 456 F116 Nr. 94.

26 Vgl. hierzu den Brief einer Schwäbisch Haller Diakonisse vom 29. März 1916. In: ArchDiakHall, 43/98.

27 Vgl. hierzu das Schreiben des preußischen Innenministeriums vom 27. Januar 1915. In: ArchDiakKWerth, DA 633.

28 Vgl. hierzu den Brief einer Schwäbisch Haller Diakonisse vom 28. Mai 1916. In: ArchDiakHall, 43/39.

das Nachbarbett legen.[29] Die Tatsache, dass auch das weibliche Pflegepersonal die männlichen Patienten komplett säuberte, wurde von Pflegern hoch anerkannt.[30] Bei Durchfallerkrankungen waren Verunreinigungen an der Tagesordnung, da die schwerkranken Patienten den wässrigen Stuhlgang nicht halten konnten. Eine Ruhrinfektion löste am Anfang bis zu 80 Entleerungen an einem Tag aus.[31] Für diese Not gab es speziellen Zellstoff, der allen inkontinenten Patienten untergelegt wurde.[32] Ebenfalls zur Anwendung kamen Windelhosen. Der Pfleger umwickelte seine Patienten mit Tüchern, schloss sie an den Seiten mit Sicherheitsnadeln und füllte die „Hose" mit Zellstoff.[33] Bei Patienten, die kontrolliert Stuhlgang abgaben, aber noch nicht aufstehen konnten, wurden sogenannte „Schieber" oder Bettpfannen unter die Kranken geschoben. War der Patient soweit genesen, dass er das Bett verlassen durfte, musste er auf den Toilettenstuhl. Die Patienten, die bereits völlig selbstständig waren, wurden jeden Morgen zur Kontrolle abgefragt, ob sie auf Toilette waren, da beispielsweise Typhus auch zu Verstopfungen führen konnte. Alle Stuhlgänge wurden mit einem Strich in der Patientenkurve vermerkt, damit der Stationsarzt die entsprechenden therapeutischen Maßnahmen treffen konnte. Nach den Vorgaben der Unterrichtsbücher sollten die Patienten nach jeder Darmentleerung gereinigt werden.[34] In einer Seuchenstation war dies weder möglich, noch im Tagesablauf eingeplant. Das Reinigen vom Durchfall wurde idealerweise nach Dienstbeginn, vor dem Mittagessen und am Abend vor dem Abendbrot durchgeführt. Schieber und Toilettenstühle wurden von den Wärtern einmal morgens und abends gesäubert. Die Anzahl der Reinigungsarbeiten und das Frischmachen der inkontinenten Patienten schien in keinem Verhältnis zu den Stuhlabgängen zu stehen, sie erklärt sich aber aus dem Arbeitsaufwand. Wenn zwei Schwestern, wie in Inor, 30 Patienten betreuten, dann konnten zwischen Dienstbeginn und Visite, bei einem zeitlichen Arbeitsaufwand von geschätzten 10 bis 15 Minuten pro Patient, gerade 10 bis 12 Patienten versorgt werden. Wenn nicht alle Patienten gleichzeitig schwer krank waren, kam man mit der Zeit zurecht. Nachts hatte eine Schwester zeitweise 20 Baracken und mehr zu betreuen.[35] Bei voller Belegung waren dies

29 Vgl. hierzu die Aufzeichnungen eines Jesuitenfraters. In: ADPSJ, 00/752 s3-t3, S. 160.
30 Vgl. z. B. den Brief einer Schwäbisch Haller Diakonisse. In: ArchDiakHall, 43/29 vom 12. April 1915. Außerdem die Aufzeichnungen eines Jesuitenfraters. In: ADPSJ, 00/752 s3-t3, S. 38.
31 His (1931), S. 32.
32 Inkontinent waren vor allem die Soldaten mit Schussverletzungen des Rückenmarks, außerdem die komatösen und nervenkranken Patienten.
33 Vgl. hierzu die Aufzeichnungen eines Jesuitenfraters. In: ADPSJ, 00/752 s3-t3, S. 112.
34 Vgl. z. B. Unterrichtsbuch für freiwillige Krankenpfleger (1903), S. 211; Körting (1913), S. 185; Witthauer (1907), S. 94.
35 Vgl. z. B. den Brief einer Schwäbisch Haller Diakonisse vom 21. Januar 1917. In: ArchDiakHall, 43/79. Vgl. auch die Aufzeichnungen von Schwester M. Adelara. In: ZOW, Akten I. Weltkrieg. Anlagen zu Kriegschronik 1914–1918, S. 90.

über 600 Patienten. Diese Zeit reichte nur für die Rundgänge und die Erfüllung kleinerer Wünsche der Kranken.[36]

Eine große Sorge der Schwestern war das häufige Wundliegen der ausgemergelten Patienten. Der Dekubitus [37] galt als Pflegefehler, da in der Theorie das Durchliegen mittels regelmäßiger Umlagerungen vermeidbar war.[38] Die Schwestern beobachteten gerötete Stellen, die bereits ein Anzeichen eines Dekubitus darstellen, und lagerten den Patienten zur Entlastung der betroffenen Regionen mit Kissen, Decken, Sitzringen oder Strohsäcken. Die Rötungen behandelten sie mit Alkohol und Puder, um sie trocken zu halten.[39] Bereits entstandene Druckgeschwüre wurden mit Kochsalzlösung ausgespült, eventuell austamponiert und ebenfalls gelagert. Die Lagerung fand jeweils nach dem Reinigen des Patienten statt.

Nach der Morgentoilette wurden die Krankenkost, Kaffee und Tee zubereitet. Breie, Tee und Kaffee holten die Wärter in Eimern aus der Küche, die Brote schmierten die Schwestern auf Station. Den ganz schwachen Kranken musste das Essen gereicht werden, was mit einem hohen Zeitaufwand verbunden war. Zudem sollten die Kranken jeweils wenig Nahrung, diese dafür öfter, angeboten bekommen, um den kranken Magen und Darm zu entlasten und nicht wieder ein Erbrechen zu provozieren, was besonders bei der Cholera und den gewöhnlichen Magen-Darm-Krankheiten der Fall war.[40]

Auch Getränke musste man ständig anbieten, damit die Kranken nicht austrockneten. Anschließend wurde der Boden gefegt oder geschrubbt. Zwischen 8 und 9 Uhr standen die Schwestern und Pfleger bereit zur Visite. Die Ärzte, die zu früh und zu unregelmäßigen Zeiten auftauchten, machten sich beim Pflegepersonal sehr unbeliebt, da sie deren Tagesablauf durcheinanderbrachten, zumal die meisten Ärzte eine aufgeräumte Station, gewaschene Patienten und eine ordentliche Patientendokumentation erwarteten. Der Arzt kam für gewöhnlich mit seinem Stationsaufseher und seinem Schreiber, dem er die Krankengeschichten und die Verordnungen diktierte. Die bzw. der jeweilige leitende bzw. diensthabende Schwester oder Pfleger einer Station klärte den Arzt bei der Visite über den Zustand und die Veränderungen der Patienten auf. Im Anschluss, zwischen 10 und 10.30 Uhr, nahm das Personal für gewöhnlich eine Kaffeepause. Die Schwestern und Pfleger hielten abwechselnd Stationswache, damit jeder die Möglichkeit erhielt, den Saal zu verlassen. Vor oder nach dem Frühstück wurden die Verordnungen des Arztes durchgeführt. Dazu gehörte auf einer Durchfallstation immer das Abfüllen

36 Zur Situation der Nachtwachen siehe Kapitel „3.1.4. Nachtdienst“ dieser Arbeit.

37 „Druckbrand bei Gelähmten“ In: Eberle (1916), S. 457. Vgl. auch die Definition im modernen Nachschlagewerk: „Durch äußere (längerfristige) Druckeinwirkung mit Kompression von Gefäßen und lokaler Ischämie hervorgerufene trophische Störung von Geweben (v. a. Haut- und Untergewebe) mit Nekrose, Mazeration, eventl. Infektion;“ In: Pschyrembel (1998), S. 328.

38 Körting (1913), S. 188.

39 Vgl. hierzu die Aufzeichnungen eines Jesuitenfraters. In: ADPSJ, 00/752 v1-2, S. 110.

40 Vgl. hierzu z. B. den Brief einer Schwäbisch Haller Diakonisse vom 19. März 1915. In: ArchDiakHall, 43/32.

von Stuhl- und Urinproben. Man füllte etwas Stuhlgang aus dem Steckbecken oder kratze es vom Zellstoff in ein Röhrchen. Die Urinuntersuchung auf Eiweiß und Zucker wurde vom Pflegepersonal durchgeführt.[41] Venenpunktionen machte in der Regel der Arzt, Kapillarblut und Magensekret[42] wurden von den Mitarbeitern aus dem Laboratorium entnommen. Das Einsammeln des Sputums war vermutlich die Arbeit des Pflegepersonals. Nachdem man in einem Fall dahinter gekommen war, dass ein Pfleger gegen Zigarren das Sputum eines gesunden mit einem erkrankten Patienten vertauscht hatte, übernahmen mancherorts die Labormitarbeiter auch diesen Dienst, um sicherzustellen, dass Sputum und Patient identisch waren. In einem anderen Fall boten gesunde Patienten Tuberkulosekranken ihren Sold für das infizierte Sputum an, da man mit einem positiven Tbc-Befund sofort in die Heimat durfte.[43] Schließlich wurden die ärztlich verordneten Medikamente verteilt und gegebenenfalls auch verabreicht. Auf der Tagesordnung standen in einer Seuchenstation weiterhin Magenspülungen, Darmeinläufe und medizinische Darmspülungen zur Reinigung des infizierten Darms. Das war bei Erkrankten im fortgeschrittenen Stadium eine Herausforderung für die Patienten wie für die Pflegenden, da der Darmausgang durch den verätzenden Stuhlgang entzündet und wund war. Dann wurden subkutane Infusionen bei allen Patienten gelegt, die zu viel Flüssigkeit verloren hatten oder keine zu sich nehmen konnten. Dazu benutzten die Pflegenden einen Irrigator, eine Vorrichtung für Darmeinläufe. Ein Schlauch war an einem Ende mit einer langen Hohlnadel verbunden, das andere Ende lag in einer Schüssel. Die Nadeln wurden mit kochendem Wasser in einem Reagenzglas desinfiziert und, indem man sie nur ganz oben anfasste, dem Patienten im Brustbereich oder im Oberschenkel unter die Haut gesetzt. Wärter oder Leichtkranke ersetzten die Infusionsständer und hielten die Schüssel, während ein dritter aus einer riesigen Flasche die Kochsalzlösung in das Gefäß schüttete. In wenigen Minuten rann die Flüssigkeit über einen Schlauch durch die dicke Nadel in das Gewebe, formte einen Ballon unter der Haut und verteilte sich dann. Auf diese Weise erhielt der Schwerkranke ca. einen halben bis einen Liter zusätzlich an Flüssigkeit. Die Anwendung erfolgte mehrmals täglich und, je nach Anordnung, auch nachts.[44] Da die Nadeln mit der Zeit abstumpften und bei Einstich Schmerzen verursachten, hatte die Soldaten vor jeder Injektion Angst, die sich bis zur Abwehr steigerte und die Geduld der Pfleger herausforderte. Injektionen wurden beinahe ständig gegeben. Zur Stabilisierung des Kreislaufs erhielten die Kranken Kampfer- und Koffeinspritzen, in schweren Fällen viertelstündlich je zwei In-

41 Vgl. hierzu den Brief einer Schwäbisch Haller Diakonisse vom 21. Januar 1917. In: ArchDiakHall, 43/79. Vgl. hierzu auch die Aufzeichnungen eines Jesuitenfraters. In: ADPSJ, 00/752 s3-t3, S. 160.

42 Vgl. zur genauen Durchführung einer Magenspülung die Angaben in einem zeitgenössischen Krankenpflegelehrbuch. In: Eberle (1915), S. 119–121.

43 Vgl. hierzu die Aufzeichnungen eines Jesuitenfraters. In: ADPSJ, 00/752 v1-2, S. 377. Zur Geschichte der Tuberkulose vgl. Hähner-Rombach (2000).

44 Vgl. hierzu die Aufzeichnungen eines Jesuitenfraters. In: ADPSJ, 00/752 s3-t3, S. 159.

jektionen.[45] Laut den Erfahrungen erkrankter Pfleger verabreichten die Schwestern im Gegensatz zu den männlichen Pflegern die Spritzen so, „das[s] mans kaum merkt".[46]

Um 12 Uhr wurde das Mittagessen verteilt, Essen gereicht und Geschirr gespült.

Zwischen 13 und 15 Uhr hatte das Personal eine Pause, in der es erneut die Krankensäle verlassen durfte, wenn einer die Wache übernahm. Der Nachmittag war nach Angaben des Personals immer etwas ruhiger. Es wurde Kaffee bzw. Tee ausgeteilt, die Schwerkranken erhielten Zwieback oder Brühe. Vor allem die Ruhrkranken behandelten die Ärzte rein diätetisch mit leichter Kost. Dann fegte der Wärter den Boden, entleerte Steckbecken und Urinflaschen, der Arzt kam noch einmal zur Visite, die übrigen medizinischen Anwendungen wurden erledigt und die Patienten frisch gemacht.

Dann wurde das Abendbrot, oft in Form von Breie, geholt und das Essen gereicht. Wenn die Arbeit zu Ende war, konnten die ersten Pfleger oder Schwestern bereits um 19 Uhr die Station verlassen. Die letzte pflegende Person beendete um 20 Uhr ihren Dienst, dann kam die Ablösung. Für den Nachtdienst gab es eine Übergabe. Das Wichtigste stand zudem in einem Heft. Hier wurde das Besondere notiert, z. B. welcher Patient Fieber hatte und welche Medikation er im Bedarfsfall haben durfte, ob Infusionen angesetzt waren usw.[47]

Zu einem Seuchenlazarett gehörten ferner eine Beobachtungsstation und eine Leichtkrankenabteilung. Während in den Beobachtungsstationen, in denen die erkrankten Soldaten mit unklarer Diagnose waren, sehr schwer kranke Patienten lagen, waren die Soldaten in der Leichtkrankenabteilung Genesende oder gar Gesunde, die die negative Stuhlprobe noch abwarten mussten. In diesen Abteilungen begann die Pflege mit Fieber- und Pulsmessen, dann Butterbroteschmieren, Austeilen von Brote und Kaffee, Fegen der Stube. Damit war der Dienst beendet. Manchmal wurden auf diesen Abteilungen gesundheitlich angeschlagene Schwestern oder Pfleger eingesetzt, weil man annahm, dass sie sich hier nicht anzustrengen brauchten. Während jedoch Leichtkranke in einer Verwundetenstation zur Arbeit angehalten und mit Büchern aus der Bibliothek beschäftigt werden konnten, mussten Seuchenkranke und -verdächtige isoliert bleiben. Bücher durften sie nicht haben, weil man sie nicht desinfizieren konnte. Damit etwa 40 bis 60 Leichtkranke aus Langeweile nicht zu übermütig wurden, hatte das Pflegepersonal die schwierige Aufgabe, ihnen Beschäftigung anzubieten.[48] Die akademisch gebildeten Jesuitenfratres hielten Vorträge oder spielten Skat mit ihnen.[49]

45 Vgl. hierzu den Brief einer Schwäbisch Haller Diakonisse vom 9. bis 10. Oktober 1915. In: ArchDiakHall, 43/90.
46 Vgl. hierzu die Aufzeichnungen eines Jesuitenfraters. In: ADPSJ, 00/752 t1-2, S. 83.
47 Vgl. hierzu die Aufzeichnungen eines Jesuitenfraters. In: ADPSJ, 00/752 s3-t3, S. 80.
48 Auch Birgit Panke-Kochinke machte anhand der Ego-Dokumente die Beobachtung, dass die Schwestern die Pflege bei Leichtkranken besonders schwierig fanden, da sie sehr anspruchsvoll waren. In: Panke-Kochinke (2004), S. 60.
49 Vgl. die Aufzeichnungen eines Jesuitenfraters. In: ADPSJ, 00/752 s3-t3, S. 42 ff.

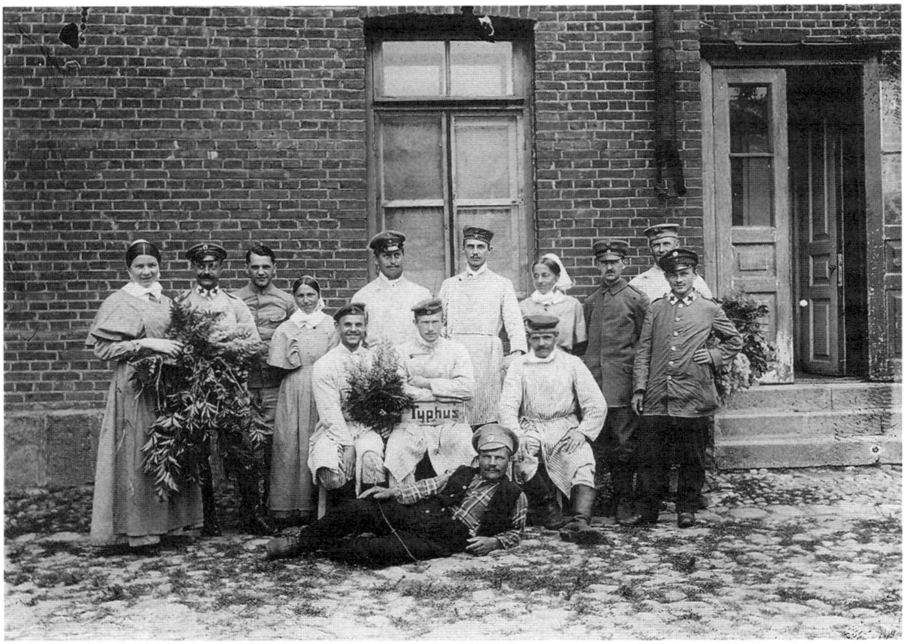

Quelle: Diakarchiv Schwäbisch Hall. Leichtkranke einer Typhusabteilung mit Schwestern und Pflegern

Eine besondere Freude der Schwestern war die Pflege von Kindern, die ebenfalls in den Lazaretten behandelt wurden. Die Kinder kamen aus der Bevölkerung und hatten häufig Durchfallerkrankungen und Diphtherie. Die Schwestern hatten die Kleinen zu waschen, frisch zu machen und zu füttern.[50]

Zu den dringlichsten Problemen in der Lazarettpflege gehörten Platz- und Materialmangel, der vor allem dann auftrat, wenn Epidemien ein enormes Patientenaufkommen auslösten oder wenn eine Seuchenabteilung bzw. ein Seuchenlazarett noch nicht eingerichtet war. Im schlimmsten Fall kam beides zusammen.

In solch unüberschaubaren Situationen wurden sämtliche hygienischen Vorkehrungen, die vorher noch wichtig waren, weitestgehend außer Acht gelassen. Dies verschlimmerte nicht nur den Krankheitsverlauf, sondern beeinflusste auch Neuinfektionen, von denen das Personal ebenfalls betroffen war.[51] Die kranken Soldaten lagen, wenn sie überhaupt das Glück hatten, in ein Bett zu kommen, in der Wäsche des Vorgängers. Die Schwestern wurden sogar von der Lazarettdirektion angehalten, nicht jedes Bett bei Neuzugang zu überziehen. Das Pflegepersonal, das sich dazu nicht überwinden konnte,

50 Vgl. hierzu z. B. die Briefe einer Schwäbisch Haller Diakonisse vom 27. Dezember 1916, 7. Januar 1917 und 9. Februar 1917. In: ArchDiakHall, 43/39.

51 Vgl. Kapitel „4.2 Erkrankungen des Pflegepersonals“ dieser Arbeit.

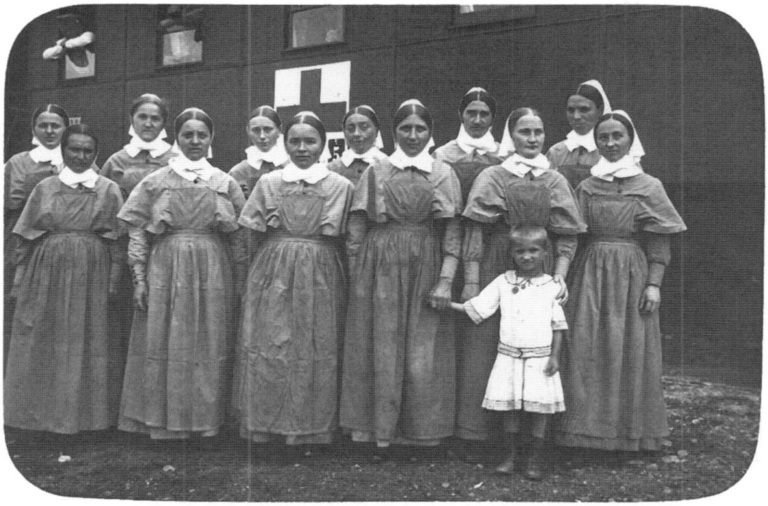

Quelle: Diakarchiv Schwäbisch Hall. Schwäbisch Haller Diakonissen mit einem ihrer kleinen Patienten

musste die Soldatenwäsche selbst waschen. Bei hohem Patientenaufkommen blieben die Kranken in ihrer schmutzigen und verlausten Uniform, während dem Personal in ruhigeren Tagen eingeschärft worden war, die Patienten nur gebadet und in frischer Wäsche in die Station zu lassen. Verlauste Kleidung war sofort zu desinfizieren. Die Schlafanzüge, sofern vorhanden, wurden in diesen Zeiten praktisch nie gewechselt. Die meisten Kranken lagen auf dem blanken Boden oder auf altem und nassem Stroh oder Holzwolle, das bzw. die ebenfalls mit Ungeziefer übersät war.[52] Somit waren weder die Räumlichkeiten noch die Patienten sauber zu halten. Durch das Liegen auf dem harten und nassen Boden wurden auch die Dekubiti verstärkt, so dass zeitweise von faustgroßen Leibesöffnungen die Rede war. Dieses Los traf auch Verwundete, die keine Möglichkeit hatten, ihre Verwundungen schmerzfrei zu lagern.[53] Für die Schwestern und Pfleger gab es in solchen Situationen ebenfalls kaum eine Möglichkeit, auf ihre Hygiene zu achten. Der Wunsch nach sauberen Patienten, Betten und Zimmern bestand immer. Doch zum Material- und Wäschemangel fehlte es bei Neueinrichtungen nicht selten am Wasser. Entweder war es noch verseucht oder im Winter eingefroren oder das Lazarett lag zu weit entfernt vom Brunnen.[54] Wenn die Frischwasseraufbereiter defekt wa-

52 Zur Situation in Seuchenlazaretten vgl. z. B. Winkle (1997), S. 420, und die Aufzeichnungen eines Jesuitenfraters. In: ADPSJ, 00/752 t1-2, S. 47 ff.

53 Zur Verwundetenpflege vgl. Kapitel „3.1.2. Verwundetenpflege" dieser Arbeit.

54 Vgl. hierzu z. B. die Briefe von Schwäbisch Haller Diakonissen vom 1. November 1914, 4. Februar 1917 und 12. April 1917. In: ArchDiakHall, 43/25 und 43/111.

ren, blieb nur noch das Abkochen, sofern es eine Küche, eine Feuerstelle und Behälter gab, denn auch diese Dinge waren nicht immer vorhanden.

Die offensichtliche personelle Unterbesetzung wurde von den Schwestern oder Pflegern nie moniert, jedoch immer der Kraftaufwand, der auf dem Einzelnen lastete, hervorgehoben. Bei Visitationen höherer Offiziere oder gar königlichen Hoheiten wurden sie zum Durchhalten motiviert, und es wurde ihnen eingeschärft, dass jeder seinen Teil zum Krieg beizutragen habe. Dies wurde zwar akzeptiert, dennoch stellte das Pflegepersonal die dramatischen Krankheitsverläufe und vor allem das große Sterben in Frage. „Der Not so zuschauen zu müssen und nicht helfen zu können“,[55] weil es an allem fehlte, das führte zu einem großen seelischen Druck, da man davon überzeugt war, dass viele Erkrankte bei adäquater Pflege nicht so hätten leiden müssen. Bestätigt wird dies an anderer Stelle von Schwestern, wonach 50 Prozent der Cholerakranken durch die Möglichkeit einer sorgfältigen Pflege gerettet werden konnten.[56] Wenn dies auch eher die Ausnahme als die Regel schien, lobten zeitgenössische Ärzte die medizinischen Verbesserungen in der Seuchenhygiene.[57] Zwar starben im Ersten Weltkrieg erstmals in einem Krieg tatsächlich weniger Soldaten an Seuchen als an Verwundungen. Doch ist der Erfolg in der Seuchenbekämpfung schon dadurch zu relativieren, weil das Risiko, bei Kampfhandlungen zu sterben, sehr hoch war.[58]

3.1.2 Verwundetenpflege

Das Ausmaß der Verwundungen traf das Pflegepersonal ebenso unvorbereitet wie das der Seuchenkrankheiten, denn niemand von ihnen hatte Kriegserfahrung. So standen die Pflegenden zunächst vor völlig neuen Situationen. In ihren Kriegserinnerungen hatten die Verstümmelungen, hervorgerufen durch die Kraft der neuen Waffen, einen bleibenden Eindruck hinterlassen.[59] Auch die ärmlichen Räumlichkeiten eines Kriegslazaretts bereiteten Probleme. Im Laufe der Zeit verfügte zwar ein komplettes und gut eingerichtetes Lazarett

55 Frater Steger. In: ADPSJ, 00/752 t1-2, S. 49

56 Vgl. hierzu den Brief einer Rot-Kreuz-Schwester vom 24. September 1915. In: GLAKa, 69 Badische Schwesternschaft Nr. 79.

57 Vgl. hierzu Hoffmann (1920), S. 97.

58 Eckart/Gradmann: Medizin (2003), S. 210ff.

59 Vgl. hierzu als Beispiel die Aufzeichnungen einer Königsberger Diakonisse. Sie schreibt: „Das Bettenmachen, Fiebermessen und Krankensaal säubern waren mir nichts Neues aber die Wunden verbinden und was für welche! – die sogenannten Dumm Dumm Geschosse – hatten große Fleischwunden gerissen und z.T. ganze Körperteile weggerissen. Oft waren junge Kerlchen darunter, die in meinem Alter waren. Ich sehe noch den einen, dem die linke Gesichtshälfte heruntergerissen war und die halbe Zunge. Was ich in den ersten Tagen an Seelenqualen erlitten habe, ist unbeschreiblich! Ich sagte mir, auch für mich hat er sich so zerfetzen lassen! […]“ In: ArchDiakKö, Diakonisse Marta Grabowski. „Meine Lebensgeschichte!“ Dem lieben Mutterhause der ‚Barmherzigkeit‘ gewidmet in Dankbarkeit: Ostern 1972“. Ohne Signatur. Vgl. hierzu außerdem die Aufzeichnungen eines Jesuitenfraters. In: ADPSJ, 00/752 v1-2, S. 122.

über elektrisches Licht, fließendes Wasser, genügend Toiletten, saubere Krankensäle und eingerichtete Operationsräume.[60] In einem solchen Fall wurde dieses vom Pflegepersonal, das den Krankenhausbetrieb in der Heimat kannte, als „modern“[61] bezeichnet.[62] Doch dauerte es einige Zeit, bis in einem neuen Kriegslazarett alle Handwerkerarbeiten erledigt waren. Solange musste unter Umständen ein Krankenzimmer gleichzeitig als Schreibstube des Stationsaufsehers, als Aufnahmezimmer und als Aufenthaltsraum für die Schwestern dienen.[63] Alle Schränke, Tische und Stühle wurden vor Ort geschreinert, die Wände ausgebessert, gegipst und getüncht sowie Leitungen für Wasser und elektrisches Licht gelegt.[64] Das Wasser holten die Wärter vom Fluss oder aus Brunnen. Gegen die Dunkelheit halfen Kerzen und Petroleumlampen. Bei Lazarettwechsel nahmen die Kriegslazarettabteilungen entgegen den Regeln oft sämtliche Einrichtungsgegenstände, einschließlich der Betten, Matratzen und Öfen mit, so dass die neu einziehende Abteilung, deren eigene Einrichtung noch auf dem Transportweg war, oft nichts als kahle Wände vorfand.[65] Mit Ausnahme der Krankenhäuser und Garnisonslazarette bestanden die Lazarette in den Etappen aus Privathäusern, Schulen, Schlössern, Klöstern, Kirchen und Theatern sowie Fabriken. Außerdem wurden Zelte oder Baracken aufgebaut, die, aus Platz- oder Zeitmangel, zeitweise auf einem Grund standen, der bei Regen aufweichte und eine unerträgliche Situation schuf.[66] Da der Andrang der Verwundeten oft groß war, wurden diese auch in schmutzigen Scheunen untergebracht, in denen noch Pferde standen.[67] Toiletten fehlten in diesem Fall vollständig oder es kamen, wie in einem belgischen Kriegslazarett, auf 600 Betten nur zwei kleine Toiletten ohne Wasser.[68] Die unhygienischen Zustände, die mit unendlich viel Ungeziefer einhergingen und Krankheiten überhaupt erst nach sich zogen, riefen auch Kritik unter dem

60 Vgl. z. B. die Briefe von Schwäbisch Haller Diakonissen vom 7. September 1915 und 12. November 1914. In: ArchDiakHall, 43/58 und 43/79. Vgl. auch Kolmsee (1997), S. 188, und Sanitätsbericht (1935), Bd. I, S. 124 ff.

61 Vgl. hierzu z. B. die Aufzeichnungen von Schwester Rosa Bendit. In: CAHJP Sammlung Gustav Feldmann, P32/20, S. 75.

62 Vgl. hierzu z. B. auch den Brief einer Schwäbisch Haller Diakonisse vom 9. September 1917. In: ArchDiakHall, 43/57.

63 Vgl. z. B. den Brief einer Johanniter-Schwester vom 25. Oktober 1915 und den Brief einer Schwäbisch Haller Diakonisse vom 20. Juni 1915. In: ArchDiakHall, 43/66 und 43/42.

64 Vgl. hierzu den Brief einer Schwäbisch Haller Diakonisse vom 30. Oktober 1916 und vom 20. Juni 1915. In: ArchDiakHall, 43/47 und 43/42.

65 Vgl. hierzu z. B. die Aufzeichnungen eines Jesuitenfraters. In: ADPSJ, 00/752 t1-2, S. 45. Zur Regelung, wie mit der Einrichtung zu verfahren war, vgl. Sanitätsbericht (1935), Bd. I, S. 124.

66 Vgl. hierzu die Aufzeichnungen eines Jesuitenfraters. In: ADPSJ, 00/752 s3-t3, S. 36 ff.

67 Vgl. hierzu die Briefe einer Schwäbisch Haller Diakonisse vom 9. Dezember 1914. In: ArchDiakHall, 43/27. Vgl. hierzu auch die Aufzeichnungen eines Jesuitenfraters. In: ADPSJ, 00/752 s3-t3, S. 95.

68 Vgl. hierzu den Brief einer Schwäbisch Haller Diakonisse vom 10. Juni 1917. In: ArchDiakHall, 43/57.

Pflegepersonal hervor, die allerdings erst nach dem Krieg zum Ausdruck kommen durfte.[69]

Pflege an Gefechtstagen

Die Erstversorgung eines Verwundeten geschah durch den Betroffen selbst bzw. durch seinen Kameraden oder die Sanitäter. Bis zum eingerichteten Kriegslazarett waren es je nach Frontlage und Bewegungsgeschwindigkeit des Heeres zwischen 10[70] und 180 km.[71] Entsprechend unterschiedlich war die Transportdauer eines Verwundeten, wobei die subjektive Empfindung dessen, was schnell oder langsam war, von den Verwundungen und dem Transport selbst abhing. Eine Dauer von fünf bis sechs Stunden in geschlossenen Autos wurde von den Pflegern als schnell empfunden, dagegen in offenen Leiterwägen bei strömenden Regen von Ordensschwestern in einem anderen Lazarett als unzumutbar.[72] Vor dem Transport lagen die Soldaten dazu noch tagelang auf den Schlachtfeldern, bis sie gefunden und geborgen werden konnten, um auf den Hauptverbandsplätzen eine notdürftige Erstversorgung zu erhalten. Nicht wenige Soldaten mussten bei fehlenden Transportmitteln von dort trotz ihrer Verwundungen in das nächste Lazarett laufen. Die chirurgischen Abteilungen in den Kriegslazaretten waren zum Teil spezialisiert,[73] so dass die Verwundeten nach ihrer Verwundungsart in die verschiedenen Lazarette eingeliefert wurden.[74] Bei großen Anstürmen während der Offensiven mussten die umliegenden Lazarette in der Nähe der Kampflinien alle Verwundeten aufnehmen.[75] In der „Herbstschlacht" in der Champagne im September 1915, in der allein auf deutscher Seite über 50.000 Soldaten verwundet wurden,[76] brachten die Krankentransporte laut Berichten von Pflegern in vier Tagen 10.000 Verwundete direkt von der Front in das nahegelegene Kriegslazarett in Vouziers,[77] da auch die Feldlazarette und Hauptverbandsplätze unter Be-

69 Vgl. hierzu die Aufzeichnungen eines Jesuitenfraters. In: ADPSJ, 00/752 t1-2, S. 50. Von unhygienischen Zuständen, schlechten Räumlichkeiten, vom Mangel an allem Nötigen berichteten auch die amerkanischen und britischen Schwestern im Ersten Weltkrieg. In: Schneider/Schneider (1991), S. 79–80 und Lee (2005), S. 95.

70 Vgl. hierzu die Aufzeichnungen eines Jesuitenfraters. In: ADPSJ, 00/752 t1-2, S. 60.

71 Sanitätsbericht (1935), Bd. I, S. 179.

72 Vgl. hierzu die Aufzeichnungen eines Jesuitenfraters. In: ADPSJ, 00/752 v1-2, S. 122. Vgl. hierzu auch die Aufzeichnungen von Schwester M. Alma Mack. In: ArchKBS, Erster Weltkrieg Lazarette Mappe I. Vgl. auch die Angaben in Schneider/Schneider (1991), S. 80.

73 Kolmsee (1997), S. 188.

74 Vgl. hierzu die Aufzeichnungen eines Jesuitenfraters. In: ADPSJ, 00/752 v1-2, S. 131. Vgl. auch die Angaben im Sanitätsbericht, wonach dem Lazarett in Vouziers während der Herbstschlacht 1915 alle Bauch- und Wirbelsäulenschüsse aus den umliegenden Kriegslazaretten zugewiesen wurden. In: Sanitätsbericht (1938), Bd. II, S. 562.

75 Vgl. hierzu den Brief eines Rot-Kreuz-Pflegers vom 27. September 1915. In: Wolfangel (2003), S. 42.

76 Sanitätsbericht (1938), Bd. II, S. 562.

77 Vgl. hierzu die Aufzeichnungen eines Jesuitenfraters. In: ADPSJ, 00/752 v1-2, S. 133.

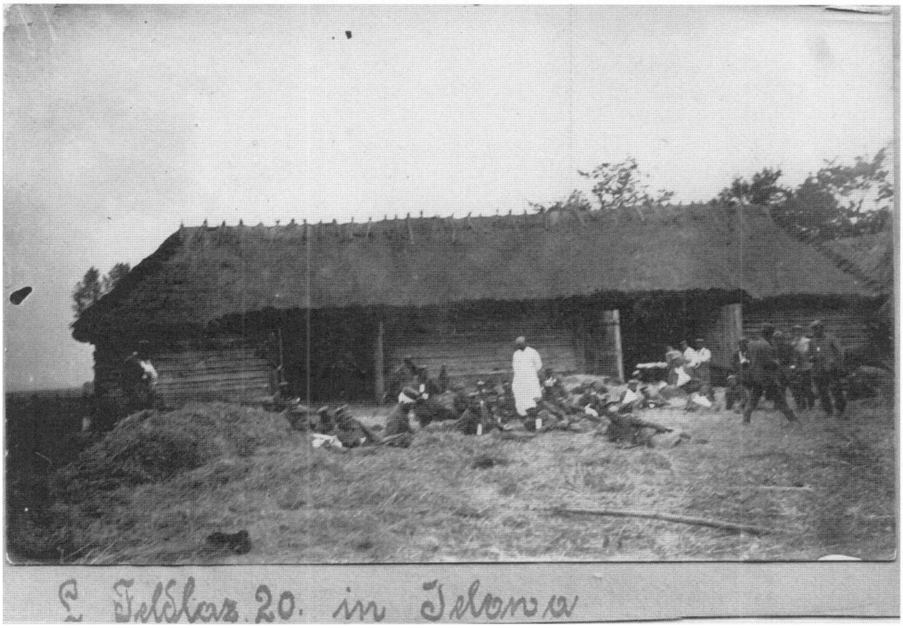

Quelle: Privat. Eine notdürftig eingerichtete Scheune als Feldlazarett

schuss waren.[78] Vouziers hatte eine Gesamtkapazität von 1.710 Betten bei 191 Schwestern und Pflegern der freiwilligen Krankenpflege.[79] Die Belegungsmöglichkeit des Lazarettes wurde in diesen Tagen innerhalb kurzer Zeit um das Vierfache übertroffen, während das Pflegepersonal nur langsam aufgestockt werden konnte.[80] Ein Pfleger aus Rethel berichtete aus der Herbstschlacht von täglich über „15–20 Autos mit Verwundeten aller Art“.[81] Zeitgleich notierten die Pfleger in Vouziers „nacheinander mehrere Autos mit fünf Anhängern“, die ständig im Lazaretthof eintrafen.[82] Sobald die Wagen hielten, kam der Trägertrupp, hob die Verwundeten mit ihren Bahren aus den Wägen und legte sie (das waren bis zu 50 Verletzte mit einem Transport) auf den Boden im Hof. Ein Arzt lief durch die Reihen und sichtete die Verwundeten. Zuerst wurden die Schwerverwundeten, die ohne sofortige Operation

78 Vgl. hierzu die Aufzeichnungen eines Jesuitenfraters. In: ADPSJ, 00/752 v1-2, S. 131. Vgl. auch die Angaben im Sanitätsbericht, wonach neben den Feldlazaretten auch die Hauptverbandsplätze unter Granatfeuer lagen. In: Sanitätsbericht (1938), Bd. II, S. 561.

79 Sanitätsbericht (1935), Bd. I, S. 225.

80 Vgl. hierzu die Aufzeichnungen eines Jesuitenfraters. In: ADPSJ, 00/752 v1-2, S. 132. Vgl. hierzu auch die Angaben im Sanitätsbericht, wonach den steigenden Anforderungen die Verstärkung des Pflegepersonals der freiwilligen Pflege entsprach. In: Sanitätsbericht (1938), Bd. II, S. 562.

81 Vgl. hierzu den Brief eines Rot-Kreuz-Pflegers vom 27. September 1915. In: Wolfangel (2003), S. 42.

82 Vgl. hierzu die Aufzeichnungen eines Jesuitenfraters. In: ADPSJ, 00/752 v1-2, S. 131.

nicht überleben würden, in der Reihenfolge, die der Arzt vorgab, in den Operationssaal gebracht und sofort operiert. Die Schwerverwundeten, die noch warten konnten, kamen auf eine Station, die Leichtverwundeten, das waren die Gehfähigen, kamen auf eine andere und die Schwerstverwundeten, die nicht mehr gerettet werden konnten, wurden als Sterbende in einen speziellen Raum gelegt. Alle Transportfähigen mussten, wenn möglich, mit dem Lazarettzug fortgebracht werden.[83]

Während der Offensiven unterschieden sich die Sichtungskriterien in Schwer-, Schwerst- und Leichtverwunde ganz entschieden von den Einteilungskriterien in Friedenszeiten, so dass sich überall im Lazarett, auf den Stationen, in den Fluren und auf den Böden tatsächlich Schwer- und Schwerstverwundete verteilten. Die Verwundeten wurden von den Trägern in die Stationen getragen, wo nur die Schwerstverwundeten in ein Bett kamen. Die Bettenbelegung koordinierte im Normalfall der Stationsaufseher. Bei einem solchen Ansturm übernahmen dies auch die Pfleger und Schwestern. Die Betten schob das Pflegepersonal dicht aneinander, um den so gewonnenen Boden mit Stroh für die Leichtverwundeten auszulegen, wie z. B. jene mit Knochensplitterungen an Armen und Beinen, und solche, die in ihrer Verwirrtheit aus den Betten zu fallen drohten. Die neu angekommenen Verwundeten wurden, wenn möglich, entkleidet und auch ohne ärztliche Anweisung vom Pflegepersonal versorgt, da die Chirurgen mit den Schwerstverwundeten in den Operationssälen beschäftigt waren. Das Aussehen der Soldaten rief bei den Schwestern und Pflegern großes Entsetzen hervor. Abgesehen von den schlimmen Verwundungen waren die Soldaten, die zeitweise über Wochen ohne Waschgelegenheit in den Schlammlöchern gelegen hatten, überaus schmutzig. Die Stiefel, die ebenso lange an den Füßen geklebt hatten, wie die Kleidung, mussten aufgeschnitten werden. Die Verbände waren in der Not oft über der Kleidung angebracht, so dass auch das Ausziehen erschwert war. Die Sterbenden, auch wenn der Tod nicht sofort eintreten sollte, wurden auf Anordnung mancher Ärzte nicht mehr behandelt. Allgemein fehlte es bei einem solchen Patientenandrang an Medikamenten sowie an Verbandsmaterial und Zeit.

Die Verwundetenstationen boten den Schwestern und Pflegern während der Großkampftage ein jammervolles Bild. Sie waren froh, dass die Angehörigen „nicht wissen und sehen können, wie zugerichtet die Ihrigen sind".[84] Die Menschen schrien unaufhörlich vor Schmerzen und bettelten um Morphium,

83 Vgl. zur Triage die Aufzeichnungen eines Jesuitenfraters. In: ADPSJ, 00/752 v1-2, S. 131. Vgl. hierzu auch den im Brief einer Rot-Kreuz-Schwester vom 1. Dezember 1917. In: GLAKa, 69 Badische Schwesternschaft Nr. 80. Zum Transportweg der Verwundeten und zur Triage auf britischer Seite, wo es sich genauso verhielt, vgl. auch Hallett: Containing trauma (2009), S. 15 ff. Zur Triage während des Ersten Weltkriegs vgl. weiterhin Carden-Coyne (2009), S. 79 ff. In der modernen Katastrophenmedizin gelten nach heutigem Nato-Standard dieselben Kriterien wie zur Zeit des Ersten Weltkrieges. Die Einteilung erfolgt in „Kategorien" und ist von eins bis vier durchnummeriert. In: Kirchhoff (1984), S. 21 ff.

84 Vgl. hierzu den Brief einer Schwäbisch Haller Diakonisse vom 4. auf 5. März 1915. In: ArchDiakHall, 43/57.

das es jedoch nur auf ärztliche Anordnung gab.[85] Ein Pfleger spritze ihnen Kochsalzlösung, um sie „zu täuschen“[86]. Sie setzten damit bereits auf den Placebo-Effekt, einem Phänomen, das erst nach dem Zweiten Weltkrieg durch den amerikanischen Arzt Henry K. Beecher in breiten Kreisen bekannt wurde.[87] In ihrer Verwirrtheit versuchten manche, aufzustehen und fielen dann hin, oder sie rissen sich die Verbände weg, in der Hoffnung, den durch einen Kopfschuss verursachten Druck auf das Gehirn zu entlasten. Den Verletzten mit Bauchschüssen wurde eine Woche lang strenge Nahrungs- und Flüssigkeitskarenz verordnet. Diese Menschen waren zu den Schmerzen auch durch heftigen Durst gequält. Zu allem Übel stellte sich bei vielen Patienten aufgrund der unhygienischen Zustände und der Wunden ein „septischer Durchfall“[88] ein, der die Pflege und vor allem das Leid der Verwundeten erschwerte, weil sich durch das Liegen sehr schnell faustgroße Dekubiti entwickelten. Trotz des Leids waren die Pfleger beeindruckt von der Kameradschaftlichkeit unter den Verwundeten, die unabhängig von Stand und Nationalität auftrat. Unter den Offizieren erhob niemand den Anspruch auf vorrangige Behandlung. Auch war unter Deutschen und Franzosen oder Russen keine Feindschaft zu spüren. Da die Ärzte die meiste Zeit in den Operationssälen verbrachten, fehlten längere Visiten. Lediglich der Stationsarzt kam ab und an auf Station, um nach dem Rechten zu sehen. Dadurch waren viele Entscheidungen den Schwestern und Pflegern überlassen. Ohne spezielle Anordnungen verteilten sie Medikamente, sofern vorhanden, machten die Verbandswechsel und spülten die eitrigen Wunden aus. Auf Geheiß mancher Ärzte unternahmen sie sogar die Einteilung der Transportfähigen, die mit dem nächsten Zug in die Heimat sollten. Dies schloss die Gefahr ein, dass ein Patient bei unerkannter Transportunfähigkeit im Zug sterben konnte. Im Jahr 1916 gab der Chef des Feldsanitätswesens ein Schreiben heraus, in dem er auflistete, wer wann und mit welcher Krankheit in den Transport durfte.[89] Eine genaue Abschätzung konnte jedoch erst vor Ort durch einen Arzt erfolgen.

Das hohe Arbeitsaufkommen brachte es mit sich, dass nur die allernotwendigsten pflegerischen Maßnahmen an den Soldaten erfolgen konnten. So fielen das Waschen der Patienten, das Säubern der Böden und die Sterbebegleitung weg, obwohl die Schwestern und Pfleger ohne Pause oft bis zu 24 Stunden durcharbeiteten.[90] Die Verwundeten lagen mitunter über Wochen im Lazarett, bis jemand Zeit fand, sie zu waschen.[91] Eine besondere Belas-

85 Vgl. hierzu z.B. den Brief einer Diakonisse vom 6. Dezember 1916. In: ArchDiakHall, 43/82.

86 Vgl. hierzu die Aufzeichnungen eines Jesuitenfraters. In: ADPSJ, 00/752 v1-2, S. 125.

87 Zur Geschichte des Placebos vgl. Jütte/Hoppe/Scriba (2011), S. 21 ff.

88 Vgl. hierzu die Aufzeichnungen eines Jesuitenfraters. In: ADPSJ, 00/752 v1-2, S. 137.

89 Vgl. hierzu das Schreiben vom 4. Januar 1916. In: HStArchSt, M 1/8 Bü 169.

90 Vgl. hierzu z.B. den Brief eines Rot-Kreuz-Pflegers vom 27. September 1915. In: Wolfangel (2003), S. 42.

91 Vgl. hierzu den Brief einer Schwäbisch Haller Diakonisse vom 27. Februar 1915. In: ArchDiakHall, 43/57.

tung für die Pflegenden stellte das Massensterben dar. Dabei galt der Tod durch Wundstarrkrampf als der schrecklichste von allen.[92] Die Soldaten, die ohne Erkennungsmarke eingeliefert wurden und starben, wurden fotografiert. Die Aufnahmen schickte die Lazarettverwaltung an das Kriegsministerium, damit die Bilder für die Suche nach Angehörigen verwendet werden konnten.[93]

Stationspflege

Da die Lazarettgebäude in den Etappen zum größten Teil aus nicht-medizinischen Einrichtungen bestanden, sah jede anders aus. Eine Standardisierung der Kriegslazarette erwies sich als unmöglich. Im Kriegslazarett in Piennes[94] bestand die Chirurgie aus vier größeren Krankensälen mit 20 bis 25 Betten und einigen kleineren Räumen. Die großen Säle waren mit je einer Schwester und einem Pfleger bzw. Wärter besetzt, wobei ein Pfleger alle vier bis fünf Wochen eine Woche im Nachtdienst war und im Anschluss einige Tage frei hatte.

In einem Feldlazarett in St. Gilles[95] kamen auf eine Schwester, die zwei Wärter und zwei Franzosen zur Unterstützung hatte, im Durchschnitt 45 bis 75 Schwerverwundete.[96] Über dem Personal stand ein Stationsaufseher für „alle Schreibsachen, Löhnungen, An- und Abmeldungen“. Diese Aufseher hatten den Rang eines Feldwebels oder Unteroffiziers und gehörten immer dem Soldatenstand an. Daneben arbeiteten in chirurgischen Stationen Krankenträger, deren Dienst gegebenenfalls von den Leichtkranken einer Station versehen werden konnte. Sie brachten die Verwundeten in die Operationssäle und zurück in das Zimmer. Ein Pfleger und eine Schwester brauchten für 25 verwundete Patienten zwei Stunden, um sie zu waschen, zu lagern, Puls und Temperatur zu messen sowie die Daten zu dokumentieren. Damit kamen auf jeden Patienten durchschnittlich etwa 15 Minuten,[97] was nur dann durchführbar war, wenn sich einige der Patienten selbst helfen konnten.

Auch wenn keine Offensive mit Hunderten von Zugängen am Tag stattfand, konnte der Stationsbetrieb sehr stark anschwellen. Ein Pfleger oder Schwester hatte in solchen Fällen 40 bis 50 bettlägerige und schwerverwundete Soldaten zu versorgen, die vollständig gepflegt werden mussten.[98] Als

92 Nach Christine Hallett empfanden auch die britischen Schwestern Tetanus als die schlimmste Krankheit. In: Hallett: Containing trauma (2009), S. 52. Vgl. auch ein Schreiben des Sanitätsamts vom 31. Mai 1918, wonach Soldaten ohne Tetanusimpfung direkt von der Front in die Heimat gebracht wurden. Das Sanitätsamt forderte eine Überprüfung der Impfungen und Nachimpfungen. In: GLAKa, 456 F 113 Nr. 96.

93 Vgl. zur Situation während der Herbstschlacht die Aufzeichnungen eines Jesuitenfraters. In: ADPSJ, 00/752 v1-2, S. 128 ff.

94 Gemeinde in Lothringen, Frankreich.

95 Gemeinde in Belgien.

96 Vgl. hierzu die Aufzeichnungen einer Rot-Kreuz-Schwester. In: DTA, 92/1, S. 21.

97 Vgl. hierzu die Aufzeichnungen eines Jesuitenfraters. In: ADPSJ, 00/752 s3-t3, S. 10 ff.

98 Vgl. z. B. auch den Brief einer Johanniter-Schwester vom 16. März 1916. In: ArchDiak-Hall, 43/66.

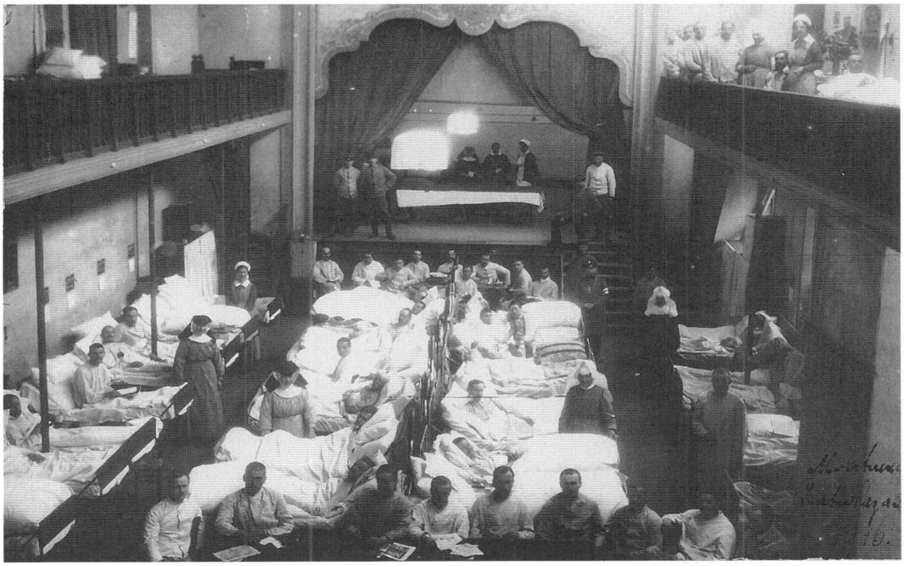

Quelle: Diakarchiv Schwäbisch Hall. Als Kriegslazarett eingerichtetes Theater in Montmédy

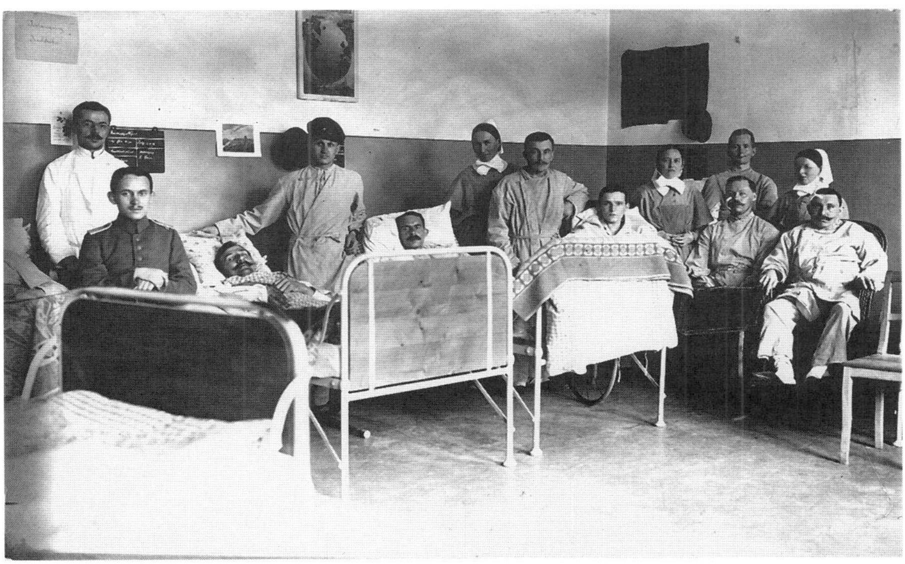

Quelle: Diakarchiv Schwäbisch Hall. Patientenzimmer in einem Kriegslazarett

besonderes Übel wurden etwa nicht die Schwerstpflege und der Personalmangel empfunden, sondern der Mangel an Wasser, Essgeschirr, Waschschüsseln, Waschlappen und an Nahrung, was auch die Kranken missmutig machte und dadurch die Pflege erschwerte.[99] Die Patienten aßen zu zweit oder abwechselnd aus den wenigen Suppentellern, oder man präparierte alte Konservenbüchsen zu Trinkbechern.[100] Einem Pfleger standen für 40 Patienten zwei Thermometer zur Verfügung. Die Temperatur sollte axillar gemessen werden, was bei korrekter Durchführung etwa 10 Minuten pro Messung in Anspruch nahm.[101] Bis zur Arztvisite sollten alle Werte vorliegen. Das war jedoch häufig nicht zu schaffen.

Der Tagesablauf und die Grundpflege (Waschen, Lagern, Essenreichen), unterschieden sich nicht wesentlich von anderen Stationen in den Kriegslazaretten, doch tauchten bei den Verwundeten spezifische Probleme auf, die zu beachten waren. Die Ganzwaschung von Schwerverwundeten war aufgrund der äußeren Verletzungen und Verbände sehr aufwendig. Manche Patienten hatten offene Wunden, die zwei- bis dreimal täglich gespült werden mussten.[102] Schmerzpatienten, darunter auch schwere Kopfschusspatienten, standen unter Dauernarkose.[103] Die durch das wochenlange Liegen auf denselben Stellen entstandenen Dekubiti wurden von den Pflegenden in der Verwundetenpflege mit Karbollösung gespült und mit „Salbenlappen" austamponiert.[104] Nicht mehr durchblutete oder nach schweren Verletzungen infizierte Glieder wurden anscheinend bei Schwerstkranken nicht mehr amputiert. Sie verfärbten sich schwarz und bildeten eine stark übelriechende Fäulnis. Die Schwestern und Pfleger reinigten sie und verbanden sie wieder.[105] Beim Lagern und Frischmachen der inkontinenten Patienten musste aufgrund der schmerzhaften Verletzungen viel Zeit und Geduld aufgebracht werden. Zum Frischmachen wurden sie besonders vorsichtig und langsam gedreht und dann, wie schon in der Seuchenpflege, zu einem Nachbarbett getragen, um auch das Bett frisch zu machen. Ein vollständiger Wäschewechsel mit dem im Bett liegenden Patienten war aufgrund seiner Verletzungen weder möglich, noch schien dieser grundsätzlich üblich gewesen zu sein, da auch die Unterrichtsbücher stattdessen Lagerwechsel vorschlugen.[106] Verletzte mit Kopfschüssen waren durch die Verwundung in ihrem Verhalten derart verändert, dass sie sich und das Bett zeitweise mit ihrem Stuhlgang beschmierten, der in aufwendiger Arbeit weggewaschen werden

99 Vgl. z.B. hierzu die Aufzeichnungen eines Jesuitenfraters. In: ADPSJ, 00/752 t1-2, S. 63 ff, und den Brief einer Schwäbisch Haller Diakonisse vom 31. März 1915, die für alle Verwundete anfangs nur zwei Waschlappen zur Verfügung hatte. In: ArchDiakHall, 43/31. Siehe auch Schneider/Schneider (1991), S. 80 und 114.

100 Vgl. hierzu die Aufzeichnungen eines Jesuitenfraters. In: ADPSJ, 00/752 t1-2, S. 46. Vgl. auch die Aufzeichnungen von Schwester M. Alma Mack. In: ArchKBS, Erster Weltkrieg Lazarette Mappe I.

101 Vgl. hierzu die Aufzeichnungen eines Jesuitenfraters. In: ADPSJ, 00/752 v1-2, S. 56.

102 Vgl. hierzu die Aufzeichnungen von Schwester M. Alma Mack. In: ArchKBS, Erster Weltkrieg Lazarette Mappe I.

103 Vgl. z.B. hierzu den Brief einer Schwäbisch Haller Diakonisse vom 22. Oktober 1915. In: ArchDiakHall, 43/107.

104 Vgl. hierzu die Aufzeichnungen eines Jesuitenfraters. In: ADPSJ, 00/752 s3-t3, S. 100.

105 Vgl. hierzu die Aufzeichnungen eines Jesuitenfraters. In: ADPSJ, 00/752 s3-t3, S. 25.

106 Körting (1913), S. 187.

musste.[107] Bei Patienten mit Kieferschuss war besonders das Essenreichen schwierig. Sie erhielten Flüssignahrung wie Milch, die löffelweise und langsam gegeben wurde. Bei einem dieser Patienten beschrieb ein Pfleger, wie er das Tracheostoma[108] wechselte. An den Zähnen des Patienten waren „Gummiringelchen“ befestigt, um die Kanüle zu halten. Diese „Gummiringelchen“ wurden nun gelöst, indem der Pfleger mit einer Pinzette die Zähne auseinander schob, um die Kanüle herauszunehmen. Der beim Kanülenwechsel übliche Hustenreiz wurde ignoriert und zügig weitergemacht. Mit Wasserstoffperoxid spülte der Pfleger die klaffende Wunde aus. Das Stoma wechselte der Pfleger während der Waschung.[109] Normalerweise wurden die Kanülen in einem Luftröhrenschnitt am Hals befestigt und bestanden aus sogenannten „Doppelkanülen“. Die innere Kanüle wurde regelmäßig herausgenommen und gewechselt, um den Patienten von den Schleimabsonderungen zu befreien.[110] Bei dem Verwundeten, der von dem Jesuitenfrater versorgt wurde, handelte es sich um eine Verletzung am Kiefer, von der nicht beschrieben ist, wie groß sie war. Es ist davon auszugehen, dass diese Wunde sehr groß und vielleicht auch den Halsbereich umfasste, so dass hier anders zu verfahren war, als im Lehrbuch vorgegeben.[111]

Da die Patienten mit Rückenmarksschüssen weder den Stuhl- noch den Urinabgang kontrollieren konnten, wurden ihnen Einläufe gemacht. Außerdem wurden sie katheterisiert, ohne dass dies näher beschrieben wurde.[112] Die bereits erwähnten Bauchschusspatienten, die eine Woche lang weder essen noch trinken durften, erhielten neben subkutanen Infusionen gegen den Durst auch sogenannte „Nährklystiere“ in den Darm.[113] Diese Art der künstlichen Ernährung bestand z. B. aus Milch, Eiern, Salz, Rotwein und Mehl. Das Gemisch wurde gut verrührt und dem Kranken in den Mastdarm eingeführt. Ein Teil der Nährstoffe wurde dabei vom Dickdarm aufgenommen und verstoffwechselt.[114] Wie in der Seuchenpflege, wurden auch in den Verwundetenstationen Kinder aufgenommen, die sich entweder beim Spielen mit Granaten verletzt hatten oder bei einem Angriff verwundet worden waren. Letzteres kam hauptsächlich dann vor, wenn ihre Familien die militärischen Operationsgebiete nicht schnell genug verlassen konnten. Die Kinder lagen bei Platzmangel neben den Soldaten in den Krankensälen, bis sie jemand aus der Bevölkerung nach Hause holte und die Pflege für sie übernahm.[115]

107 Vgl. hierzu die Aufzeichnungen eines Jesuitenfraters. In: ADPSJ, 00/752 s3-t3, S. 100 f.
108 Ein Tracheostoma ist eine von außen angelegte Luftröhre. In der Luftröhre liegt die Trachealkanüle. In: Pschyrembel (1998), S. 1586. Vgl. auch Eberle (1916), S. 233.
109 Vgl. hierzu die Aufzeichnungen eines Jesuitenfraters. In: ADPSJ, 00/752 s3-t3, S. 160
110 Rupprecht (1890), S. 290.
111 Zu dieser Krankengruppe vgl. die Dissertation von Melanie Ruff, die demnächst am Institut für Geschichte der Medizin der Robert Bosch Stiftung in Stuttgart abgeschlossen wird.
112 Vgl. hierzu die Aufzeichnungen eines Jesuitenfraters. In: ADPSJ, 00/752 s3-t3, S. 102.
113 Vgl. hierzu den Brief einer Schwäbisch Haller Diakonisse vom 14. bis 15. Januar 1916. In: ArchDiakHall, 43/90.
114 Eberle (1916), S. 96 f.
115 Vgl. hierzu z. B. den Brief einer Schwäbisch Haller Diakonisse vom 24. August 1915. In: ArchDiakHall, 43/36.

Sehr wichtig in der Pflege war die Krankenbeobachtung. Besonders wurde auf Gasphlegmone geachtet, die durch leises Knistern auf der Haut erkannt werden konnten.[116] Da die Verwundeten, wie bereits erwähnt, oft Wochen bis Monate auf einer Stelle liegen mussten, richteten die Pfleger und Schwestern ihr Augenmerk auch hier wieder besonders auf das Wundliegen.

Ein weiteres Problem war, wenn ein Verwundeter auch noch an einer Seuchenkrankheit litt. Hier wurden zum Verbandswechsel Gummihandschuhe benutzt. Die Pflege galt in diesen Fällen als besonders schwierig, da zu den Verwundungen noch der Durchfall und das Erbrechen kamen.[117]

Den Verband erneuerte eine Vollschwester oder ein Pfleger nach der Visite.[118] Der Verbandswechsel wurde durch den Arzt angeordnet. Er bestimmte erstens, wer verbunden werden sollte und zweitens, an welchem Ort. Das geschah dann entweder im Krankenzimmer, dann legte die Schwester oder eine Verbandsschwester die Verbände an, oder die Kranken mussten in den Operationsraum.[119] Vor der Visite wickelte eine Schwester oder ein Pfleger alle Verbände ab, damit der Arzt die Wunden ungehindert begutachten konnte. Das waren bei guter Belegung über 40 Verbände, die die Pflegenden auf die Schnelle abwickelten.[120] Noch mehr hatte das Begleitpersonal in den Lazarettzügen zu verbinden. In deren überfüllten Waggons zählte eine Schwester an einem Tag über 300 Verbandswechsel.[121] Mancherorts wollten die Ärzte die Verbände ausschließlich im Operationsraum wechseln. Dann blieb einer Stationsschwester nach eigenen Angaben nicht mehr viel zu tun,[122] womit vermutlich nur die medizinische Pflege gemeint war.

Wichtig für die nachfolgende Visite war das korrekte Eintragen der Krankendaten. Über dem Bett eines jeden Patienten waren Kopftafeln angebracht, auf denen links oben der Tag des Zugangs und der Dienstgrad zu stehen hatte, darunter der Name, dann der Truppenteil. Links unten sollte die Beköstigungsform vermerkt sein und rechts die Konfession. Weiterhin waren die Ergebnisse der Temperatur- und Pulsmessungen zu notieren. Außerdem sollten ein Strich für Stuhlgang und ein „V“ für den Verbandswechsel eingetragen werden.[123]

Wie in den Seuchenstationen gehörten auch hier zur Wärterarbeit das Essen- und Wasserholen, das Essenreichen, die Hilfestellungen beim Waschen, das Wegbringen der Verordnungszettel und Blutuntersuchungen, das Holen

116 Vgl. hierzu z.B. Hallett: Containing trauma (2009), S. 51. Vgl. hierzu auch die Aufzeichnungen eines Jesuitenfraters. In: ADPSJ, 00/752 s3-t3, S. 102

117 Vgl. hierzu die Aufzeichnungen eines Jesuitenfraters. In: ADPSJ, 00/752 s3-t3, S. 28.

118 Eine genaue Beschreibung des aufwendigen Verbandswechsels findet sich z.B. in Lee (2005), S. 72.

119 Vgl. hierzu die Aufzeichnungen eines Jesuitenfraters. In: ADPSJ, 00/752 s3-t3, S. 12.

120 Vgl. hierzu die Aufzeichnungen einer Rot-Kreuz-Schwester. In: DTA, 92/1, S. 21.

121 Vgl. hierzu die Aufzeichnungen von Schwester M. Berchmana. In: ArchKBS, Erster Weltkrieg Lazarette Mappe I.

122 Vgl. hierzu den Brief einer Schwäbisch Haller Diakonisse vom 1. November 1914. In: ArchDiakHall, 43/111.

123 Vgl. hierzu die Aufzeichnungen eines Jesuitenfraters. In: ADPSJ, 00/752 s3-t3, S. 170.

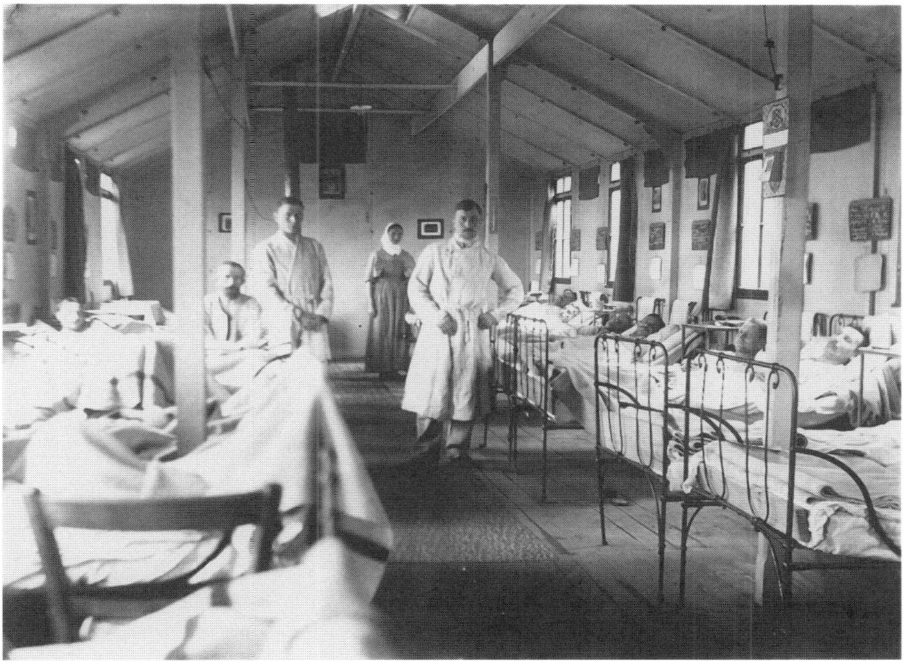

Quelle: Diakarchiv Schwäbisch Hall. Innenansicht einer Baracke. Die schwarzen Kopftafeln sind jeweils über den Betten angebracht

der Rezepte, das Leeren der Steckbecken und Urinflaschen sowie die Reinigung der Böden. Ihr Arbeitsgebiet war bereits in der Friedens-Sanitäts-Ordnung aus dem Jahr 1891 eingegrenzt.[124] Dadurch, dass die Labors, Toiletten, Küchen, Depots und Brunnen in manchen Lazaretten sehr weit auseinander lagen, waren die Wärter oft stundenlang unterwegs. Wenn sie erkrankten und kein Ersatz geschaffen werden konnte, musste die Schwester diesen Dienst mit übernehmen.[125]

Das männliche Pflegepersonal in einem Lazarett setzte sich aus den militärischen Wärtern und denen aus der freiwilligen Krankenpflege zusammen, wobei Letztere auch als „Pfleger“ bezeichnet wurden, wenn sie wie Vollschwestern arbeiteten. Alle Wärter, sowohl die militärischen als auch die zivilen, waren in derselben Gehaltsgruppe.[126] Von den Wärtern im Soldatenstand hoben sich die Lazarettgehilfen ab, die, wie bereits erwähnt, als Stationsaufseher den Rang eines Feldwebels oder Unteroffiziers innehatten. Die Stationsaufseher konnten neben ihren polizeilichen Aufgaben auch den Pflegedienst

124 Friedens-Sanitäts-Ordnung (1891), S. 546ff.

125 Vgl. hierzu z. B. den Brief einer Schwäbisch Haller Diakonisse vom 7. Februar 1917. In: ArchDiakHall, 43/69.

126 Vgl. hierzu die Aufzeichnungen eines Jesuitenfraters. In: ADPSJ, 00/752 s3-t3, S. 231.

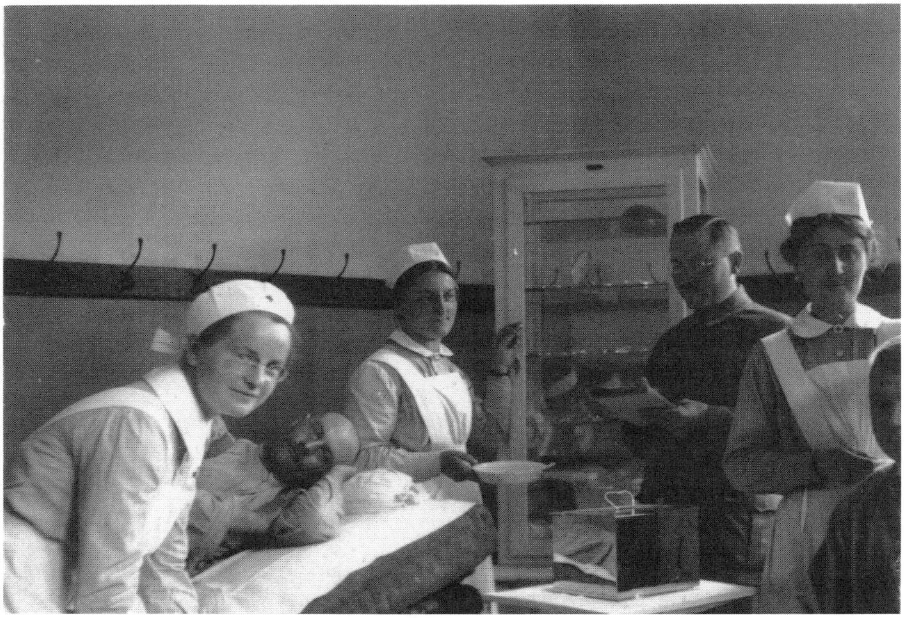

Quelle: Diakarchiv Schwäbisch Hall. Verbandszimmer

übernehmen.[127] Sie waren überall da, wo keine Vollschwestern arbeiteten, für die medizinische Pflege, wie Fieber- und Pulsmessen, Austeilen der Medikamente und den Verbandswechsel zuständig.[128]

Im Operationssaal[129]

Die Operationssäle in eingerichteten Lazaretten bestanden aus einem „Vor- und Ablegeraum"[130] und dem eigentlichen Operationsraum, in dem je eine vollständige Operationsgruppe an einem oder mehreren Tischen arbeitete. Jede Gruppe setzte sich aus dem Oberstabsarzt und eventuell seinen Assistenten oder angehenden Medizinern, den Schwestern oder Pflegern, einem Schreiber und den Wärtern zusammen.[131] Eine Johanniter-Schwester war zusätzlich als „1. offene Wundschwester" im Operationsraum, ohne dass diese

127 Friedens-Sanitäts-Ordnung (1891), S. 353 ff.

128 Vgl. hierzu z. B. die Briefe von Schwäbisch Haller Diakonissen vom 2. Februar 1915 und 8. Oktober 1915. In: ArchDiakHall, 43/109 und 43/66. Vgl. auch Rupprecht (1890), S. 369 f.

129 Vgl. zur Arbeit im Operationssaal die Aufzeichnungen der Jesuitenfratres. In: ADPSJ, 00/752 s3-t3, S. 24 ff und 00/752 v1-2, S. 115 ff.

130 Vgl. hierzu die Aufzeichnungen eines Jesuitenfraters. In: ADPSJ, 00/752 s3-t3, S. 24.

131 Vgl. hierzu auch den Brief einer Schwäbisch Haller Diakonisse vom 25. Juni 1916. In: ArchDiakHall, 43/57.

Funktion näher erklärt wurde.[132] Da grundsätzlich Wunden auch offen gelassen wurden, weil man davon ausging, dass es für die Heilung förderlich war,[133] ist davon auszugehen, dass es entsprechend mehrere „offene Wundschwestern“ gab.

Alle Operationsgruppen arbeiteten selbstständig nebeneinander, man tauschte sich nur bei Problemfällen aus. Der Schreiber war für die Dokumentation der Krankenblätter verantwortlich und notierte den Aufnahme- und Operationsbefund, den ihm der Arzt nach der Operation diktierte. Pfleger oder Schwestern, die stenographieren konnten, wurden auch zeitweise in den Schreibdienst einbezogen.[134] Das Diktat musste später in der Schreibstube sauber abgetippt und abgelegt werden. Die Wärter waren für die groben und schweren Aufgaben zuständig. Sie hatten dafür zu sorgen, dass der Sterilisationsapparat genügend Brennspiritus hatte, sie brachten die Patienten von den Stationen in den Operationssaal, hoben sie auf die Operationstische und trugen sie nach der Operation wieder zurück auf die Station oder in den Wachsaal. Vor der Narkose waren manchmal starke Wärter von Nöten, die die Patienten festhielten, die sich wehrten. Während der Operation hielten sie die zu amputierenden Glieder und entsorgten sie im Anschluss. Nach dem Operationstag begann für sie die Aufräumarbeit, die keine geringe war. Überall, so beschrieb ein Pfleger die Situation, standen die leeren Flaschen der Narkosemittel (Äther und Chloroform) herum, außerdem Sublimat- und Alkoholschalen; auf den Tischen und Fensterbänken lagen Watte, Zellstoff, Binden, am Boden die schmutzigen Uniformen, blutige Operationstücher, die Mäntel des Personals und in den Eimern unter den Operationstischen häuften sich die schmutzigen Verbandstoffe.[135] Ein Teil des Verbandmaterials, wie Gaze, Tücher, Binden, wurde gewaschen, desinfiziert und später wiederverwendet.[136]

Der Tag einer Schwester oder eines Pflegers begann damit, die gewaschenen und desinfizierten Verbandstoffe für den Tag zu richten. Das Pflegepersonal war zuständig für die Vorbereitung des Patienten, für die Narkose und für das Instrumentieren. Im Vorraum wurden neu angekommene Verwundete entkleidet, die Wunden freigelegt und gesäubert. Die Patienten wurden in der Reihenfolge gebracht, die der Arzt bei der Sichtung im Hof bzw. während der Visite auf Station seinem Schreiber diktiert hatte. Über die Schwierigkeiten beim Ausziehen eines Soldaten aus dem Schützengraben wurde bereits berichtet. Eine weitere Herausforderung war es, die Wunden, die häufig voll von

132 Vgl. hierzu den Brief einer Johanniter-Schwester vom 17. Januar 1917. In: ArchDiakHall, 43/20.

133 Vgl. hierzu den Artikel „Die Rückkehr zur offenen Wundbehandlung“ in der Zeitschrift „Das Rote Kreuz“. In: Spier (1916), S. 817.

134 Vgl. hierzu den Brief einer Schwäbisch Haller Diakonisse vom 23. Mai 1915. In: ArchDiakHall, 43/57. Vgl. hierzu auch die Aufzeichnungen eines Jesuitenfraters. In: ADPSJ, 00/752 v1-2, S. 117f.

135 Vgl. hierzu die Aufzeichnungen eines Jesuitenfraters. In: ADPSJ, 00/752 s3-t3, S. 33f. Vgl. hierzu auch die Fotos der Jesuitenfrates z. B. von einem Operationssaal. In: ADPSJ, 00/752 u1-3.

136 Vgl. hierzu Hallett: Containing trauma (2009), S. 96.

Schmutz und Ungeziefer waren, zu säubern. Gummihandschuhe trug man nur bei nachgewiesenen Infektionskranken.[137] Bei bereits stationär aufgenommenen Soldaten, die zur Operation oder zum Verbandswechsel kamen, brauchten nur die Verbände entfernt zu werden. Manche Verbandswechsel fanden unter Narkose statt.[138] Ein Pfleger berichtete von über 100 Verbänden täglich mit kleineren und größeren Operationen. Pfleger oder Schwestern, die genügend medizinische Erfahrung besaßen, beurteilten bereits vorab den Erfolg einer Operation, so dass der Chirurg, mit dem eine kurze Rücksprache gehalten wurde, den Patienten unter Umständen gleich ins Sterbezimmer schieben ließ. Während der Operation hatte das Pflegepersonal entweder die Aufgabe, dem Arzt die Instrumente zu geben oder ihm zu assistieren, indem es z. B. den Schnitt mit Haken auseinander hielt, um dem Operateur freie Sicht zu bieten. Instrumentiert wurde mit der Hand. Eine Diakonisse, die auf Geheiß eines neuen Arztes die Fäden mit einer Zange anfassen sollte, statt wie bisher mit der sterilen Hand, beschwerte sich über den erhöhten Zeitaufwand. Eine kleine Amputation dauerte für gewöhnlich fünf, bei korrekter Handhabung mit der Zange 20 Minuten.[139] Nicht alle Schwestern oder Pfleger waren tatsächlich ausgebildete Operationsschwestern. Viele wurden erst in den Kriegslazaretten durch ihre Mitschwestern und Mitbrüder oder die Ärzte angelernt,[140] da das Kontingent erfahrener Operationsschwestern- und pfleger offensichtlich nicht ausreichte. Gut ausgebildete chirurgische Schwestern wurden von Anfang an verlangt.[141] Zwar hatte das Zentralkomitee des Preußischen Roten Kreuzes ein allgemein gültiges Unterrichtsbuch für die männliche und eins für die weibliche freiwillige Krankenpflege herausgegeben, die jeweils in einem kleinen Kapitel die Aufgaben während einer Operation und der Narkose erklärten,[142] die Anforderungen wurden jedoch in der Lazarettpraxis weit übertroffen.

137 Auch die Chirurgen operierten ohne Gummihandschuhe, da die Erfahrung zeigte, dass die Gummihandschuhe durch ihre sperrige Beschaffenheit den Tastsinn behinderten und außerdem leicht zerrissen. Vgl. hierzu den Artikel „Reine Hände“ in der Zeitschrift „Das Rote Kreuz“. In: Kühn (1916), S. 684 f.

138 Vgl. hierzu den Brief einer Schwäbisch Haller Diakonisse vom 18. Oktober 1918. Der Operateur bestand deshalb auf die Narkose, weil er das „Geschrei“ nicht hören konnte. In: ArchDiakHall, 43/36.

139 Vgl. hierzu den Brief einer Schwäbisch Haller Diakonisse vom 6. Dezember 1917. In: ArchDiakHall, 43/90.

140 Vgl. hierzu z. B. den Brief einer Rot-Kreuz-Schwester vom 13. Januar 1917. In: DTA, 588. Vgl. auch den Brief einer Rot-Kreuz-Schwester vom 1. Januar 1918. In: GLAKa, 69 Badische Schwesternschaft Nr. 80.

141 Vgl. hierzu das Schreiben des Badischen Frauenvereins vom 29. Juli 1914. In: GLA, 69 Badische Schwesternschaft Nr. 30.

142 Vgl. hierzu das „Unterrichtsbuch für die weibliche freiwillige Krankenpflege“ von Dr. Körting. In: Körting (1913) und das vom preußischen Kriegsministerium herausgegebene „Unterrichtsbuch für freiwillige Krankenpfleger“. In: Unterrichtsbuch für freiwillige Krankenpfleger (1903).

Für die Durchführung einer Narkose hatten der britische und amerikanische Sanitätsdienst bereits „Berufsanästhesisten".[143] Beim deutschen Sanitätsdienst sollte die Narkose allgemein den Ärzten vorbehalten bleiben,[144] dennoch wurde diese meistens, wenn nicht sogar immer, von Schwestern oder Pflegern durchgeführt. Narkotisiert wurde entweder mit Äther oder mit Chloroform. Die Narkoseschwester oder der -pfleger stand am Kopfteil des Operierten, legte ein Baumwollläppchen auf seinen Mund und tröpfelte darauf das Chloroform oder den Äther.[145] Während der Operation hatten sie den Kreislauf zu überwachen, indem sie den Puls zählten und auf die Atmung achteten. Wenn der Kreislauf zu versagen drohte, bekam der Patient Kampfer- und Coffeinspritzen, Kochsalzinfusionen oder, je nach Spenderbereitschaft, die im Krieg hoch war,[146] auch Blut.[147] Wenn nichts zu helfen schien, wurde die Operation abgebrochen, die Wunde geschlossen und der Patient ins Sterbezimmer getragen. Als am schwierigsten wurden die Patienten mit Gesichtsverletzungen beschrieben. Bei Kieferschüssen, besonders wenn die Zunge mit betroffen war, bestand die Gefahr, dass der Patient sich verschluckte. Auch für Operationen von Patienten mit Kopfschüssen und Gehirnverletzungen, Mittelohr-, Kiefer- und Stirnhöhlenoperationen war nach Aussagen der Pfleger viel Übung notwendig, die bei bis zu 25 größeren Operationen während eines Gefechtstages auch garantiert war. Das hieße rein rechnerisch, dass keine Operation viel länger als eine halbe Stunde gedauert haben dürfte. Vorsicht war auch bei jenen Patienten geboten, die regelmäßig Alkohol zu sich nahmen. In diesen Fällen dauerte es länger, bis die narkotisierende Wirkung eintrat. Ein Soldat, den man schon in Narkose wähnte, zog sein Messer und bedrohte das Personal. Bei großem Andrang an Großkampftagen war keine Zeit mehr, die Soldaten zu entkleiden, sondern sie wurden, wie sie vom Feld kamen, auf den Operationstisch gelegt.[148]

Der Aufwand in den Operationssälen war abhängig von der Situation an den Kriegsschauplätzen. Im Normalfall wurde von morgens bis abends operiert, wobei eine längere Mittagspause eingeplant war. Bei großem Andrang wurde bis in die Nacht gearbeitet. Eine Operationsschwester schrieb in ihrem

143 Kolmsee (1997), S. 193. Nach den Angaben von Dorothy und Carl J. Schneider war es für amerikanische Schwestern üblich, die Narkose zu übernehmen, während die Briten eine Schwester dafür nicht einsetzen wollten. In: Schneider/Schneider (1991), S. 110.

144 Unterrichtsbuch für freiwillige Krankenpfleger (1903), S. 249.

145 Vgl. hierzu auch die Aufgaben von amerikanischen Narkoseschwestern, die lediglich Äther benutzten. Der Äther wurde entweder auf eine Maske getröpfelt oder dem Patienten durch Inhalation mittels einer speziellen Maschine zugeführt. In: Hallett: Containing trauma (2009), S. 99f.

146 Vgl. hierzu Schlich (2003), S. 121. Zur Geschichte der Bluttransfusion und zu Anwendungstechniken im Krieg vgl. Schlich (2003), S. 109–130.

147 Vgl. hierzu die Aufzeichnungen eines Jesuitenfraters. Er widmete seinem Kollegen, der sich während einer Operation für eine Venentransfusion bereitstellte, ein Gedicht. In: ADPSJ, 00/752 s3-t3, S. 132.

148 Vgl. hierzu z.B. die Aufzeichnungen eines Jesuitenfraters. In: ADPSJ, 00/752 v1-v2, S. 120f.

Brief, dass 400 Verwundete angemeldet seien, die sie mit zwei weiteren Kolleginnen zu versorgen hatte.[149] Eine andere Operationsschwester zählte 140 Zugänge in einer Nacht, von denen 42 Verwundete noch am folgenden Tag bis zum Abend operiert wurden.[150] Arbeitszeiten dieser Größenordnung wurden als sehr anstrengend bezeichnet, außderdem gab es kaum Pausen oder Dienstschluss vor Mitternacht.[151]

Die Chirurgen in den Lazaretten waren nicht nur für die verwundeten Soldaten zuständig. Auch vom Pflegepersonal wurden manche noch in den Etappen operiert,[152] außerdem die Zivilbevölkerung, darunter Kinder und Erwachsene, die mit Granaten gespielt hatten bzw. die durch Bombenexplosionen verwundet worden waren. Eine Schwester erlebte im Operationssaal sogar eine Zangengeburt.[153]

Die Arbeit im Operationszimmer wurde verschiedentlich als anstrengender empfunden als die Arbeit auf der Station.[154] Zwar musste das Pflegepersonal keine große Körperkraft aufwenden, doch war die Konzentration viel stärker beansprucht, was besonders bei der Narkosearbeit erschwert war, da die Pflegenden ebenfalls teilweise den Äther und das Chloroform einatmeten. Die ungeübten Operationsschwestern- und -pfleger hatten angesichts der schweren Verwundungen zudem gegen Übelkeit und Ohnmacht anzukämpfen.[155] Als weiter Nachteil galt der zu enge und ständige Kontakt mit den Ärzten. Nicht mit jedem war ein gutes Auskommen möglich.[156]

3.1.3 Orte der pflegerischen Versorgung

Neben den verschiedenen Abteilungen für chirurgische Fälle waren die Lazarette ausgestattet mit Inneren Stationen, beispielsweise für Nieren-, Herz-, Rheumatismus-, Lungen- und Rippenfellkranke, weiterhin gab es die Augen- und Ohrenstationen, eine Zahnabteilung, Offiziersabteilungen, eine Abteilung für Nervenkranke, für Geschlechtskranke, eine Pathologie, eine Röntgenabteilung, ein Laboratorium, eine Aufnahme, Beobachtungsstationen für Seu-

149 Vgl. hierzu den Brief einer Schwäbisch Haller Diakonisse vom 12. Mai 1918. In: ArchDiakHall 43/36.

150 Vgl. hierzu den Brief einer Schwäbisch Haller Diakonisse vom 27. Februar 1915. In: ArchDiakHall, 43/57.

151 Vgl. hierzu die Aufzeichnungen eines Jesuitenfraters. In: ADPSJ, 00/752 t1-2, S. 68.

152 Vgl. z. B. den Brief einer Schwäbisch Haller Diakonisse vom 28. März 1916. In: ArchDiakHall, 43/57. Vgl. auch Kapitel „4.2. Erkrankungen des Pflegepersonals“ dieser Arbeit.

153 Vgl. hierzu den Brief einer Schwäbisch Haller Diakonisse vom 20. März 1916. In: ArchDiakHall, 43/57.

154 Vgl. hierzu z. B. den Brief einer Schwäbisch Haller Diakonisse vom 17. September 1916. In: ArchDiakHall, 43/47.

155 Vgl. hierzu auch Hallett: Containing trauma (2009), S. 97.

156 Vgl. hierzu den Brief einer Schwäbisch Haller Diakonisse vom 27. September 1916. In: ArchDiakHall, 43/47. Vgl. auch die Aufzeichnungen eines Jesuitenfraters. In: ADPSJ, 00/752 v1-2, S. 124.

chenverdächtige, Stationen für die Gefangenen, Krankenzimmer für erkranktes Pflegepersonal und Badeanstalten für Patienten sowie für Personal, wobei nicht jedes Lazarett über alle diese Stationen bzw. Einrichtungen verfügte. Außerhalb des Lazaretts fanden die Pflegenden außerdem Arbeit in den Genesungsheimen für die Soldaten und für die Schwestern, in den Sammelstellen, auf Bahnhöfen, in den Ortskrankenstuben und im Lazarettzug. Geschlechterspezifische Restriktionen bezogen sich auf die Pflege von Nerven- und Geisteskranken,[157] den Gefangenenstationen und den Stationen mit venerischen Erkrankungen.[158] Hier war weibliches Personal eigentlich nicht vorgesehen. Bei den Nervenkranken lag die Gefahr von unkontrollierten Anfällen nahe, die zu bändigen waren, und die Geschlechtskranken wurden unter anderem mit Spülungen im Intimbereich therapiert, die man vermutlich einer Frau nicht zumuten wollte. Auch die Ordensbrüder sollten auf Anregung eines Territorialdelegierten verschont werden, weil es ihr „Ehrgefühl" verletzte.[159] Dennoch arbeiteten die Schwestern tatsächlich auf allen Stationen bzw. pflegten alle Kranken schon deshalb, weil im Laufe des Krieges männliches Pflegepersonal fehlte. Zudem war eine konsequente Zuteilung der Patienten auf bestimmte Stationen nicht möglich, sei es durch das sogenannte „Fälle schieben"[160] schwieriger Patienten, durch Verlegungen wegen Platzmangels oder dadurch, dass die Patienten von mehreren Krankheiten gleichzeitig befallen waren.[161] Daher kamen z. B. auch verwundete Nervenkranke in die Verwundetenstationen der Schwestern,[162] denen immer ein Wärter beigegeben wurde. Sehr häufig pflegten die Schwestern auch verwundete und erkrankte Franzosen, Engländer, Italiener und Russen. Bei diesen Patienten bedauerten sie sehr, dass sie ihre Sprache nicht konnten.[163]

157 Zum Verbot der Arbeit weiblicher Pflegekräfte auf Nervenstationen vgl. die Aufzeichnungen eines Jesuitenfraters. In: ADPSJ, 00/752 s3-t3, S. 205. Vgl. auch das Schreiben des bayerischen Kriegsministeriums vom 5. April 1917. Hier heißt es „Auf den Abteilungen für Geistes-, Nerven- und Geschlechtskranke ist Schwesternpflege auszuschließen, in den übrigen Abteilungen dagegen auszudehnen; […]". In: BayHStArchMü, MKr 10606. Vgl. auch den Brief einer Diakonisse vom 1. November 1915, die zwar auf einer Nervenstation, aber nicht bei den „Geisteskranken" arbeiten durfte. In: DiakAugsburg, Akte 1. Weltkrieg E.

158 Körting (1913), S. 210f. und Unterrichtsbuch für freiwillige Krankenpfleger (1903), S. 130f.

159 Vgl. hierzu das Schreiben eines Territorialdelegierten. In: ADPSJ, 00/7526. Ohne Datum.

160 Vgl. hierzu die Aufzeichnungen eines Jesuitenfraters. Demnach verlegten die Ärzte solche Patienten, die ihnen zu schwierig waren, auf andere Stationen. In: ADPSJ, 00/752 s3-t3, S. 160.

161 Vgl. hierzu z. B. den Brief einer Schwäbisch Haller Diakonisse vom 20. September 1915. In: ArchDiakHall, 43/42.

162 Vgl. hierzu z. B. den Brief einer Schwäbisch Haller Diakonisse vom 20. Juni 1915. In: ArchDiakHall, 43/42.

163 Vgl. hierzu z. B. den Brief einer Schwäbisch Haller Diakonisse vom 17. Juni 1918. In: ArchDiakHall, 43/56.

Pathologie[164]

Eine Männerdomäne schien die Arbeit in der Pathologie geblieben zu sein, denn es ist von keiner Schwester bekannt, dass sie dort gearbeitet hat.[165] Der Dienst eines Pathologiewärters bestand darin, die Leiche zu öffnen, nach der Obduktion wieder zu vernähen und die Instrumente, den Tisch und den Steinboden sauber zu machen. Wenn nicht seziert wurde, hatte er Dienst in der Schreibstube. Hier bediente er das Telefon und erledigte die Post. Die höchste Gefahr bei seiner Arbeit bestand in der Ansteckung durch das Blut Infektionskranker, weshalb darauf zu achten war, keine offenen Wunden an den Händen zu haben. Kam eine Kontamination doch zustande, wurde die betroffene Hautstelle ausgedrückt, mit „Jodtinktur" betupft und anschließend mit „Collodium"[166] bestrichen.[167]

Sammelstelle

Die Pflegetätigkeiten in Bahnhöfen und Sammelstellen bestanden in der Hauptsache im Verbinden, Kochen und Essenausteilen. Die Sammelstelle war der Ort in der Etappe, an dem die Pendelzüge oder Feldbahnen[168] die Verwundeten und Kranken, die aus dem Frontbereich kamen, abluden, damit sie von hier aus in die Lazarette gefahren werden konnten oder in die Heimat. Je nach Situation an der Front, kamen hunderte, auch bis zu tausend Soldaten täglich immer nur für wenige Stunden. Die Verwundeten und Kranken wurden also an den Sammelstellen aus- bzw. bei Heimattransport eingeladen oder in die dortigen Baracken oder Zelten gebracht und versorgt.[169] In einer Sammelstelle auf dem östlichen Kriegsschauplatz waren fünf Schwestern beschäftigt. Bei großem Andrang kamen über tausend Soldaten, denen sie etwas Essen, Strümpfe und Unterhosen geben konnten. Für eine ausreichende Wundversorgung blieb zu ihrem Bedauern keine Zeit.[170]

164 Zur Kriegspathologie vgl. Prüll: Sektion (2003), S. 155–182. Zur Pathologie allgemein vgl. Prüll: Medizin (2003).

165 Der Abschnitt „Zum Dienst bei Leichenöffnungen" taucht ausschließlich im Unterrichtsbuch für die männliche freiwillige Krankenpflege auf. In: Unterrichtsbuch für freiwillige Krankenpfleger (1903), S. 255 ff. In den vom Roten Kreuz herausgegebenen Unterrichtsbüchern, auch jenen späteren Datums, fehlt dieser Abschnitt. Vgl. hierzu Cramer (1927) und Amtliches Unterrichtsbuch des Deutschen Roten Kreuzes (1930).

166 „Collodium, Klebeäther, Deckmittel bei kleinen Wunden". In: Eberle (1916), S. 450.

167 Vgl. hierzu den Brief eines Rot-Kreuz-Pflegers vom 1. Juni 1917. In: Wolfangel (2003), S. 100 f.

168 Vgl. hierzu den Brief einer Schwäbisch Haller Diakonisse vom 5. September 1915. Demnach waren Feldbahnen offene Wagen, in denen die Verletzten transportiert wurden. In: ArchDiakHall, 43/36.

169 Vgl. z. B. hierzu die Briefe einer Haller Diakonisse vom 31. Oktober 1915, 9. September 1915 und 12. September 1915. In: ArchDiakHall, 43/42. Vgl. auch die Briefe vom 1. März 1916, 30. März 1916 und 14. September 1916. In: ArchDiakHall, 43/32.

170 Vgl. hierzu den Brief einer Schwäbisch Haller Diakonisse vom 5. September 1915. In: ArchDiakHall, 43/74.

Ortskrankenstube

In den Ortskrankenstuben, in denen die Leichtkranken von der Front behandelt wurden, fielen kaum pflegerische Tätigkeiten an. In Montmédy[171] bot eine Ortskrankenstube Platz auf dem Fußboden für 120 Kranke. Die Zugänge blieben nur wenige Tage, sie kamen von dort zurück an die Front oder in die Heimat.[172]

Lazarettzug

In den Lazarettzügen war die Pflegetätigkeit ähnlich wie in den Verwundetenstationen bzw. Seuchenstationen, wenn sie in einem Seuchenzug arbeiteten. Das Begleitpersonal musste die Soldaten waschen, Medikamente und Essen reichen oder geben, Verbände anlegen, Instrumente sterilisieren und richten, Töpfe leeren und putzen. Für einen Zug mit 30 Wagen für 250 Kranke waren 24 Schwestern, vier Köchinnen und vier Ärzte vorgesehen.[173] Weiterhin arbeiteten in einem Zug auch Krankenpfleger und militärisches Personal.[174] Wenn bei Vorstößen der gegnerischen Heere die Lazarette sehr schnell geräumt werden mussten, zählten die Schwestern während einer Fahrt bis zu 400 Mann bei 260 Betten.[175] Die Arbeitsverhältnisse in den zum Teil völlig überfüllten Zügen, die oft gefährlich nahe an die Front kamen oder auf ihrer Fahrt unter Beschuss standen, waren sehr schwierig. Die Züge fuhren sehr ruckartig, so dass das Personal Probleme hatte, die Balance zu halten und dabei das Essen auszuteilen. Nicht selten kam es zu Entgleisungen mit Verletzten und Toten. Trotzdem wurden hier sogar Operationen durchgeführt.[176] Die Züge oder Feldbahnen waren als Pendelzüge zwischen Front und Sammelstellen in den Etappen und zwischen der Heimat und den Etappen unterwegs. Während ihrer Fahrt hatten die Züge oft auch Aufenthalte an verschiedenen Bahnhöfen, die die Schwestern zuweilen für Städtebesichtigungen nutzen, wenn Zeit dafür blieb.[177]

171 Gemeinde in Lothringen, Frankreich.

172 Vgl. hierzu den Brief einer Schwäbisch Haller Diakonisse vom 15. November 1914. In: ArchDiakHall, 43/81.

173 Vgl. hierzu den Zeitungsartikel im „Schwäbischen Merkur“ vom 16. August 1914. In: HStArchSt, E 40/72 Bü 864.

174 Vgl. zur Zusammensetzung eines Zuges das Schreiben eines Stabsarztes vom 3. September 1915 und die Abschrift einer „Löhnungsliste“. Ohne Datum. In: HStArchSt, M 1/8 Bü 168.

175 Vgl. hierzu den Brief einer Schwäbisch Haller Diakonisse vom 7. Oktober 1918. In: ArchDiakHall, 43/56. Vgl. hierzu auch die Aufzeichnungen einer Rot-Kreuz-Schwester, die im Laufe einer Fahrt 500 Soldaten aufnahm. In: GLAKa, 69 Badische Schwesternschaft Nr. 79. Ohne Datum.

176 Vgl. zur Arbeit in einem Lazarettzug z. B. das Tagebuch der Vinzentinerin Schwester M. Berchmana. In: ArchKBS, Erster Weltkrieg Lazarette Mappe I.

177 Vgl. hierzu z. B. den Brief einer Schwäbisch Haller Diakonisse vom 2. Oktober 1918. In: ArchDiakHall, 43/56. Bilder zu einem Lazarettzug mit Operationswagen finden sich z. B. in: Lazarett-Zug 2 der freiwilligen Krankenpflege (1910) oder Kimmle (1919), S. 36ff. Vgl. weiterhin die Fotos (Außen- und Innenansichten; Speiseraum, Mannschaftsbetten

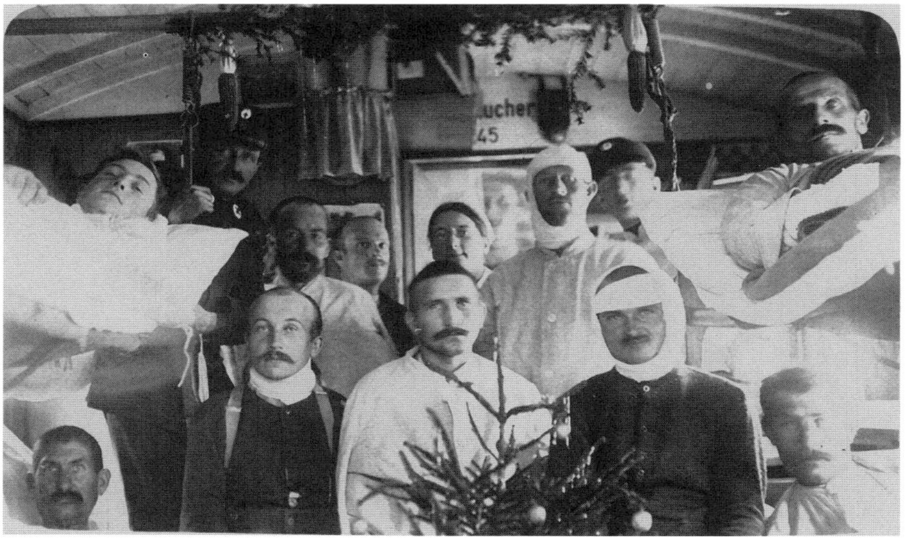

Quelle: Diakarchiv Schwäbisch Hall. Weihnachten im Lazarettzug

Zahnabteilung

Erstmalig in einem Krieg umfasste der Ärztestab auch ausgebildete Zahnärzte.[178] In den Zahnabteilungen war eine Schwester zuständig für die Buchführung und für das Auskochen der Instrumente. Außerdem hatte sie für Wasser und allgemein für Ordnung zu sorgen und musste während der Behandlung den Bohrer, der vermutlich mittels einer hydraulischen Technik funktionierte, durch „treten" in Bewegung halten.[179]

Nervenabteilung[180]

In den Nervenabteilungen waren Soldaten untergebracht, die auf ihre Zurechnungsfähigkeit hin geprüft werden sollten, weil sie in der Truppe auffällig geworden waren, außerdem Minderbegabte, die sich einer Intelligenzprüfung unterziehen mussten, sowie Epileptiker, Hysteriker und Nervenkranke. Schwestern waren, wie bereits erwähnt, in der Regel nicht in den Nervenstationen zugelassen, da es zu Wutausbrüchen unter den Kranken kommen konnte, deren Opfer sie werden könnten. Die Pfleger dort hatten zu den sonst üblichen Aufgaben wie Putzen, Essenreichen außerdem die Aufgabe, diese Wütenden in Schach zu halten, den Arzt zu schützen, wenn er Wut provo-

und Küche) im Tagebuch eines Johanniter-Delegierten vom 20. Januar 1915. In: HStArchSt, P 7/1 Bü 236.

178 Kolmsee (1997), S. 151.

179 Vgl. hierzu den Brief einer Schwäbisch Haller Diakonisse vom 10. April 1915. In: ArchDiakHall, 43/45.

180 Zu Kriegsneurotikern vgl. Hofer/Prüll/Eckart (2011) und Hofer (2004).

zierte, die Menschen in ihren Anfällen auf Bewegung, Pupillenreaktionen, Gesichtsfarbe, Schaumbildung und Zungenbiss zu beobachten und diese Beobachtungen aufzuzeichnen.[181]

Nierenstation[182]

Auf einer Nierenstation konzentrierte sich die Krankenbeobachtung auf die Urinausscheidungen, Einlagerungen von Wasser im Körper, die ständige Überwachung des Kreislaufes und das Befinden des Patienten, vor allem auf Kopfschmerzen, um so einem völligen Nierenversagen entgegentreten zu können. Die Hauptarbeit auf einer Nierenstation war entsprechend die Entnahme von Urinproben, entweder durch Spontanurin oder durch Katheterisieren. Der 24-Stunden-Sammelurin wurde von allen Patienten verlangt. Bei jedem Kranken wurden die Menge der Ausscheidungen und ihr spezifisches Gewicht untersucht.[183] Das Eiweiß wurde entweder in einem Reagenzröhrchen nach „Esbach"[184] bestimmt oder mit Hilfe von „Natriumbisulfonsalicalicum"[185] bei geringem Vorkommen. Für die mikroskopischen Untersuchungen des Urins wurden Proben genommen und ins Labor gebracht. Die Befunde, einschließlich der Menge des Sammelurins, wurden alle notiert. Die Ergebnisse trug das Personal „in Form von Kurven" für jeden Kranken auf ein Blatt ein. Dieses wurde neben die Fiebertafel über dem Bett gehängt. Auf den „Urintafeln" war im Idealfall auf einen Blick der aktuelle „Verlauf und Stand der ganzen Krankheit" abzulesen. Wichtig bei der Beobachtung des Kreislaufes war die regelmäßige Blutdruckkontrolle mit Hilfe eines „Sphygmomanometers"[186]. Dazu wurde eine Manschette am Oberarm des Patienten befestigt, „um den Blutumlauf in den Arterien, d.h. praktisch: den Puls, zum stocken zu bringen"[187]. An einer Quecksilbersäule wurde der Luftdruck abgelesen.[188] Bei einem Patienten mit auffälligen Laborwerten, wie z.B. einem Anstieg des Eiweißes, Kopfschmerzen und erhöhten Blutdruckwerten erkannte der Pfleger oder die Schwester die Gefahr einer Urämie. Zur akuten Therapie machte das Pflegepersonal nach Rücksprache mit dem Arzt einen Aderlass. Dabei wurden dem

181 Vgl. hierzu die Aufzeichnungen eines Jesuitenfraters. In: ADPSJ, 00/752 s3-t3, S. 205ff.

182 Vgl. hierzu die Aufzeichnungen eines Jesuitenfraters. In: ADPSJ, 00/752 s3-t3. S. 212ff.

183 Vgl. zur Harnuntersuchung auch Rupprecht (1890), S. 262ff., oder Witthauer (1911), S. 40f.

184 Ein Apparat zur Bestimmung von Eiweiß im Urin. In: Eberle (1916), S. 57.

185 Vgl. hierzu die Aufzeichnungen eines Jesuitenfraters. In: ADPSJ, 00/752 s3-t3, S. 214. Der Begriff „Natriumbisulfonsalicalicum" konnte in keinem gängigen Wörterbuch der Chemie nachgewiesen werden. Wohl aber gibt es die Elemente Natrium, Sulfon und Salicalicum.

186 Sphygmomanometer: „Gerät zur Messung des Blutdrucks". In: Duden Fremdwörterbuch (1990), Bd. 5, S. 735. Zur fachgerechten Messung des Blutdrucks und Abbildungen vgl. auch Bingel (1906), S. 1246ff.

187 Der Frater erklärt hier eine übliche Methode der Blutdruckmessung. Der Druck der Manschette wird erhöht, bis diese die Arterie so weit komprimiert, dass kein Puls mehr fühlbar ist. In: Bingel (1906), S. 1246.

188 Zur Blutdruckmessung vgl. zu die Aufzeichnungen eines Jesuitenfraters. In: ADPSJ, 00/752 s3-t3, S. 216.

Patienten etwa 300 bis 400 Milliliter Blut entnommen. Das sollte für einen raschen Abfall des Blutdrucks sorgen. Mit leichter Ironie wird das eindrucksvolle Personalaufgebot bei einer korrekten Blutabnahme im Sanitätskurs durch den Assistenzarzt geschildert. Es brauchte außer dem Arzt eine Krankenschwester, einen Pfleger und zwei Wärter, daneben eine große Verbandsschale, eine elastische Binde, eine große Menge Verbandsstoff und eine große Hohlnadel. Vor einer solchen „Operation" bekam der Patient zur Stärkung einen Kognak. In den Kriegslazaretten schien medizinische Arbeit wie die Blutabnahme auch vom Pflegepersonal ausgeführt worden zu sein, das dabei ohne weitere personelle Assistenz zurecht kommen musste. Der Pfleger klärte den Patienten über den bevorstehenden Vorgang auf, beruhigte ihn, band den Arm ab, die Armbeuge wurde mit Alkohol desinfiziert, die Vene punktiert und das Blut lief in ein Messglas, das der Patient selber hielt. Venenpunktionen waren eigentlich auch in der Kriegskrankenpflege Sache des Arztes.[189]

Der genauen Krankenbeobachtung mit Hilfe der Laborwerte und der Blutdruckmessung räumten auch die Pfleger einen hohen Stellenwert ein. Wenn die Nieren kaum noch arbeiteten und sich bereits Ödeme gebildet hatten, bekamen die Kranken ein Schwitzbad, um durch Schwitzen, Massieren und Bürsten den Abtransport des Wassers zu begünstigen. Das kam der Wirkung einer Lymphdrainage gleich. In schweren Fällen entschied sich ein Arzt dafür, die Nieren mit Hilfe eines „Troikarts"[190] zu punktieren. Die Pfleger hatten darauf zu achten, dass die Einstichstellen sauber blieben und steril verbunden wurden. Da durch die Punktionsstellen sehr viel Wasser lief, und der Patient fast immer im feuchten Milieu lag, musste besonders hier auf die gefürchteten und wiederholt erwähnten Dekubiti geachtet werden. Diese Patienten wurden gepudert und so oft als möglich mit viel Zellstoff gepolstert.

Offiziersstation[191]

Die Besonderheit „Offizierspfleger bzw. -pflegerin" der Offiziersstation zu sein, lag in der Vielseitigkeit der Erkrankungen und Verletzungen, die im Gegensatz zur Mannschaftpflege nicht klassifiziert und getrennt waren. Für das Pflegepersonal in einer Offiziersstation bedeutete dies, auf allen Gebieten vorbereitet und erfahren zu sein, während die Pflegenden bei den Mannschaften sich im Laufe der Zeit auf bestimmte Verletzungen oder Krankheiten spezialisierten. In der Aufzählung aller Dienste wird deutlich, was die Pflegenden zu leisten hatten. Ein Offizierspfleger berichtete über sein Aufgabenspektrum Folgendes:

> „Schon trifft er seine Auswahl aus den 25 verschiedenen Sorten seiner Tabletten und Medizinfläschchen, er denkt an heiße und kalte Packungen, an Eisbeutel und Wärmeflaschen, an Stuhl- Urin- und Blutproben, an subcutane, intramuskuläre und intravenöse Injektionen, an Blutdruck Messen und Aderlass, schon schwitzt der Pfleger selber, wenn er nur denkt an die umständliche Aspirin-Schwitzkur und an das noch weit schlimmere Heißluftapparatschwitzen, bei dem er sich am glühenden Braunkohlenöfchen so oft die

189 Körting (1913), S. 237.
190 Troikart: „Instrument zum Wasserablassen durch Einstich." In: Eberle (1916), S. 471.
191 Vgl. hierzu die Aufzeichnungen eines Jesuitenfraters. In: ADPSJ, 00/752 s3-t3, S. 199 ff.

Finger verbrennt. Er denkt an Magenaushebung und Röntgen, an Einläufe aller Art, an Katheterisieren und Massieren, an Joden, Salben und Verbinden und an das bei jeder Erkältung Wunder wirkende heiße Kamillendampf-Kopf-Schwitzbad, an das und noch manches andere hat der Offizierspfleger zu denken Tag für den Tag und an das meiste drei mal täglich und alles auf 20 Zimmer verteilt."[192]

Tatsächlich tauchen alle diese Pflege- und zum Teil auch ärztlichen Dienste in Berichten zur Lazarettpflege wieder auf. In Schwesternbriefen wird dazu wenig geschildert. Das lag daran, dass in den Briefen grundsätzlich wenig über die praktische Ausübung der Pflege erzählt wurde, sei es, dass es durch die Zensur verboten war, sei es aus persönlichen Gründen. Dem einen oder anderen Briefeschreiber war die alltägliche Pflege nicht wichtig genug, da es, wie sie sagten, jeden Tag dieselbe Arbeit war, nur die Kranken wechselten oft.[193]

Der Dienst auf den Offiziersstationen schien der unbeliebteste gewesen zu sein, und wer immer sich dazu äußerte, bevorzugte die Mannschaftspflege. Das lag nur zum geringsten Teil an der vielseitigen Arbeit, sondern vielmehr daran, dass die Offiziere häufig einem höheren sozialen Status angehörten als die Pflegenden. Eine Diakonisse, die die Arbeit bei den Offizieren erst nach einigen Tagen schätzte, hatte hohen Respekt vor den Herren.[194] Sie und ihre Kolleginnen reagierten zunächst verhalten, da sie die „niederen Dienste" an höher gestellten Autoritäten zu verrichten hatten. Die meisten Offiziere, von denen die Pfleger und Schwestern erzählten, waren Leutnants, die rangniedrigsten Offiziere. Der höchste Offizier, von dem berichtet wurde, war ein Major. Grundsätzlich unbeliebt war die Offizierspflege auch deshalb bei vielen, da Offiziere als sehr anspruchsvoll galten, weil ihnen ein Recht auf bessere Behandlung zustand, und sie das auch ausnutzen.[195] Ein Pfleger notierte diese Unterschiede in sogenannten „Pflegeriten".[196] Die Offiziere waren in Zweibettzimmern untergebracht, während die Mannschaftssoldaten unter Umständen zu über 50 in einem Saal lagen. Erstere hatten bei gleichem Essen Anspruch auf Porzellangeschirr, während dem Soldaten das Butterbrot in die Hand gedrückt wurde, und der Milchkaffee und die Suppe aus Konservenbüchsen genossen wurden.[197] Trotz Leinen- und Seifenmangels, der zu häufigen Wäschewechsel untersagte, bestanden die Offiziere auf sauberer Bettwäsche. Die Ordensschwestern entnahmen in solchen Fällen wortlos das Leinen, zogen es im Nebenzimmer glatt und legten es dem Offizier wieder auf, nicht

192 Ausführungen eines Jesuitenfraters. In: ADPSJ, 00/752 s3-t3, S. 202f.

193 Vgl. hierzu z. B. die Angaben im Brief einer Schwäbisch Haller Diakonisse vom 19. März 1915. In: ArchDiakHall, 43/45.

194 Vgl. hierzu die Angaben im Brief einer Schwäbisch Haller Diakonisse. Ohne Datum. In: ArchDiakHall, 43/34.

195 Vgl. hierzu den Brief eines Rot-Kreuz-Pflegers vom 6. März 1918. In: Wolfangel (2003), S. 140f.

196 Vgl. hierzu die Aufzeichnungen eines Jesuitenfraters. In: ADPSJ, 00/752 s3-t3, S. 199ff.

197 Vgl. hierzu auch den Brief einer Schwäbisch Haller Diakonisse vom 2. Oktober 1918. Im Zug wurde den Offizieren das gleiche Essen serviert wie den Soldaten. Die Offiziere bekamen Porzellangeschirr, während die Mannschaft aus ihren Näpfen aß. In: ArchDiak-Hall, 43/56.

ohne dabei zu schelten, dass die Wäscherei nicht mehr sauber arbeitete. In der ärztlichen Behandlung wurden keine Unterschiede festgestellt.[198]

3.1.4 Nachtdienst

Eine reguläre Nachtwache dauerte zwischen 10 und 12 Stunden. Der Dienst begann abends um 7 oder 8 Uhr und endete morgens um 7 Uhr.[199] Im Anschluss durfte sich die Schwester bzw. der Pfleger bis zum Abend ausschlafen. Dauernachtwachen erstreckten sich entweder über eine oder mehrere Wochen, manche blieben sogar bis zu einem Vierteljahr in der Nachtarbeit.[200] Bei knapper Besetzung, wenn aus dem Tagdienst niemand für die Nacht freigegeben werden konnte, wurden die Schwestern oder Pfleger auch nächte- oder stundenweise eingeteilt. Das hieß, sie mussten zusätzlich zum Tagdienst immer wieder für eine Nacht wachen. Während einer stundenweisen Teilwache arbeitete das Pflegepersonal vom Nachmittag an bis Mitternacht oder bis 2 Uhr und von 24 bzw. 2 Uhr bis zum nächsten Mittag. Es konnte auch sein, dass sie abwechselnd alle ein oder zwei Tage in den Nachdienst gingen und trotzdem ihren Tagdienst weiter versahen.[201] Die nächtliche Pflege wurde von Vollschwestern oder Pflegern ausgeführt, denen Wärter oder auch bewaffnete Soldaten zum Schutz beigegeben sein konnten.[202] Die Wärter oder Soldaten wurden dann notwendig, wenn die Schwestern nachts während ihrer Rundgänge von einem Haus zum anderen über die Straße mussten oder wenn Patienten zu bewachen waren, die Wutausbrüche oder epileptische Anfälle bekamen und dann festgehalten werden sollten.[203] Zeitweise erlebten die Schwestern und Pfleger tätliche Bedrohungen. Die Patienten waren Soldaten, denen die Hemmschwelle zum Töten genommen worden war. So dankbar sie auch bei klarem Bewusstsein waren, in ihrer Verwirrtheit griffen sie nicht selten das Pflegepersonal an. Ein junger Offizier, der zunächst nichts dringender wünschte, als mit der Nachtschwester reden zu dürfen, fühlte sich plötzlich von ihr bedroht und wollte sie in scheinbarer Notwehr angreifen. Die Schwester flüchtete, der verwirrte Patient sprang aus dem Fenster und verschwand im

198 Vgl. hierzu die Aufzeichnungen eines Jesuitenfraters. In: ADPSJ, 00/752 s3-t3, S. 199.

199 Vgl. hierzu z.B. den Brief einer Schwäbisch Haller Diakonisse vom 14. Oktober 1917. Wenn wegen Fliegergefahr das Licht bei Einbruch der Dunkelheit ausgemacht werden musste, fing die Nachtwache früher mit ihrem Dienst an. In: ArchDiakHall, 43/59.

200 Vgl. hierzu die Aufzeichnungen von Schwester M. Magdalena. In: ArchKBS, Erster Weltkrieg Lazarette Mappe I.

201 Vgl. hierzu die Aufzeichnungen von Schwester M. Alma Mack und Schwester M. Magdalena. In: ArchKBS, Erster Weltkrieg Lazarette Mappe I. Vgl. auch z.B. den Brief einer Schwäbisch Haller Diakonisse vom 10. Juli 1915. In: ArchDiakHall, 43/66

202 Vgl. hierzu die Aufzeichnungen bei Schwester M. Adelara. In: ZOW, Akten I. Weltkrieg. Anlagen zu Kriegschronik 1914–1918, S. 28. Vgl. auch den Brief einer Schwäbisch Haller Diakonisse vom 13. Dezember 1914. In: ArchDiakHall, 43/61.

203 Vgl. hierzu den Brief einer Schwäbisch Haller Diakonisse vom 28. September 1917. In: ArchDiakHall, 43/27.

Nachthemd und ohne Schuhe in der kalten Nacht. Der herbeigerufene Oberstabsarzt und die Sanitäter fanden ihn erst nach Stunden auf freiem Feld.[204]

Wenn die Station sehr belebt war, halfen die Wärter der Schwester in der Pflege, gaben den Soldaten Bettpfannen oder Urinflaschen und verteilten auch Kampferspritzen.[205] Ansonsten hatten die Wärter „Schlafwache", d.h. sie mussten nur bei Bedarf zur Stelle sein.[206] Sie wurden geweckt, wenn die Hauptwache ihre Kontrollrunden machte, damit der Saal, dessen Patienten nicht unbeobachtet bleiben durften, weiterhin besetzt war, oder sie mussten, wenn es notwendig wurde, den Arzt holen. Saalwachen waren bei sehr unruhigen Patienten notwendig, die desorientiert waren und ständig aufstanden.[207] Die Wärter genossen nicht den besten Ruf, da sie, wenn auch gewiss nicht alle, sehr unzuverlässig waren. Eine Nachtschwester, die bereits an die Unarten der Wärter gewöhnt war, merkte nicht einmal, dass sie einem Schabernack ihrer Kolleginnen zum Opfer fiel. Diese hatten eine Wärteruniform mit Stroh gestopft und an einen Tisch gesetzt. Die junge Nachtschwester schubste die Strohpuppe an, und als diese reaktionslos blieb, beließ sie es dabei. Da sie aus Sicherheitsgründen kein Licht anmachen durfte, bemerke sie im Dunkeln auch in der zweiten Nacht den Irrtum nicht.[208]

Ebenfalls üblich waren Sitzwachen bei schwerkranken und sterbenden Patienten. Eine Schwester oder Pfleger saß dabei am Bett eines Patienten, um nur diesen zu beobachten. Wenn die Kranken bewusstlos waren oder in Narkose lagen, benetzten sie ab und zu Zunge und Lippen mit Wasser, mehr konnten sie nicht tun.[209] Diese Gelegenheit nutzen die Schwestern häufig, um Briefe zu schreiben. Eine Diakonisse, die einen Soldaten mit Kieferschuss bewachte, unterbrach ihr Schreiben, da der Patient plötzlich Blutungen bekam. Sie legte augenblicklich Stift und Papier zu Seite, drückte die Vene im offenen Kiefer ab und rief nach ihrem Wärter, der allerdings den Arzt weder im wachhabenden Zimmer noch sonst im Lazarett finden konnte. Wie durch ein Wunder stoppte die Blutung, wohl durch ein Blutgerinnsel, wie die Schwester mutmaßte. Sie gab dem Patienten zur Stabilisierung des Kreislaufs noch einige Kampferspritzen und wachte weiter.[210] Der Patient hatte die Blutung überlebt und konnte drei Wochen später in die Heimat überführt werden.

204 Vgl. den Brief einer Schwäbisch Haller Diakonisse vom 27. Oktober 1917. In: ArchDiakHall, 43/95.

205 Vgl. hierzu den Brief eines Rot-Kreuz-Pflegers vom 4. Oktober 1918. In: Wolfangel (2003), S. 167f.

206 Vgl. hierzu die Aufzeichnungen einer Rot-Kreuz-Schwester. In: DTA, 92/1, S. 19.

207 Vgl. hierzu z.B. den Brief einer Schwäbisch Haller Diakonisse vom 4. Januar 1915. In: ArchDiakHall, 43/90.

208 Vgl. hierzu die Aufzeichnungen einer Diakonisse. In: ArchDiakKö, „Meine Lebensgeschichte. Dem lieben Mutterhause der ‚Barmherzigkeit' gewidmet in Dankbarkeit", S. 18. Ohne Signatur.

209 Vgl. hierzu z.B. den Brief einer Schwäbisch Haller Diakonisse vom 20. September 1915. In: ArchDiakHall, 43/24.

210 Vgl. hierzu den Brief einer Schwäbisch Haller Diakonisse vom 20. September 1915. In: ArchDiakHall, 43/89.

Die Hauptbeschäftigung einer Nachtwache war, ihre „Runden“, d.h. Kontrollgänge durch die Säle, Zimmer, Zelte oder Baracken zu machen. Zu ihrer wichtigsten Aufgabe gehörte es, ständig davon Kenntnis zu haben, wie es allen Patienten ging. Es kam vor, dass verwirrte oder suizidgefährdete Patienten unbemerkt den Saal verließen. Einer Nachtwache blieb dann nichts anderes übrig, als alles stehen und liegen zu lassen und nach dem Vermissten zu suchen.[211] Ein junger Leutnant, dem ein Arm amputiert worden war, ertränkte sich in der Maas,[212] ein anderer erhängte sich in seinem Zimmer.[213]

Eine Ordensschwester fand eines Morgens einen Patienten vor der Lazaretttür mit durchgeschnittener Kehle.[214] Die Zeit des Krieges auf gegnerischen Territorien brachte solche dramatischen Szenen mit sich. Den wachhabenden Schwestern drohten in solchen Fällen wegen möglicher Verletzung der Aufsichtspflicht zwar keine Konsequenzen, trotzdem war jede sehr froh, wenn sie bei einem solchen Vorfall nicht im Nachtdienst gewesen war, denn sie hätte die moralische Verantwortung übernommen. Eine Ordensschwester, bei der sich in der Nacht ein Patient das Leben genommen hatte, verfiel in Depressionen und verlor zusehends an Gewicht. Da ihre Mitschwestern sie nicht trösten konnten, nahm sich ein Arzt ihrer an.[215]

Die Verantwortung einer Nachtwache war beträchtlich, wenn man zudem das Arbeitsaufkommen bedenkt. Die Kontrollgänge hatten stündlich zu erfolgen, wobei beispielsweise im vorbildlichen Seuchenlazarett in Inor eine Schwester für alle 56 Baracken zuständig war. Eine Baracke hatte, wie bereits erwähnt, 30 Betten. Eine andere Schwester in Inor wachte alleine in den fünf belegten Häusern im Dorf und eine dritte wachte im Schloss.[216] Eine Ordensschwester zählte 100 Zimmer, die sie zu durchlaufen hatte, in jedem lagen zwei Patienten.[217] Zwei Diakonissen waren zeitweise zusammen für 1600 Mann zuständig, wobei das Gebäude mit dieser Anzahl völlig überbelegt war, außerdem noch Toiletten und Wasser fehlten, so dass sie den Kranken vom dritten Stock in den Hof helfen mussten.[218] Während ihrer Runden ging eine Nachtwache zudem auf die Wünsche ihrer Patienten ein. Die Schmerzpatienten konnten nachts nicht schlafen, und eine Ordensschwester war froh, dass

211 Vgl. hierzu die Aufzeichnungen eines Jesuitenfraters. In: ADPSJ, 00/752 t1-2, S. 56.

212 Vgl. hierzu den Brief einer Schwäbisch Haller Diakonisse vom 24. Mai 1916. In: ArchDiakHall, 43/24.

213 Vgl. hierzu die Aufzeichnungen von Schwester M. Adelara. In: ZOW, Akten I. Weltkrieg. Anlagen zu Kriegschronik 1914–1918, S. 89.

214 Vgl. die Aufzeichnungen von Schwester M. Alma Mack. In: ArchKBS, Erster Weltkrieg Lazarette Mappe I.

215 Vgl. hierzu die Aufzeichnungen von Schwester M. Adelara. In: ZOW, Akten I. Weltkrieg. Anlagen zu Kriegschronik 1914–1918, S. 89.

216 Vgl. hierzu die Aufzeichnungen von Schwester M. Adelara. In: ZOW, Akten I. Weltkrieg. Anlagen zu Kriegschronik 1914–1918, S. 90.

217 Vgl. die Aufzeichnungen von Schwester M. Magdalena. In: ArchKBS, Erster Weltkrieg Lazarette Mappe I.

218 Vgl. den Brief einer Schwäbisch Haller Diakonisse vom 30. Januar 1918. In: ArchDiakHall, 43/103.

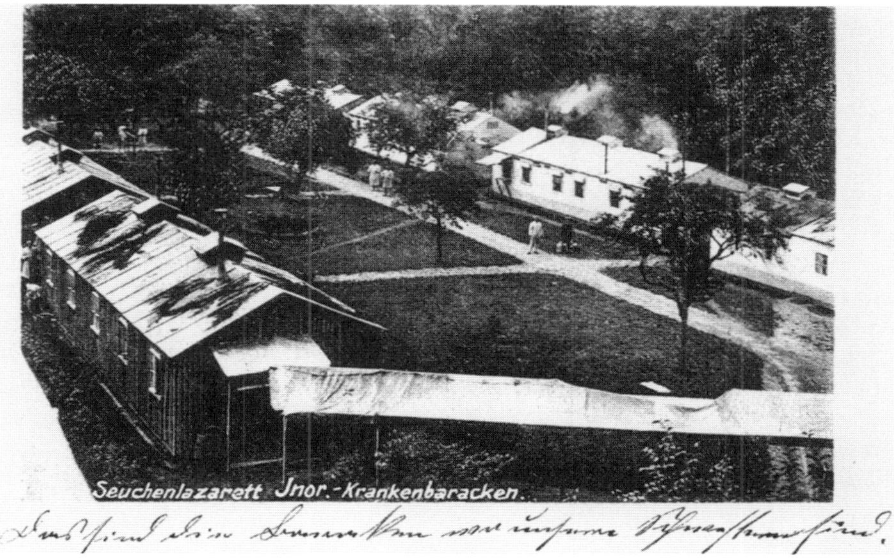

Quelle: Diakarchiv Schwäbisch Hall. Handschriftliche Aufschrift: „Das sind die Baracken wo unsere Schwestern sind.“

sie nicht auch noch klingeln konnten, da sie sich sonst „zu Tode“ hätte laufen müssen.[219] Viele Patienten suchten in ihrem Schmerz Zuspruch oder verlangten Morphium, das ohne ärztliche Anordnung nicht gegeben werden durfte. Andere brauchten die Urinflasche, wollten etwas zu trinken oder umgelagert werden.[220] Eine ganze Nacht lang versuchte ein Pfleger, den Blutverlust eines Patienten durch ständiges Anbieten von Wein, Sekt, Limonade, Milch und Koffeinspritzen ausgleichen.[221]

Weiterhin mussten auch nachts ärztliche Verordnungen durchgeführt werden, wie beispielsweise subkutane Injektionen, die sich auf einer Seuchenstationen mit akuten Fällen auf 70 bis 90 in einer Nacht beliefen,[222] dazu noch stündlich Kampfer-, Koffein- und Digitalisspritzen.[223] Die verordneten Medikamente und Spritzen wurden zu Beginn einer Wache gerichtet.[224] Schließlich hatten die Pflegenden ein sogenanntes „Nachtbuch“ zu führen, in dem die Besonderheiten im Krankheitsverlauf der Patienten für den Tagdienst festgehalten wurden.[225]

219 Vgl. die Aufzeichnungen von Schwester M. Magdalena. In: ArchKBS, Erster Weltkrieg Lazarette Mappe I.
220 Vgl. z. B. hierzu die Briefe einer Schwäbisch Haller Diakonisse vom 22. Januar 1915 und vom 6. Dezember 1916. In: ArchDiakHall, 43/100 und 43/82.
221 Vgl. hierzu die Aufzeichnungen eines Jesuitenfraters. In: ADPSJ, 00/752 s3-t3, S. 22.
222 Vgl. hierzu die Aufzeichnungen eines Jesuitenfraters. In: ADPSJ, 00/752 t1-2, S. 65.
223 Vgl. hierzu die Aufzeichnungen eines Jesuitenfraters. In: ADPSJ, 00/752 t1-2, S. 66.
224 Vgl. hierzu die Aufzeichnungen eines Jesuitenfraters. In: ADPSJ, 00/752 t1-2, S. 65.
225 Vgl. z. B. zum „Nachtbuch“ die Aufzeichnungen eines Jesuitenfraters. In: ADPSJ, 00/752 s3-t3, S. 80.

Zu den Beschwernissen einer Nachtwache gehörten oftmals Ängste der Pflegenden selbst.[226] Wenn z.B. eine Schwester nur eine halbe Nacht wachte, musste sie zwischen 24 und 2 Uhr am Morgen alleine ihren unter Umständen weiten Weg ins Quartier antreten, was ihr verständlicherweise unheimlich war.[227] Begründete Furcht um die eigene Person entstand durch die Tatsache, dass sich die Nachtwachen in einem großen Krieg auf gegnerischem Gebiet befanden. Die Fliegergefahr war zu manchen Zeiten bei gutem Wetter vorhanden, und das Näherrücken der gegnerischen Heere musste ebenfalls immer befürchtet werden. Aus Sicherheitsgründen, damit feindliche Flieger das Lazarett nicht orten konnten, durfte nur im Operationssaal das Licht brennen. Von Anbruch der Dunkelheit bis zum Morgen war den Wachen lediglich ein schwacher Petroleumschein oder eine Kerze erlaubt, so dass auch die Dunkelheit unheimlich anmuten konnte. Zudem kam es, durch eben diese Lichtquellen und die Tatsache, dass die Lazarette mit Stroh und Holzwolle ausgelegt waren, hin und wieder zu schweren Lazarettbränden. Eine Diakonisse sah eines Nachts die Entlausungsstation brennen. Die Flammen schlugen bedrohlich in die Richtung der Krankensäle, als plötzlich der Wind drehte. Den Schwestern war es nachts bei Feuer oder Fliegerangriff nicht möglich, die schwerkranken Patienten zu retten. Ihnen galten in solchen Situationen ihre großen Sorgen und Ängste. Das Alleinsein, die Kriegsgefahr und die Dunkelheit schürten nicht nur reelle Ängste. Einem Pfleger wurde nachts durch den Wind seine einzige Kerze ausgeblasen, gerade, als er auf dem Boden einen verstorbenen Soldaten entdeckte.[228] Die Pfleger, die tagsüber Hunderte von Menschen sterben sahen, hatten nachts in dieser als extrem unheimlich empfundenen Situation vor den Toten Angst. Das steigerte sich zuweilen derart, dass ein Pfleger, ein junger Theologe, mitten in der Nacht in Panik vor dem Röcheln eines sterbenden Patienten davonrannte. Im Quartier weckte er seinen Mitbruder, der die Wache übernahm. Wenn ein Patient verstarb, wurde er mit Hilfe eines Wärters in einem Leinentuch hinausgetragen. Manchen wurde auch die Uniform angezogen.[229] Eine weitere Angst, die in der Nacht stärker schien als am Tage, war die, pflegerisch etwas an den Patienten falsch zu machen.[230] Die Nachtwachen durften keine Blutungen übersehen, mussten einen Notfall erkennen, richtig handeln, die richtigen Medikamente geben können und vor

226 Vgl. hierzu z.B. die Aufzeichnungen von Schwester M. Adelara. In: ZOW, Akten I. Weltkrieg. Anlagen zu Kriegschronik 1914–1918, S. 90. Vgl. auch den Brief einer Schwäbisch Haller Diakonisse vom 8. Oktober 1916. In: ArchDiakHall, 43/24. Vgl. außerdem die Aufzeichnungen eines Jesuitenfraters. In: ADPSJ, 00/752 t1-2, S. 56.

227 Vgl. hierzu z.B. den Brief einer Schwäbisch Haller Diakonisse vom 6. September 1916. In: ArchDiakHall, 43/39.

228 Vgl. hierzu die Aufzeichnungen eines Jesuitenfraters. In: ADPSJ, 00/752 t1-2, S. 56.

229 Vgl. hierzu z.B. den Brief einer Ordensschwester vom 7. September 1914. In: ArchASAach, 2-014. Vgl. auch die Aufzeichnungen von Schwester M. Adelara. In: ZOW, Akten I. Weltkrieg. Anlagen zu Kriegschronik 1914–1918, S. 18.

230 Vgl. z.B. den Brief einer Schwäbisch Haller Diakonisse vom 8. Oktober 1916. In: ArchDiakHall, 43/24.

allem im richtigen Moment den Arzt holen lassen.[231] Wenn der Notruf an den diensthabenden Arzt unbegründet war oder zu spät kam, musste die Schwester mit der Rüge des Arztes rechnen. Es gab allerdings auch wenig engagierte Ärzte, die erst gar nicht erst zu Hilfe kamen.[232]

Außer den reellen und irrealen Ängsten und Gefahren gab es noch weitere Unannehmlichkeiten. Beispielsweise konnte die Kälte zu einem großen Übel werden, wenn die Temperatur zeitweise unter 20 Grad minus fiel, weil die Öfen kaputt waren oder Brennholz fehlte.[233] Abgesehen davon, dass sie schon durch die Müdigkeit schneller froren, fehlte den Sitzwachen auch die Bewegung. Eine Ordensschwester fand es noch Jahre nach dem Krieg bemerkenswert, dass sie nachts um 4 Uhr mit einem Wärter im Hof Brennholz sägte.[234]

Sehr beansprucht wurden die Nachtwachen auch durch Zu- oder Abgänge. Zwar blieben Nicht-Transportfähige oft einige Monate im Lazarett,[235] und für zahlenmäßig geringe Zugänge hatte eine Station Aufnahmebereitschaft, zudem war in den Lazaretten eine Aufnahme eingerichtet. Doch bei Offensiven kamen Hunderte von verwundeten Soldaten innerhalb kurzer Zeit. Wie bereits erwähnt, sollte aus Hygienegründen jeder Zugang zuerst zu gebadet oder gewaschen werden, dann wurde er mit frischer Wäsche versorgt und in ein sauberes Bett gelegt.[236] Die alte Uniform musste zur Entlausung. Große Schwierigkeiten bereitete dabei das bereits beschriebene Entkleiden der verletzten Soldaten. Wenn er soweit vorbereitet war, sollte er etwas zu essen und zu trinken bekommen.[237] Bei einzelnen Zugängen wurde dies auch so gehandhabt. Bei einer großen Anzahl von Zugängen war es nicht mehr möglich.[238] Die Soldaten wurden dann einfach mit der Uniform auf die Betten, den Boden, die Flure und Treppen gelegt, ohne dass man sie versorgen konnte. Ebenso plötzlich wie die Zugänge erfolgten Abgänge. Die militärischen Anordnungen trafen auch nachts und völlig unvorbereitet eine Nachtwache, die

231 Vgl. hierzu z.B. den Brief einer Rot-Kreuz-Schwester vom 18. November 1915. In: DTA, 588. Vgl. auch die Briefe von Schwäbisch Haller Diakonissen vom 8. Oktober 1916 und vom 28. Dezember 1914. In: ArchDiakHall, 43/24 und 43/42.

232 Vgl. hierzu die Aufzeichnungen eines Jesuitenfraters. In: ADPSJ, 00/752 s3-t3, S. 14.

233 Vgl. hierzu z.B. den Brief einer Schwäbisch Haller Diakonisse vom 25. November 1914. Ihr wurde das Brennholz gestohlen. In: ArchDiakHall, 43/24. Vgl. hierzu auch die Aufzeichnungen eines Jesuitenfraters. In: ADPSJ, 00/752 s3-t3, S. 76ff.

234 Vgl. hierzu die Aufzeichnungen von Schwester M. Magdalena. In: ArchKBS, Erster Weltkrieg Lazarett Mappe I.

235 Vgl. hierzu z.B. den Brief einer Schwäbisch Haller Diakonisse vom 20. Juni 1915. In: ArchDiakHall, 43/42.

236 Zur Versorgung der Zugänge wie oben beschrieben vgl. für die britischen Schwestern McEwen (2006), S. 106 und 121.

237 Vgl. hierzu z.B. die Aufzeichnungen eines Jesuitenfraters. In: ADPSJ, 00/752 v1-2, S. 56ff. Vgl. hierzu auch Hallett: Containing trauma (2009), S. 85. Demnach legten die amerikanische Schwestern größten Wert auf Hygiene und Infektionsprophylaxe, weshalb Neuankömmlingen zunächst gewaschen wurden.

238 Vgl. hierzu z.B. den Brief einer Schwäbisch Haller Diakonisse vom 30. Januar 1918. In: ArchDiakHall, 43/103.

helfen musste, Hunderte von Patienten für den Transport fertig zu machen. Danach sollten die Betten für die nächsten Patienten frisch gemacht werden. Ein Pfleger berichtete, dass er zum Tagdienst früh morgens seine Station mit völlig neuer Patientenbelegung vorfand.[239] So erging es sicherlich vielen aus dem Tagdienst, da die Abtransporte deshalb so schnell organisiert werden mussten, weil die Zugänge von der Front schon auf einen Platz im Kriegslazarett warteten. Trotz der Ängste, der Verantwortung und der vielen Arbeit war die Nachtwache bei manchen auch sehr beliebt und geradezu ein Ort der Erholung vom Tagestrubel. Denn gerade weil sie alleine arbeiteten, umgingen sie unangenehmen Kollegen und Ärzte. Dass viele Schwestern hauptsächlich nachts zwischen den Rundgängen ihre Briefe schrieben, weil, wie sie angaben, dann dafür Zeit war, lässt vermuten, dass das Arbeitsaufkommen in der Nacht sehr unterschiedlich war.[240]

3.1.5 Pflegefremde Tätigkeiten

Unter den sogenannten pflegefremden Tätigkeiten sind alle Arbeiten zusammengefasst, die nicht direkt mit der Krankenpflege zu tun hatten, die aber gemacht werden mussten. Sie lassen sich unterteilen in hauswirtschaftliche Dienste, Verwaltungsdienste, medizinisch-technische und militärische Dienste.[241]

Hauswirtschaftliche Dienste

Unter die hauswirtschaftlichen Tätigkeiten fiel der Putzdienst, den jede Pflegekraft auszuführen hatte.[242] Der Boden wurde jeden Tag nass aufgewischt und desinfiziert, das Geschirr mehrmals täglich gespült. Soweit unterschied sich der Putzdienst nicht von den Gewohnheiten in den Krankenhäusern oder in der Gemeindepflege. Doch war das Ausmaß an Schmutz und Ungeziefer, Ratten und Mäusen in den zerschossenen Häusern, die als Kriegslazarette dienten und noch nicht eingerichtet waren, nicht mit einem Krankenhaus in der Heimat zu vergleichen.[243] In den ersten Wochen ihrer Ankunft fehlten die nötigsten Dinge wie Eimer, Besen und sogar Wasser. Wenn Verwundete erwartet

239 Vgl. hierzu die Aufzeichnungen eines Jesuitenfraters. In: ADPSJ, 00/752 v1-2, S. 144.

240 Vgl. hierzu z. B. den Brief einer Rot-Kreuz-Schwester vom 17. Januar 1916. In: DTA, 588.

241 Eine Spezialisierung insbesondere der Rot-Kreuz-Schwestern z. B. für Haushaltungsschwestern oder technische Assistentinnen wurde erst ab 1931 eingeführt. Die Schwestern nahmen hierzu an Fortbildungen teil, die je nach Spezifizierung sechs Monate bis zwei Jahre dauerten. In: Riesenberger (2002), S. 222.

242 Vgl. hierzu z. B. den Brief einer Schwäbisch Haller Diakonisse vom 11. April 1915. In: ArchDiakHall, 43/64. Die amerikanischen Schwestern wurden ebenfalls zum Putzdienst herangezogen, auch wenn diese, wie die deutschen Schwestern, lieber in der Verwundetenpflege tätig waren. In: Schneider/Schneider (2000), S. 111.

243 Vgl. hierzu z. B. den Brief einer Schwäbisch Haller Diakonisse vom 8. Juni 1915. In: ArchDiakHall 43/63. Vgl. hierzu auch den Brief einer Rot-Kreuz-Schwester vom 14. Oktober 1915. In: GLAKa, 69 Badische Schwesternschaft Nr. 79.

wurden, erhielt das Personal auch an Sonntagen den Befehl, die Räume zu putzen.[244] Nach tagelanger schwerer Arbeit kam es dann vor, dass das Militär den Putzbefehl einstellte, weil die vorbereiteten Räume doch nicht für Patienten zur Verfügung stehen sollten.[245] Weiterhin musste auch beim Abgang von Patienten alles sauber gemacht und desinfiziert werden.[246] Wenn kurzfristig eine Inspektion durch den Etappeninspekteur oder Etappenarzt angesagt war, wurde das gesamte Pflegepersonal auch in seiner Freizeit zum Saubermachen befohlen.[247] Grundsätzlich sollte jeden Tag geputzt werden, wobei die Wärter für die groben Putzarbeiten zuständig waren. Dennoch wurde diese Tätigkeit sehr häufig von den Schwestern übernommen, um sich so schneller von dem Unrat und Ungeziefer zu befreien.[248] Die Ärzte wie auch die Schwestern selbst stellten immer wieder fest, dass es überall da, wo Schwestern arbeiteten, es besonders sauber war, und wo es schmutzig war, die Schwester fehlte.[249]

In den Zuständigkeitsbereich der Schwestern fiel auch das Desinfizieren und Sterilisieren der medizinischen Instrumente, wie Spritzennadeln, Spritzen usw. mit einem Sterilisationsapparat.[250] Auch das Aufrollen und Zusammenlegen der gewaschenen Mullbinden in den Operationssälen, Verwundetenstationen oder in Lazarettzügen wurde vom Pflegepersonal erledigt.

Für die Küche waren Köchinnen oder Kochschwestern vorgesehen. Letztere sollten, wenn der Pflegeaufwand es erforderte, in der Krankenpflege arbeiten und durch Köchinnen ersetzt werden.[251] Die Einteilung des Pflegepersonals war den Ärzten überlassen, die ihren Schwestern die Küche zuwiesen, weil beispielsweise der Militärkoch an die Front sollte und die neue Köchin noch nicht eingetroffen war.[252] Manche Zuweisungen geschahen auch willkürlich. [253] Die Küchenschwester füllte eine wichtige und eigenständige Funktion

244 Vgl. hierzu z.B. den Brief einer Schwäbisch Haller Diakonisse vom 7. März 1915. In: ArchDiakHall, 43/36.

245 Vgl. hierzu z.B. den Brief einer Schwäbisch Haller Diakonisse vom 10. Juni 1917. In: ArchDiakHall, 43/102. Vgl. auch den Brief einer Diakonisse vom 3. Oktober 1914. In: DiakAugsburg, Akte 1. Weltkrieg E.

246 Vgl. hierzu z.B. den Brief einer Schwäbisch Haller Diakonisse vom 23. Dezember 1914. In: ArchDiakHall, 43/100.

247 Vgl. z.B. den Brief einer Schwäbisch Haller Diakonisse vom 7. März 1915. In: ArchDiakHall, 43/63.

248 Vgl. z.B. den Brief einer Schwäbisch Haller Diakonisse vom 8. Juni 1915. In: ArchDiakHall, 43/63.

249 Vgl. z.B. die Aufzeichnungen eines Jesuitenfraters. In: ADPSJ, 00/752 s3-t3, S. 205.

250 Vgl. hierzu den Brief einer Schwäbisch Haller Diakonisse vom 9. September 1917. Sie gibt an, alles mit Dampf zu sterilisieren. In: ArchDiakHall, 43/57. Laut Unterrichtsbuch konnte mit Dampf, Wasser oder offenem Feuer sterilisiert werden. In: Körting (1913), S. 62.

251 Vgl. hierzu ein Schreiben des Chefs des Feldsanitätswesens vom 28. Dezember 1916. In: HStArchSt, M 1/8 Bü 172. Vgl. auch ein Schreiben des württembergischen Kriegsministeriums vom September 1917. In: HStArchSt, M 1/8 Bü 174.

252 Vgl. hierzu z.B. den Brief einer Schwäbisch Haller Diakonisse vom 15. April 1917. In: ArchDiakHall, 43/36.

253 Vgl. hierzu den Brief einer Schwäbisch Haller Diakonisse vom 18. November 1917. In: ArchDiakHall, 43/56.

aus. Sie arbeitete in den Mannschaftsküchen, Offizierskasinos, in den Küchen für die Patienten und Diätküchen. Lazarettköchinnen bzw. -köche hatten für 600 Menschen und mehr zu kochen. Dafür standen sie von morgens 8 Uhr bis zeitweise kurz vor Mitternacht in der Küche. Für eine solche Anzahl an Personen kochten sie alleine zehn Kessel Kaffee täglich.[254] Die Pflegeschwestern waren damit zunächst überfordert, denn nur wenige schienen das Glück gehabt zu haben, von einem Koch angelernt zu werden.[255] Gegenüber ihren Vorgesetzten in der Heimat äußerten sie hin und wieder Zweifel, ob sie in der Lage seien, diese Arbeit zur Zufriedenheit aller zu bewältigen. Sie mussten, wie bei Berufsköchen üblich, halbe Ochsen, Kühe oder Schweine zerlegen,[256] die Vorräte bestellen und auch einkaufen, wenn sie über einen Etat verfügten. Oder sie erhielten für einen bestimmten Zeitraum Vorräte, mit denen sie dann auskommen mussten. Die Küche eines neu übernommenen Lazaretts war meist unvollständig bis gar nicht eingerichtet. So hatte eine Diakonisse in einer verfallenen Holzbaracke für 60 Menschen mit einem einzigen Kessel zu kochen. Morgens kochte sie zuerst den Kaffee, dann die Suppe und am Ende die Salzkartoffeln.[257] Den Schwestern stand in den ersten Wochen häufig nicht einmal ein Herd zur Verfügung. Die Soldaten gruben im Freien eine Vertiefung in die Erde und stellten drumherum die Backsteine. Darauf kam der Kessel.[258] Bei einer ähnlichen Einrichtung andernorts brannte dabei der Boden aus. Wie schon für die Krankenzimmer, fehlten auch zeitweise für die Küchen Brennholz und Kohle. Für die Kochschwestern bedeutete dies eine große Herausforderung, bis sie mit grünem Holz aus dem Wald einen Kessel Wasser zum Kochen bringen konnten.[259] Teilweise wurde es den Schwestern auch zur Pflicht gemacht, für eine komplette Kücheneinrichtung zu sorgen.[260] Nicht unerheblich war die körperliche Anstrengung durch die Hitze im Sommer. Die Küchenarbeit wurde einstimmig unter den Schwestern als die schwerste Tätigkeit eingestuft.[261] Keine, die diesen „Posten“ innehatte, wurde darum benei-

254 Vgl. hierzu z. B. den Brief einer Schwäbisch Haller Diakonisse vom 9. Dezember 1914. In: ArchDiakHall, 43/101.

255 Vgl. hierzu den Brief einer Schwäbisch Haller Diakonisse vom 18. November 1917. In: ArchDiakHall, 43/56.

256 Vgl. hierzu den Brief einer Ordensschwester vom 27. Oktober 1914. In: ArchASAach, 2-014.

257 Vgl. hierzu den Brief einer Schwäbisch Haller Diakonisse vom 18. November 1917. In: ArchDiakHall, 43/56.

258 Vgl. hierzu die Aufzeichnungen von Schwester M. Adelara. In: ZOW, Akten I. Weltkrieg Anlagen zu Kriegschronik 1914–1918, S. 29. Vgl. auch den Brief einer Rot-Kreuz-Schwester vom 14. Oktober 1915. Ihr standen nur „Kochlöcher“ zur Verfügung. In: GLAKa, 69 Badische Schwesternschaft Nr. 79.

259 Vgl. hierzu z. B. den Brief einer Schwäbisch Haller Diakonisse vom 6. Februar 1915. In: ArchDiakHall, 43/79.

260 Vgl. hierzu z. B. den Brief einer Schwäbisch Haller Diakonisse vom 20. Dezember 1915. In: ArchDiakHall, 43/45.

261 Vgl. z. B. den Brief einer Diakonisse vom 24. Oktober 1914 oder vom 3. Oktober 1914. In: DiakAugsburg, Akte 1. Weltkrieg E.

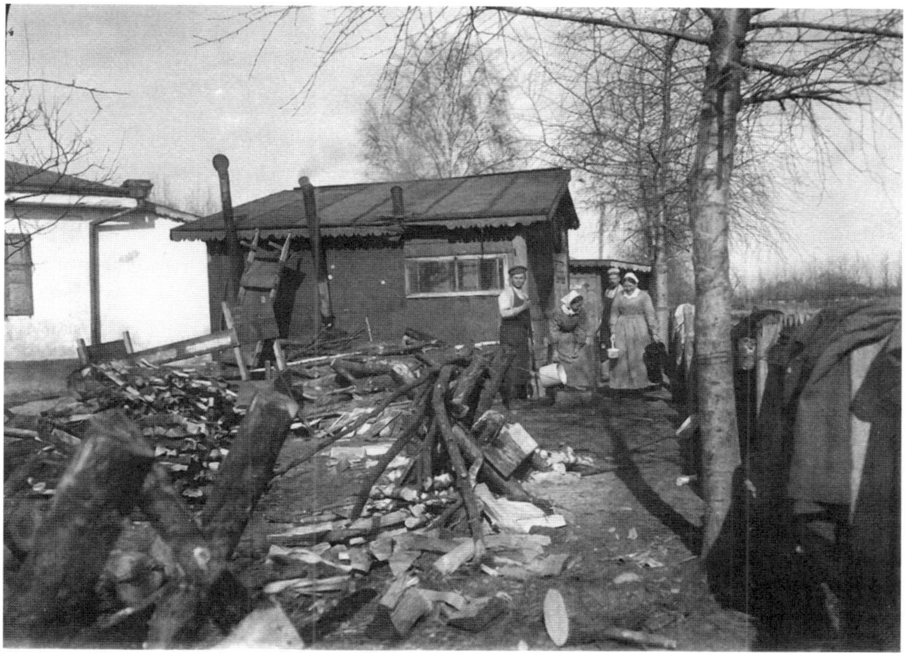

Quelle: Diakarchiv Schwäbisch Hall. Provisorisch eingerichtete Küche

det, und die wenigsten schienen sich um ein solchen bemüht zu haben,[262] so dass es bei den Versuchen, sich zu drücken, mitunter zu Streit unter den Schwestern kam.[263] Während die Schwestern bei anderen Einsätzen, wie im Nähzimmer oder in der Wäsche, mancherorts im vierzehntätigen Rotationssystem arbeiteten,[264] war einige Küchenschwestern unter Umständen über ein Jahr am Herd, da die Arbeit sehr anspruchsvoll war und erlernt werden musste. Wenn diese Küchenschwestern dann wieder in die Pflege durften, hatten sie zum Teil Angst, alles in der Pflege verlernt zu haben. [265]

Einen ebenfalls sehr hohen Arbeitsaufwand erforderte die Arbeit in der Wäscherei. Die Wäschereien in einem Lazarett waren größere Einrichtungen, deren Maschinen von Maschinisten betrieben werden mussten. Hier arbeiteten auch Frauen aus der Bevölkerung, die von einer Wäscheschwester beauf-

262 Vgl. hierzu den Brief einer Schwäbisch Haller Diakonisse vom 2. Januar 1917 über das unbeliebte „Arbeitsfeld“ in der Küche. In: ArchDiakHall, 43/52. Vgl. außerdem den Brief einer Rot-Kreuz-Schwester vom 3. Juni 1915. In: GLAKa, 69 Badische Schwesternschaft Nr. 30.

263 Vgl. hierzu z. B. den Brief einer Schwäbisch Haller Diakonisse vom 21. Januar 1917. In: ArchDiakHall, 43/43.

264 Vgl. hierzu z. B. den Brief einer Schwäbisch Haller Diakonisse vom 26. Dezember 1914. In: ArchDiakHall, 43/24.

265 Vgl. z. B. den Brief einer Schwäbisch Haller Diakonisse vom 22. Oktober 1915. In: ArchDiakHall, 43/101.

sichtigt wurden. Wenn die Schmutzwäsche in die Wäscherei kam, musste die zuständige Wäscheschwester die gesamte Wäsche zunächst nach Wollsachen und Farbe sortieren. Die Strümpfe wurden separat gewaschen. Schließlich wurde die Wäsche gezählt, zusammengebunden und in die Wäscherei geschickt. Anschließend wurde sie getrocknet, auf ihre Brauchbarkeit und auf Löcher durchgesehen und in die Wäschekammer zur Wiederverwendung weitergeleitet.[266] Ein noch einzurichtendes Lazarett besaß diese Vorrichtungen zum Waschen noch nicht. Eine Diakonisse beschrieb den Wäschebetrieb wie folgt: „In einem großen Hofe unter freiem Himmel stehen drei Waschkessel zum Wäschekochen, daneben lange Tische, wo Französinnen, die etwas dort verdienen wollen, die Wäsche bürsten."[267] Nach dem Kochen wurde die Wäsche anfangs noch von den Schwestern in der Maas gespült und nach dem Spülen in einem Stall zum Trocken gebracht. Danach wurde sie zusammengelegt und gemangelt.[268] Wie überall, fehlte auch hier zeitweise Brennholz, um die Waschmaschinen anzuheizen und das Wasser zum Kochen zu bringen.[269] Wenn kein Holz da war, wuschen die Frauen die Wäsche im kalten Wasser. Schwestern fanden daher auch noch in der gewaschenen Wäsche Ungezieher.[270]

Die getrocknete Flickwäsche kam zum Ausbessern in die Nähstube. In größeren Nähstuben arbeiteten oft etwa sechs bis zehn Frauen aus der Bevölkerung. Vereinzelt arbeiteten auch Schwestern an Nähmaschinen, um den Stapeln an zerrissener Wäsche Herr zu werden.[271] Für das Nähen mit der Nadel wurden mitunter auch Rekonvaleszenten eingesetzt, die das Nähen erst lernen mussten.[272] Die Schwestern arbeiteten entweder neben der Pflege in den Nähstuben oder ausschließlich dort.[273] Da man sich beim Nähen nicht körperlich anstrengte und nebenbei auch mit den Kolleginnen plaudern konnte, war diese Arbeit bei einigen recht beliebt.

266 Vgl. z.B. den Brief einer Schwäbisch Haller Diakonisse vom 21. Januar 1917. In: ArchDiakHall, 43/59.
267 Vgl. hierzu den Brief einer Schwäbisch Haller Diakonisse vom 2. Dezember 1915. In: ArchDiakHall, 43/99.
268 Vgl. hierzu z.B. den Brief einer Schwäbisch Haller Diakonisse vom 2. Dezember 1915. In: ArchDiakHall, 43/99.
269 Vgl. hierzu den Brief einer Schwäbisch Haller Diakonisse vom 29. November 1914. In: ArchDiakHall, 43/71.
270 Vgl. hierzu den Brief einer Schwäbisch Haller Diakonisse vom 28. September 1918. In: ArchDiakHall, 43/56.
271 Vgl. hierzu z.B. die Aufzeichnungen von Schwester M. Magdalena. In: ArchKBS, Erster Weltkrieg Lazarette Mappe I. Vgl. auch den Brief einer Schwäbisch Haller Diakonisse vom 17. November 1916. In: ArchDiakHall, 43/102.
272 Vgl. hierzu den Brief einer Schwäbisch Haller Diakonisse vom 20. Juni 1917. In: ArchDiakHall, 43/93.
273 Vgl. hierzu den Brief einer Schwäbisch Haller Diakonisse vom 17. November 1915. In: ArchDiakHall, 43/102.

Verwaltungsdienste

Seltener war das Pflegepersonal in der Verwaltung eingesetzt. Vom Dienst als Schreiber, den auch Schwestern machten, wurde bereits im Zusammenhang mit der Arbeit im Operationsraum berichtet. Die Ärzte diktierten den Schreibern die Krankenberichte, die in Stenographie aufgenommen und in der Schreibstube sauber abgetippt wurden. Auch hierfür sollten eigentlich keine Schwestern verwendet werden,[274] denn man brauchte sie hauptsächlich in der Pflege. Zudem waren freiwillige Etappenhelferinnen für die Bürodienste vorgesehen.[275] Trotzdem orderten manche Ärzte Schwestern in die Schreibstuben.[276] Vor den Weihnachts- und Osterfeiertagen verwalteten die Schwestern auch die Spenden für die Soldaten.[277]

Medizinisch-technische Dienste

Der Dienst in den Laboratorien wurde von Laborantinnen, d.h. Schwestern, die einen Kurs von sechs bis acht Wochen z.B. im Robert Koch Institut in Berlin oder einer anderen Einrichtung belegt hatten, durchgeführt. Ihre Ausbildung bezahlten die Schwestern selbst.[278] Zeitweise waren dort auch Schwestern und Pfleger eingesetzt, die keine labortechnischen Kenntnisse besaßen. Eine Ordensschwester wurde von ihrem Arzt in die Arbeit eines chemischen Labors eingearbeitet.[279] Auch die Jesuitenfratres wurden in den Laboratorien sowie in der Röntgenabteilung eingesetzt. Ein Frater machte mikroskopische Untersuchungen von Blut und Urin, Sputum und Magensekret. Das Material wurde ihm teilweise von einem Wärter gebracht, oder er entnahm die Proben auf den Stationen den Patienten selbst. Die Untersuchungsergebnisse schrieb er am Abend auf ein Blatt, das dem Arzt am nächsten Morgen zur Visite vorgelegt bzw. an die auftraggebende Abteilung geschickt wurde. Seuchenverdächtige kamen zur Abklärung in das Labor. Bei Diphtherieverdacht machte der Frater einen Mandelabstrich, strich die Probe auf einen Objektträger, färbte sie mit verschiedenen Chemikalien und untersuchte sie auf Diphtheriebazillen. Bei einem positiven Ergebnis erhielt der Kranke sofort ein Serum. Die Tätigkeiten im Labor setzten umfangreiches Wissen über biologisch-chemische Reaktionsweisen sowie bakteriologische und virulogische Kenntnisse voraus, die sich das Pflegepersonal aneignen musste.[280]

274 Vgl. hierzu z.B. das Schreiben eines Etappenarztes vom 2. Juni 1916. In: GLAKa, F 116 Nr. 7.

275 Vgl. Schönberger (2002), S. 108 ff.

276 Vgl. hierzu z.B. die Briefe einer Schwäbisch Haller Diakonisse vom 23. Mai 1916 oder vom 15. April 1917. In: ArchDiakHall, 43/57 und 43/36.

277 Vgl. hierzu z.B. den Brief einer Schwäbisch Haller Diakonisse vom 12. April 1915. In: ArchDiakHall, 43/86.

278 Vgl. hierzu das Schreiben eines Delegierten vom 27. Juli 1917. In: GLAKa, 69 Badische Schwesternschaft Nr. 32.

279 Vgl. hierzu die Aufzeichnungen von Schwester M. Adelara. In: ZOW, Akten I. Weltkrieg Anlagen zu Kriegschronik 1914–1918, S. 96.

280 Vgl. hierzu die Aufzeichnungen eines Jesuitenfraters. In: ADPSJ, 00/752 v1-2, S. 277 ff.

Mit technisch komplizierten Vorgängen war auch die Arbeit im Röntgen[281] verbunden, ein Ort, an dem es „sprühte und blitzte".[282] Den Mitarbeitern war bewusst, dass die Arbeit in dieser Abteilung sehr ungesund war, dennoch zogen sie nicht immer die vorgeschriebenen Bleigummischürzen und Handschuhe an. Der hier eingesetzte Frater besaß technische Vorkenntnisse, die bereits die Ärzte auf den chirurgischen Stationen erkannt hatten und ihn deshalb für diese Arbeit vorschlugen. Mit der Zeit eignete sich der Frater detailliertes Wissen bezüglich der Geräte und ihrer Funktionsweise an. Probleme bereiteten ihm lediglich die mangelnden Kenntnisse der menschlichen Anatomie. Seine Arbeit bestand darin, die Röntgenaufnahmen zu machen, die Platten nachzusehen und die Diagnosen für die Arztvisite niederzuschreiben. Das bedeutet, er lokalisierte auf dem Röntgenbild den Fremdkörper und errechnete seine genaue Lage. Bei schwierigen Fällen war seine Anwesenheit im Operationssaal erforderlich. Er zeichnete dann „die Lage des Fremdkörpers auf die Haut des Patienten" und gab während der Operation die Richtung, Lage und Tiefe an. Im Ganzen gab es 275 Röntgeneinrichtungen für das Feldheer,[283] die in der Regel von röntgenologisch ausgebildeten Laborantinnen betrieben wurden.[284]

Militärische Dienste

Zu militärischen Aufgaben wurden die Schwestern herangezogen, wenn eine Frau notwendig war, wie z. B. zur Untersuchung weiblicher Flüchtlinge. Die Frauen und Kinder wurden einer Leibesvisitation unterzogen, wenn man bei ihnen „Spionagepapiere" vermutete. Da diese überall verstaut sein konnten, sollten die Frauen sogar ihre Perücken abnehmen. Eine alte Bäuerin versprach den Schwestern eine Kuh, wenn sie ihr die Demütigung des Ausziehens ersparten. Diese Arbeit war auch den Schwestern sehr peinlich, und sie bedauerten die Betroffenen, dass sie diese Prozedur über sich ergehen lassen mussten.[285] Auch die Schwestern selbst wurden zeitweise wegen der hohen Spionagegefahr an den Grenzen einer Leibesvisitation unterzogen, berichteten aber leider nicht, wer für sie zuständig war.[286]

281 Zur Geschichte der Röntgenstrahlen vgl. Dommann (2003). Zu Röntgenschwestern vgl. Dommann (2006), S. 107 ff. Ab 1931 erhielten die Rot-Kreuz-Schwestern eine Zusatzausbildung zur Röntgenassistentin, die zwei Jahre in Anspruch nahm. In: Riesenberger (2002), S. 222.

282 Vgl. hierzu die Aufzeichnungen eines Jesuitenfraters. In: ADPSJ, 00/752 v1-2, S. 367.

283 Sanitätsbericht (1935), Bd. I, S. 139.

284 Vgl. hierzu ein Schreiben des preußischen Kriegsministeriums in Berlin vom 1. November 1915, wonach „bakteriologisch und im Röntgenwesen tätigen Laborantinnen" aufgrund ihrer teuren Ausbildung eine Zulage zustand. In: HStArchSt, M 1/8, Bü 168. Zur Ausbildung von „Röntgen-Assistentinnen" vgl. Hansen(1916), S. 556.

285 Vgl. hierzu den Brief einer Ordensschwester vom 24. April 1915. In: ArchASAach, 2-014. Vgl. auch die Aufzeichnungen einer Rot-Kreuz-Schwester. In: GLAKa, 69 Badische Schwesternschaft Nr. 79. Ohne Datum.

286 Vgl. hierzu den Brief einer Schwäbisch Haller Diakonisse vom 26. Dezember 1915. In: ArchDiakHall, 43/57.

3.2 Der Umgang mit verwundeten und erkrankten Soldaten

3.2.1 Beziehung zum Patient

Die Beziehung zwischen dem Pflegepersonal und den Patienten war dadurch geprägt, dass alle Beteiligten den Krieg aus nächster Nähe erlebten. Die Schwestern und Pfleger der freiwilligen Krankenpflege waren zeitweise nur 10 bis 12 km von der Front entfernt. Beim Anblick der Schwerverwundeten, die zum Teil direkt von den Schlachtfeldern kamen, konnte sich das Pflegepersonal eine Vorstellung davon machen, wie die Soldaten in den Unterständen lebten und was sie durchmachten. Zudem besichtigten die Schwestern die Stellungen und Schlachtfelder, auf denen nicht mehr gekämpft wurde.[287] Einige Schwestern dachten ständig daran, wie es den Soldaten im Schützengraben bei Eiseskälte, Hitze, Schnee und Regen ginge.[288] Im Westen wie im Osten kam es in den Wintermonaten nicht selten zu Zugängen aufgrund von Erfrierungen an Händen und Füßen, die in der Folge amputiert werden mussten.[289] Im Sommer häuften sich die Seuchen. Dem Frontsoldaten oblag aus der Sicht des weiblichen Pflegepersonals die schwerste Arbeit in diesem Krieg.[290] Sein gesamtes Tun und Leiden wurde zum Vergleich mit dem eigenen Schicksal herangezogen, dabei rangierte das eigene Leid weit hinter dem der Soldaten.[291] Ein Großteil der Schwestern sah in den Patienten den aufopfernden Helden, der auch für sie, die Pflegerin, litt und bereit war, sein Leben zu geben.[292] Dies galt allerdings nur für die kämpfenden Soldaten. Das Essen, das auch für das Lazarettpersonal nicht immer ausreichend zur Verfügung stand, teilten sie sich mit den Patienten, oder sie kauften von ihrem Gehalt Lebensmittel für sie ein, da diese oft lange gar nichts bekommen hatten und es ihrer Meinung nach nötiger hatten.[293] Ihre Lagerstätten auf Stroh, Holzwolle

287 Vgl. hierzu z. B. den Brief einer Schwäbisch Haller Diakonisse vom 22. Februar 1915. In: ArchDiakHall, 43/109.

288 Vgl. hierzu z. B. den Brief einer Schwäbisch Haller Diakonisse vom 11. Februar 1917. In: ArchDiakHall, 43/23.

289 Vgl. hierzu z. B. die Briefe von Schwäbisch Haller Diakonissen vom 31. März 1915 und 5. März 1917. In: ArchDiakHall, 43/31 und 43/101.

290 Vgl. hierzu z. B. den Brief einer Rot-Kreuz-Schwester vom 13. Juni 1916. In: DTA, 588. Vgl. z. B. auch den Brief einer Johanniter-Schwester vom 17. April 1915. In: ArchDiakHall, 43/19.

291 Vgl. hierzu z. B. die Briefe von Schwäbisch Haller Diakonissen vom 5. Dezember 1915 oder 30. Oktober 1916. In: ArchDiakHall, 43/42 und 43/32. Auch Janet Lee fand Beschreibungen darüber in den Briefen der britischen Schwestern. Sie fühlten großes Mitleid mit den Frontsoldaten und stellten ihre Leistung innerhalb der FANY unter das der Soldaten. In: Lee (2005), S. 14.

292 Vgl. hierzu z. B. die Briefe von Schwäbisch Haller Diakonissen vom 18. November 1918 oder 28. April 1915. In: ArchDiakHall, 43/24 und 43/105. Diese Aussagen unterstützen den Mythos des männlichen Helden, der als Kämpfer und Soldat die Frau beschützt. In: Hagemann: Kraft (2002), S. 80.

293 Vgl. hierzu z. B. die Briefe von Schwäbisch Haller Diakonissen vom 7. März 1915 und 9. Mai 1915 oder vom 13. Januar 1918. In: ArchDiakHall, 43/36 und 43/57.

und Decken wurden akzeptiert, weil sie es nicht besser haben wollten als die Soldaten. Nicht alle Schwestern waren so selbstlos. Doch auch wenn manche bessere Lebensverhältnisse für sich durchsetzten, arbeiteten sie nicht weniger pflichtbewusst und hatten nicht weniger Respekt vor den Patienten.

Im Selbstverständnis des weiblichen Pflegepersonals war sie Krankenschwester, Betschwester, Kameradin oder Muttterersatz. In nicht quantifizierbaren Fällen mündete ihre Bewunderung für den erkrankten und verwundeten Soldaten auch in einer Liebesbeziehung, die nicht nur weltliche Schwestern, sondern auch Diakonissen eingingen. Diese Beziehungen wurden möglichst geheim gehalten, da sie, wie auch die zu Sanitätern und Ärzten, streng verboten waren. Bei Verheiratung oder bei Schwangerschaft schieden sie endgültig aus der freiwilligen Krankenpflege aus.

Von Seiten des Militärs und der jeweiligen Mutterhäuser war die aufopfernde Pflege erwünscht, die über das normale Maß hinausging. Zu einer wichtigen Aufgabe von Schwestern und Pflegern gehörte es, sich für die Patienten Zeit zu nehmen, damit sie sich über ihre Erlebnisse und Erfahrungen in den Schützengräben aussprechen konnten.[294] Trotz des hohen Aufkommens der Kranken und dem Massensterben behielten sie auch die Einzelschicksale vor Augen. Konfessionelle Schwestern und Pfleger hatten zudem einen religiösen Auftrag, der von den Patienten, die aus dem Glauben Kraft schöpften, als aufbauend empfunden wurde. Die Schwestern und Pfleger beteten mit den Patienten und schlossen sie in ihre Gebete ein.[295] Die Konfession selbst spielte dabei weder für die katholischen Ordensschwestern und -pfleger noch für die Diakonissen eine Rolle. Jüdische Patienten dürften vermutlich nur von Militärrabbinern betreut worden sein.[296]

Unabhängig von ihrem Alter bezeichneten sich einige der Schwestern gerne als „Mutter".[297] Dabei nannten sie diejenigen Patienten bis etwa Mitte 20 tatsächlich „Kind", zumal die meisten dieser jungen Soldaten ihre eigene Mutter schmerzlich vermissten.[298] Die älteren schienen „wie Kinder", wenn sie ebenfalls eine Schwester zur „Mutter" haben wollten.[299]

294 Vgl. hierzu z. B. den Brief einer Schwäbisch Haller Diakonisse vom 14. Juni 1915. In: ArchDiakHall, 43/32.

295 Andachten wurden auch von Diakonissen gehalten. Vgl. hierzu den Brief einer Schwäbisch Haller Diakonisse vom 16.–22. Februar 1915. In: ArchDiakHall, 43/35. Die heiligen Messen wurden hingegen nur von den Jesuitenfratres bzw. einem Pater gehalten.

296 Zu den jüdischen Feldrabbinern im Ersten Weltkrieg vgl. Berger (2006), S. 141 ff. Die ersten jüdischen Militärseelsorger gab es im Deutsch-Französischen Krieg (1870/71). Im Ersten Weltkrieg dienten schließlich erstmals 30 Rabbiner an allen Fronten. In: Berger (2006), S. 141 f.

297 Vgl. hierzu z. B. den Brief einer Schwäbisch Haller Diakonisse vom 8. November 1914. In: ArchDiakHall, 43/35. Vgl. zum Selbstverständnis einer Kriegsschwester als Mutter, die in dem Patienten den Helden bzw. das Kind sieht, Grundhewer (1987), S. 144 ff.

298 Vgl. hierzu z. B. den Brief einer Schwäbisch Haller Diakonisse vom 14. Juni 1915. In: ArchDiakHall, 43/32. Vgl. z. B. auch die Aufzeichnungen eines Jesuitenfraters. In: ADPSJ, 00/752 t1-2, S. 70.

299 Vgl. hierzu z. B. die Briefe von Schwäbisch Haller Diakonissen vom 24. Mai 1916 und vom 17. April 1915. In: ArchDiakHall, 43/24 und 43/67.

Die Gleichstellung mit den Soldaten als „Kameradin“ geschah häufig aus dem Bewusstsein heraus, dass man sich zusammen auf fremdem Gebiet in ähnlichen Notlagen befand und sich gegenseitig half.[300] Auf Reisen teilten die Schwestern mit den Soldaten Teller und Löffel, wie unter Kameraden üblich, oder sie saßen dicht gedrängt in den vollen Zügen und waren füreinander da, obwohl man sich im Grunde fremd war. Die Beziehung zu Soldaten schien derart herzlich, dass eine Mutter mit Unverständnis auf die Briefe ihrer Tochter, einer Rot-Kreuz-Schwester, reagierte. In einem Antwortschreiben bestätigte die Schwester, dass sie „nichts als gute Kameraden untereinander“ seien.[301] Seltener stellte sich eine Schwester mit einem Patienten auf eine Stufe. Auch bezeichneten sich die Schwestern untereinander nicht als „Kameraden“, wie es Veröffentlichungen in den 1930er Jahren suggerierten.[302]

Unabhängig davon, in welcher Rolle sich die Pflegenden sahen, hatten viele von Anfang an Verständnis für diejenigen, die nach dem Lazarettaufenthalt nicht wieder zur Front wollten. Das war bereits nach den ersten drei Kriegsmonaten bzw. nach dem ersten Lazarettaufenthalt der Fall.[303] Da es vorkam, dass Patienten aus dem Lazarett entlassen wurden, obwohl sie noch krank waren, wollten einige Schwestern ihre Pfleglinge der Gefahr in den Schützengräben gar nicht mehr aussetzen. [304] Nur in einem Fall äußerte sich eine Schwester positiv über Soldaten, die ihre Operationen ohne Narkose still ertrugen und sofort wieder in das Kampfgebiet wollten.[305]

Ein großes Anliegen hauptsächlich der Schwestern war es, die Freundschaft ihrer Patienten zu gewinnen. Dafür ließen sie sich Zigaretten, Bücher, Musikinstrumente, Spiele, Wein, Schokolade und andere essbare Dinge aus der Heimat schicken, um ihre Patienten zu beschäftigen oder ihnen eine Freude zu machen.[306] Wenn ihnen ein Garten zur Verfügung stand, pflanzten sie Obst und Gemüse oder sammelten Beeren im Wald für die Patientenküche. In ihrer freien Zeit besserten sie freiwillig die Soldatenwäsche aus, was auch von manchen Ärzten als eine sehr wichtige Aufgabe beurteilt wurde, da

300 Vgl. hierzu z. B. die Aufzeichnungen einer Rot-Kreuz-Schwester. In: DTA, 92/1, S. 32.

301 Vgl. hierzu den Brief einer Rot-Kreuz-Schwester vom 19. Oktober 1915. In: DTA, 588.

302 Vgl. hierzu Helene Mierisch, die ihre Erinnerungen mit dem Titel „Kamerad Schwester“ veröffentlichte. In: Mierisch (1934).

303 Vgl. hierzu z. B. die Briefe von Schwäbisch Haller Diakonissen vom 8. November 1914 und 27. Dezember 1915. In: ArchDiakHall, 43/35 und 43/40. Zur allgemeinen raschen Desillusionierung aufgrund der politischen Entwicklungen vgl. Fries (1994), S. 228. Zur allgemeinen Kriegsmüdigkeit in der Bevölkerung aufgrund der Ernährungsnotlage vgl. Vasold (2009), S. 20 ff. Zur Opferbereitschaft Kriegsfreiwilliger und deren Desillusionierungen vgl. Ulrich (1997), S. 171 ff.

304 Vgl. hierzu z. B. den Brief einer Schwäbisch Haller Diakonisse vom 2. Dezember 1915. In: ArchDiakHall, 43/37.

305 Vgl. hierzu den Brief einer Diakonisse vom 18. September 1914. In: DiakAugsburg, Akte 1. Weltkrieg E.

306 Vgl. hierzu z. B. den Brief einer Rot-Kreuz-Schwester vom 10. Oktober 1915. In: DTA, 588. Vgl. auch den Brief einer Schwäbisch Haller Diakonisse vom 18. Januar 1916. In: ArchDiakHall, 43/25.

es den Soldaten auch an Wäsche fehlte.[307] An Weihnachten bastelten sie den Weihnachtsschmuck, gründeten Gesangsgruppen, um den Soldaten vorzusingen oder spielten Theater. Eine Schwester verkleidete sich sogar als Nikolaus. Die Küchenschwestern buken Unmengen von Kuchen, für die sie wochenlang Mehl abgespart hatten, um jedem Kranken ein Stück geben zu können. An Ostern bemalten sie Eier, sofern vorhanden, mit Sprüchen. Auch die Soldatenpost erledigten sie. Sie schrieben für die verwundeten Soldaten die Briefe an die Angehörigen in der Heimat, damit diese wussten, wie es ihrem Sohn oder Ehemann ging, und wo er war. Im Todesfall informierten sie die Angehörigen in einem Trostschreiben, dass der Ehemann, Vater oder Bruder gestorben war und begleiteten, wenn möglich, den Verstorbenen bei der Beerdigung.[308]

Im Umgang mit dem verwundeten und erkrankten Soldaten erntete das Pflegepersonal aus seiner Sicht mehr Dankbarkeit, als es verdient zu haben glaubte.[309] Allerdings schien hin und wieder auch eine gewisse Autorität seitens des Pflegepersonals notwendig gewesen zu sein. Da die Schwestern und Pfleger keinen Offiziersstatus besaßen, sondern im Rang der Mannschaft gleich standen, war es für manche schwierig, sich zu behaupten. Die Patienten waren hauptsächlich durch den Nahrungsmangel in den Lazaretten missmutig, wenngleich die Soldaten aus den Schützengräben allgemein als recht anspruchslos galten.[310] Sie schimpften und beschwerten sich beim Pflegepersonal und schienen nach dessen Empfinden sehr unleidlich.[311] In einem Fall rebellierte ein ganzer Saal. Die Patienten wollten sich von der Schwester nichts mehr sagen lassen, so dass diese Angst hatte, die Kontrolle zu verlieren.[312] Wenn die sich die Patienten dem Personal gegenüber im Ton vergriffen und das dem Oberstabsarzt gemeldet wurde, konnte es sein, dass sie, je nach Entscheidung des Arztes, eine mehrtätige Strafe abzusitzen hatten.

Das Pflegepersonal entwickelte im Umgang mit seinen Patienten zwar Sympathien und Antipathien, doch wurden in der Pflege bewusst keine Unterschiede gemacht.[313] Wenig beliebt waren unfreundliche und wehleidige Pati-

307 Vgl. hierzu z. B. den Brief einer Schwäbisch Haller Diakonisse vom 2. Februar 1915. In: ArchDiakHall, 43/109.

308 Vgl. hierzu z. B. den Brief einer Schwäbisch Haller Diakonisse vom 12. März 1915. In: ArchDiakHall, 43/109 oder die Aufzeichnungen der Jesuitenfratres. In: ADPSJ, 00/752 s3-t3, S. 103.

309 Vgl. hierzu z. B. den Brief einer Schwäbisch Haller Diakonisse vom 26. Juli 1915. In: ArchDiakHall, 43/32.

310 Vgl. hierzu den Brief einer Schwäbisch Haller Diakonisse vom 8. November 1914. In: ArchDiakHall, 43/35.

311 Vgl. hierzu die Briefe von Schwäbisch Haller Diakonissen vom 6. Mai 1917, 10. Juni 1915 und 10. April 1917. In: ArchDiakHall, 43/36, 43/48 und 43/37. Vgl. auch die Aufzeichnungen eines Jesuitenfraters. In: ADPSJ, 00/752 s3-t3, S. 93. Vgl. auch die Angaben bei Stein (1965), S. 239.

312 Hourda (1935), S. 63–64.

313 Vgl. hierzu z. B. den Brief einer Rot-Kreuz-Schwester vom 30. November1915. In: DTA, 588.

enten und solche, die zu viele Ansprüche stellten.[314] Auch die Offiziere lernten bei manch einer resoluten Schwester, sich zurückzunehmen. Eine junge Diakonisse brachte sogar einen Major dazu, sich zu entschuldigen, weil er vehement auf sein Bier bestanden hatte. Da sie die Entschuldigung zunächst nicht annahm, verlangte er mit diplomatischem Geschick nach der Andacht, damit sie ihm verzieh.[315] Dieses Verhalten widersprach dem üblichen Selbstverständnis eines gesellschaftlich höherstehenden Herrn. Es ist kaum anzunehmen, dass sich ein Offizier bei einem Sanitäter oder männlichen Pfleger ebenso verhalten hätte.

Wie die Patienten, so mochten es auch die Schwestern und Pfleger, wenn die Kranken aus demselben heimatlichen Umkreis stammten. Das gab den Patienten wie Pflegenden in der Fremde ein Heimat- und damit ein Zusammengehörigkeitsgefühl. Noch wichtiger war, dass sie sich untereinander leicht verständigen konnten, denn die unterschiedlichen Dialekte waren weiter verbreitet als Hochdeutsch.[316]

Neben den deutschen Soldaten pflegte das Personal, wie erwähnt, auch diejenigen der verbündeten und der gegnerischen Heere. Feindschaft zu Letzteren wurde weder im Westen noch im Osten deutlich.[317] Sobald ein Soldat im Lazarett war, wurde er in der Regel unabhängig von seiner Nationalität mit der gleichen Fürsorge behandel wie die eigenen Leute.[318] Eine Schwester berichtete, dass sie einen schwerkranken Franzosen, der ihre ganze Kraft brauchte, bis zu seinem Tod pflegte. Als es mit ihm zu Ende ging, sah er sie nochmal an, brachte unerwartet ein „Merci Madame“ hervor und verstarb. Die Schwester war sehr gerührt, zumal über diesen Tod auch die umliegenden deutschen Soldaten weinten, die die Szene mitbekommen hatten.[319] Aus dem Osten berichtete eine Schwester beeindruckt von der Freundschaft eines russischen und deutschen Verwundeten, die den ganzen Tag miteinander redeten, ohne dass sie die Sprache des anderen verstehen konnten. Für die Schwester war dies ein Zeichen für deren beider Willen zum Guten.[320] In einem anderen Lazarett kaufte ein Stationsaufseher einem russischen Gefangenen, der gerne mit den deutschen Verwundeten redete, ein Weihnachtsgeschenk, das dieser

314 Vgl. hierzu z. B. die Aufzeichnungen eines Jesuitenfraters. In: ADPSJ, 00/752 t1-2, S. 130–135.

315 Vgl. hierzu den Brief einer Schwäbisch Haller Schwester vom 8. November 1914. In: ArchDiakHall, 43/35.

316 Vgl. hierzu z. B. den Brief einer Schwäbisch Haller Diakonisse aus dem Jahr 1916. Ohne Datum. In: ArchDiakHall, 43/24.

317 Vgl. hierzu z. B. den Brief einer Schwäbisch Haller Diakonisse vom 22. März 1915. In: ArchDiakHall, 43/110.

318 Vgl. hierzu z. B. die Briefe von Schwäbisch Haller Diakonissen vom 26. Dezember 1916 und 29. Dezember 1914. In: ArchDiakHall, 43/109 und 43/107.

319 Vgl. hierzu den Brief einer Schwäbisch Haller Diakonisse vom 11. Dezember 1915. In: ArchDiakHall, 43/24.

320 Vgl. hierzu den Brief einer Schwäbisch Haller Diakonisse vom 10. Juni 1915. In: ArchDiakHall, 43/48.

gerührt annahm.[321] Die Jesuitenfratres beobachteten in Russland, wie ein russischer und ein deutscher Schuster einträchtig zusammen Schuhe besohlten.[322] Wie häufig solche Momente der Freundschaft in den Lazaretten vorkamen, kann so wenig ermittelt werden wie das Ausmaß der sogenannten „Soldatenverbrüderungen“[323] an der Front. Wenn sie jedoch beobachtet wurden, berichteten die Pflegenden gerne davon.[324]

Die Unterschiede in der medizinischen Betreuung, die das Militär entgegen der Genfer Konvention vorgab, mussten zwar respektiert werden, doch forderten die Pflegekräfte in alltäglichen Dingen, wenn notwendig, auch Rechte für ihre Pfleglinge ein, und wenn es z. B darum ging, dass die französischen Patienten zu Weihnachten einen Tannenbaum erhalten sollten.[325] Das, was sie an fremden Soldaten nicht mochten, z. B. wenn er ihnen zu unfreundlich war, bemängelten sie auch bei den deutschen. Eine Barriere bildete die Sprache, doch dieses Problem war auch innerdeutsch präsent, da fast alle, wie erwähnt, ihre Dialekte pflegten. Allerdings waren für eine bessere Verständigung mit ihren Patienten einige Pflegende bereit, deren Sprache zu erlernen.[326]

Auch umgekehrt war von französischen Schwestern bekannt, dass sie deutsche Soldaten pflegten wie ihre eigenen. Bei der deutschen Militärverwaltung waren Pflegerinnen fremder Nationalitäten nicht erwünscht. Ein Arzt, dem Personal fehlte, stellte dennoch französische Frauen ein und freute sich über die gute Arbeit, die sie leisteten.[327]

Anhand der ausgewerteten Ego-Dokumente überwiegt das Selbstbild von aufopferungsvollen Schwestern. Viele von ihnen wollten den „armen Soldaten recht viel Gutes“ tun.[328] Über weniger engagierte Kolleginnen bzw. Kollegen war aber auch zu erfahren. So notierte beispielsweise eine jüdische Rot-Kreuz-Schwester in ihrem Tagebuch, dass sich manche Kolleginnen zuwenig um die Verwundeten kümmern würden. Eine Schwester soll nach ihren Angaben wäh-

321 Vgl. hierzu den Brief einer Schwäbisch Haller Diakonisse vom 26. Dezember 1915. In: ArchDiakHall, 43/105.

322 Vgl. hierzu die Aufzeichnungen eines Jesuitenfraters. In: ADPSJ, 00/752 t1-2, S. 39.

323 Vgl. hierzu Jahr: Soldatenverbrüderung (2003), S. 846f.

324 Von gegenseitigem Respekt zwischen deutschen und amerikanischen Soldaten berichteten auch amerikanische Schwestern. In: Schneider/Schneider (1991), S. 80.

325 Vgl. hierzu z. B. den Brief einer Schwäbisch Haller Diakonisse vom 28. Dezember 1914. In: ArchDiakHall, 43/27.

326 Vgl. hierzu z. B. den Brief einer Ordensschwester vom 3. April 1916. In: ArchClemensMü, Lazarette in 1914/18, Kriegsberichte und Korrespondenz mit dem Mutterhaus und dem Malteserpräsidenten.

327 Vgl. hierzu den Zeitungsartikel im „Schwäbischen Merkur“ vom 2. Dezember 1914. In: HStArchSt, M1/11, Bü 864. Vgl. hierzu auch die Aufzeichnungen einer Johanniter-Schwester vom 30. September 1914, die mit französischen Schwestern in der Ruhrpflege zusammenarbeitete. In: DTA, 582/II.

328 Vgl. hierzu die Aufzeichnungen von Schwester M. Magdalena. In: ArchKBS, Erster Weltkrieg Lazarette Mappe I.

rend der Nachtwache kein einziges Mal zu den Schwerkranken gegangen sein. Sie beklagte weiter, dass es davon viele geben würde.[329]

In der Öffentlichkeit wurden Schwestern unter anderem als „Engel der Barmherzigkeit“[330], „Engel auf Erden“[331]oder „Engel der Liebe“[332] bezeichnet, als „aufopfernd und selbstlos“[333] und „freundlich und liebevoll“[334] dargestellt, wobei mit diesen Charakterisierungen auch die Absicht verbunden war, die Stimmung der Soldaten zu heben.[335] Besonders die Schwestern in den Seuchenlazaretten wurden vereinzelt auch als „Heldinnen“ verehrt und mit den Soldaten in den Schützengräben verglichen, da sie der Gefahr der Ansteckung ausgesetzt waren.[336] Gelobt wurde zwar auch das männliche Personal. Sie erhielten „die größte Anerkennung“[337] des Kaisers oder wurden als „hervorragende Männer“[338] bezeichnet, jedoch nicht so mystifiziert wie ihre Kolleginnen. Man machte sie auch nicht, im Gegensatz zum weiblichen Personal, zu Helden.

Dabei stand das männliche Pflegepersonal den Schwestern an Opferbereitschaft in nichts nach. Sie trugen dasselbe Risiko wie die Schwestern, sich an Seuchenkranken anzustecken und sorgten unermüdlich für die Verwundeten und Kranken, wenn diese von der Front kamen. Männliche Pfleger nahmen die schweren Tätigkeiten auf sich, die durchaus auch von weiblichem Personal erledigt wurden, doch gelegentlich mit Abstrichen.[339] Sie trugen die Kranken von einem Bett zum anderen oder mit der Trage bzw. dem Bett in den Garten, damit sie frische Luft hatten, oder sie sorgten sich um die Gräber, einschließlich die der feindlichen Heere,[340] wie auch deutsche Gräber von Franzosen betreut wurden.[341]

329 Vgl. hierzu die Aufzeichnungen von Schwester Rosa Bendit. In: CAHJP, Sammlung Gustav Feldmann, P 32/20, S. 42.

330 Vgl. den Zeitungsartikel in der „Süddeutschen Zeitung“ vom 16. Januar [1915]. In: HStArchSt, M 1/11 Bü 865.

331 Moy (1915), S. 18.

332 Vgl. Becker (1919), S. 20.

333 Vgl. den Zeitungsartikel „Mit dem württembergischen Lazarettzug“. In: HStArchSt, M 1/11 Bü 864. Ohne Datum, ohne Titel.

334 Vgl. den Zeitungsartikel in der „Beilage zur ‚Post‘“ vom 25. März 1915. In: HStArchSt, M 1/11 Bü 865.

335 Vgl. zu den Etappenhelferinnen Hagemann: Kraft (2002), S. 89.

336 Vgl. z. B. die Angaben in einem Soldatenbrief, der 1915 in den „Mörringer Heimatgrüßen“ veröffentlich wurde. In: Becker (1919), S. 26

337 Vgl. den Zeitungsartikel im „Schwäbischen Merkur“ vom 3. Oktober 1914. In: HStArchSt, M 1/11 Bü 864.

338 Vgl. den Zeitungsartikel in der „Schwäbischen Tagwacht“ vom 12. April 1915. In: HStArchSt, M 1/11 Bü 866.

339 Vgl. hierzu z. B. die Aufzeichnungen einer Schwester, die das Heben der Patienten, wenn diese noch mithelfen konnten, auch alleine schaffte. In: Stein(1965), S. 240.

340 Vgl. hierzu z. B. den Brief einer Schwäbisch Haller Diakonisse vom 12. Oktober 1915. In: ArchDiakHall, 43/28. Vgl. z. B. auch den Brief einer Ordensschwester vom 26. April 1915. In: ArchClemensMü, Lazarette in 1914/1918. Kriegsberichte und Korrespondenz mit dem Mutterhaus und dem Malteserpräsidenten.

341 Vgl. hierzu den Brief einer Ordensschwester vom 22. Oktober 1914. In: ArchASAach, 2-014.

Über die Beziehung des männlichen Personals zu den Patienten der gegnerischen Heere ist nur sehr wenig bekannt. Ein Frater, der als Pfleger in einem „Gefangenenlazarett" arbeitete, äußerte sich entrüstet über die Haltung eines deutschen Militärbefehlshabers gegenüber den Patienten, da er diese bei seinem Antritt in verwahrlostem Zustand antraf. Nach den Erfahrungen des Pflegers schien dieses Lazarett jedoch eine Ausnahme gewesen zu sein, denn in anderen Stationen wurden die Soldaten gegnerischer Heere ordentlich betreut.[342]

Eine Vater-Sohn Beziehung als Äquivalenz zur Mutter-Kind-Beziehung der Schwestern entstand hingegen nie. Die männlichen Pfleger sahen in den Patienten hauptsächlich den Soldaten und sich selbst als Pfleger bzw. Wärter, der die Aufgabe hatte, den Kranken eine Hilfe zu sein. Wärter genossen zwar allgemein einen schlechten Ruf, doch traf dies nicht auf alle zu.[343] Ein schlechtes Gewissen, nicht selbst an die Front zu ziehen, mochte in dem einen oder anderen aufgekeimt sein, zumal es von jedem jungen Mann erwartet wurde. Aber sie rechtfertigten sich damit, dass sie auch in der Kriegskrankenpflege dringend benötigt wurden.[344]

3.2.2 Beziehung der Patienten zum Pflegepersonal

Die Patienten wurden vom gesamten Pflegepersonal sowohl in den Briefen als auch in den später verfassten Erinnerungen überwiegend als äußerst dankbar und anspruchslos bezeichnet.[345] Die wenigen erhalten gebliebenen Briefe der Soldaten an ihre ehemaligen Schwestern und Pfleger bestätigen dies.[346] Nach ihrer Genesung schrieben nach Aussagen des Pflegepersonals fast alle Pfleglinge, die längere Zeit im ihrem Lazarett verbracht hatten, noch mindestens einmal aus der Heimat oder aus der Stellung. [347] Von britischen Schwestern ist bekannt, dass sie bis mindestens in das Jahr 1938 Briefe von ehemaligen Patienten erhielten.[348] Manche Patienten schickten sogar etwas Kaffee mit einem herzlichen Dank für die freundliche Behandlung, die Nächstenliebe, die ihnen

342 Vgl. hierzu die Aufzeichnungen eines Jesuitenfraters. In: ADPSJ, 00/752 s3-t3, S. 243 ff.

343 Zur Zusammenarbeit mit dem männlichen Pflegepersonal vgl. Kapitel „ 4.1.3. Schwestern und Pfleger" dieser Arbeit.

344 Vgl. hierzu z. B. die Aufzeichnungen eines Jesuitenfraters. In: ADPSJ, 00/752 v1-2, S. 77.

345 Vgl. hierzu z. B. die Briefe von Schwäbisch Haller Diakonissen vom 7. Oktober 1915 und vom 18. Oktober 1914. In: ArchDiakHall, 43/31 und 43/25. Dieselben Anmerkungen zu dankbaren französischen Patienten finden sich z. B. bei McEwen (2006), S. 121 oder Crofton (1997), S. 116.

346 Vgl. hierzu z. B. den Brief eines Patienten mit einem Bild mit dem Vermerk: „Zum Andenken an meine gute Pflegeschwester" vom 28. Mai 1915. In: ArchClemensMü, Lazarette in 1914/1918. Kriegsberichte und Korrespondenz mit dem Mutterhaus und dem Malteserpräsidenten.

347 Vgl. hierzu die Aufzeichnungen eines Jesuitenfraters. In: ADPSJ, 00/752 s3-t3, S. 41.

348 Vgl. hierzu Crofton (1997), S. 116.

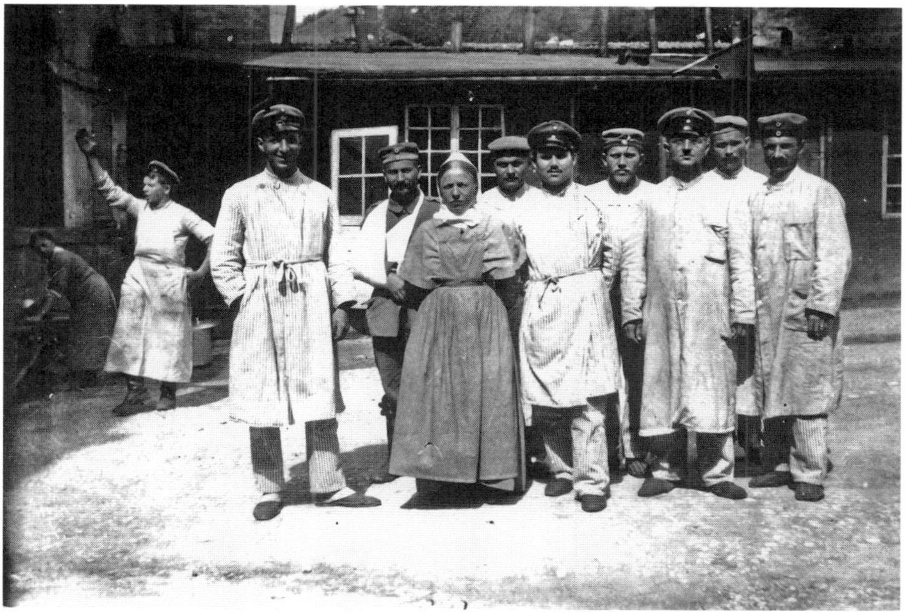

Quelle: Diakarchiv Schwäbisch Hall. Der Patient bestand bei seiner Entassung auf ein Foto mit seiner Pflegeschwester. Später schickte er ihr einen Abzug.

zu Teil wurde und das „sanfte und stille Arbeiten" der Schwester.[349] Außer dem Ausdruck des Dankes erinnerten sie noch einmal an die „aufopfernde Liebe und Pflege"[350], die sie im Lazarett erfahren durften. Die sich wiederholenden Danksagungen können zwar vermuten lassen, als seien sie nur aus Höflichkeit geschrieben, doch kommt darin gleichwohl die Überraschung zum Ausdruck, wie viel eine Schwester im Einzelfall zu tun vermochte. Die Ordensschwestern wurden sogar von einem ehemaligen Patienen als „Heldinnen im weißen Schleier" bezeichnet.[351] Eine Mutter bedankte sich, dass die Schwester ihrem Sohn alle seine kleinen Wünsche und Bedürfnisse erfüllte.[352] Aus weiteren Briefen von Ehefrauen wird deutlich, wie sehr die Schwestern um ihre Patien-

349 Vgl. hierzu die Angaben im Brief einer Diakonisse vom 8. Februar 1915. In: ArchDiakHall, 43/35.

350 Vgl. hierzu z. B. den Brief eines Patienten vom 31. Mai 1915. In: ArchClemensMü, Lazarette in 1914/1918. Kriegsberichte und Korrespondenz mit dem Mutterhaus und dem Malteserpräsidenten.

351 Vgl. hierzu in einer Abschrift die Zitate von ehemaligen Patienten. In: ADJC, Kriegskrankenpflege Verhandlungen. 1915–1919. Ohne Datum.

352 Vgl. hierzu den Brief einer Mutter eines Patienten vom 21. September 1915. In: ArchClemensMü, Lazarette in 1914/1918. Kriegsberichte und Korrespondenz mit dem Mutterhaus und dem Malteserpräsidenten.

ten bemüht und wie empfänglich Letztere für ein gutes Wort in der schweren Zeit waren.[353]

Ihre Dankbarkeit und Anhänglichkeit zeigten die Soldaten bereits während ihres Aufenthalts in den Lazaretten allen Pflegepersonen, auch den männlichen Pfleger gegenüber, zumal sie mitunter einige Monate auf derselben Station verweilten. Da die Soldaten nervlich sehr angespannt waren, kam es vor, dass sie weinten, wenn ein Pfleger oder eine Schwester sie wegen Lazarettwechsel verlassen musste oder wenn sie selbst weggingen.[354] Pflegende wurden zu Vertrauenspersonen. Ihnen konnten sie alles erzählen, was sie an der Front erlebt hatten. Mitteilungsbedürftig waren sie auch, wenn es um ihre ehelichen Beziehungen ging, ihre Sehnsucht nach den Kindern und den Neugeborenen, die sie noch nicht sehen durften, oder um ihre finanziellen Sorgen. Seine Erkenntlichkeit zeigte so mancher Patient, sobald es ihm besser ging. Ein Pfleger fand eines Morgens mit seiner Kollegin eine blitzsaubere Station vor. Die Kranken wollten sie überraschen, hatten den Boden gefegt und lagen ordentlich in ihren Betten mit erwartungsvollen Gesichtern.[355] In einem anderen Lazarett überraschten Genesende ihre Schwestern damit, dass sie nicht nur den Boden reingewischt, sondern auch bereits alle schwerkranken Patienten gewaschen und rasiert hatten.[356] Bei einem Abschied einer Schwester in eine andere Stadt versammelten sich alle Patienten auf dem Bahnhof mit Blumenstrauß und Gedicht. [357] Obwohl die Verwundeten und Erkrankten selbst viel erlebt hatten, würdigten sie die harte Arbeit des Pflegepersonals und zeigten ihre Anerkennung, indem sie deren Arbeit mit den Anstrengungen in den Schützengräben verglichen.[358] Außerdem machten sie Geschenke wie Wurst, Kaffee oder Geld,[359] oder sie nutzten ihre handwerklichen Fähigkeiten, um dem Personal etwas zu bauen oder zu basteln. Ein Berufsfischer z.B. knüpfte seiner Schwester eine Hängematte.[360]

Inwieweit die Patienten lieber Schwestern oder Pfleger, konfessionelle oder Rot-Kreuz-Pfleger wollten, war von Person zu Person unterschiedlich. In ein und demselben Lazarett äußerten sich manche Patienten positiv über die

353 Vgl. hierzu z.B. den Brief einer Schwäbisch Haller Diakonisse vom 20. September 1915. In: ArchDiakHall, 43/24.

354 Vgl. hierzu den Brief einer Rot-Kreuz-Schwester vom 18. März 1917. In: DTA, 588. Vgl. auch den Brief einer Schwäbisch Haller Diakonisse vom 18. November 1914. In: ArchDiakHall, 43/25. Vgl. auch den Brief einer Diakonisse vom 28. November 1914. In: DiakAugburg, Akte 1. Weltkrieg E.

355 Vgl. hierzu die Aufzeichnungen eines Jesuitenfraters. In: ADPSJ, 00/752 s3-t3, S. 39.

356 Vgl. hierzu den Brief einer Schwäbisch Haller Diakonisse vom 19. Juni 1915. In: ArchDiakHall, 43/23. Vgl. auch die Aufzeichnungen. In: Hourda (1935), S. 51 f.

357 Vgl. hierzu den Brief einer Rot-Kreuz-Schwester vom 29. Mai 1918. In: DTA, 588.

358 Vgl. hierzu den Brief einer Schwäbisch Haller Diakonisse vom 30. Oktober 1915. In: ArchDiakHall, 43/90.

359 Vgl. hierzu z.B. den Brief einer Schwäbisch Haller Diakonisse vom 15. Januar 1916. In: ArchDiakHall, 43/90 oder die Aufzeichnungen einer Rot-Kreuz-Schwester. In: DTA, 92/1, S. 9.

360 Vgl. hierzu den Brief einer Schwäbisch Haller Diakonisse vom 14.–15. Januar 1916. In: ArchDiakHall, 43/90.

Ordenspfleger, während sie die freiwilligen Rot-Kreuz-Pfleger nicht mochten. Ein Rot-Kreuz-Pfleger schilderte die Situation genau umgekehrt.[361] Die Patienten sahen im männlichen Pflegepersonal den Sanitäter oder den Pater bzw. Pfarrer, wenn es konfessionelle Pfleger waren, oder auch den Arzt.[362] Verschiedentlich hatten sich Pfleger und Patienten auch gegenseitig als „Kamerad" bezeichnet.[363] In den meisten Fällen schienen die Soldaten grundsätzlich dem weiblichen Pflegepersonal den Vorzug gegeben zu haben, weil ihnen die männlichen Pfleger zu grob erschienen. Aber auch diese Bewertung ist nicht von Patienten formuliert worden, sondern von den Pflegerinnen.[364] Auf ihren Reisen wurden die Schwestern von Soldaten höflich und zuvorkommend behandelt, schon aus Freude über ihre Anwesenheit. Im Osten wurden die Patienten auch von Pflegerinnen aus den verbündeten Staaten gepflegt. Diese wurden zwar nicht grundsätzlich abgelehnt, doch traten zum einen Verständigungsprobleme auf, z. B. mit ungarischen Schwestern, zum anderen suchten die Soldaten in ihren deutschen Pflegerinnen ein Stück Heimat.

Für die Patienten war die Schwester die Krankenschwester, die Frau, die Kameradin oder Mutter.[365] Den größten Respekt zollten sie den konfessionellen Schwestern. In ihrem Übermut machten sich einige Patienten den Scherz, einer jungen Johanniter-Schwester die Schurzbänder zu lösen, sobald sie ihnen den Rücken zuwandte. Bei ihrer Kollegin getrauten sie sich das nicht, da sie eine Diakonisse war.[366] Die Uniform der Johanniterin hielten sie vermutlich für die einer weltlichen Schwester.

Sich selbst nahmen die Kranken und Verwundeten durchaus als Patient wahr, auch wenn sie sich teilweise gegenüber den Schwestern als „Kind" bezeichneten. Das „Kindsein" kam auch in ihrem Benehmen zum Ausdruck, wie etwa in Schneeballschlachten im Krankensaal oder dem Wunsch nach Trost oder Beschäftigung. Tendenziell waren die Beziehungen zwischen dem Pflegepersonal und den Patienten ausweislich der Selbstzeugnisse freundschaftlich und emotional geprägt.

361 Vgl. hierzu die Aufzeichnungen eines Jesuitenfraters. In: ADPSJ, 00/752 t1-2, S. 69 mit den Briefen eines Rot-Kreuz-Pflegers vom 27. Dezember 1916. In: Wolfangel (2003), S. 81.

362 Vgl. hierzu die Aufzeichnungen eines Jesuitenfraters. In: ADPSJ, 00/752 s3-t3, S. 97.

363 Vgl. hierzu die Aufzeichnungen zweier Jesuitenfratres. In: ADPSJ, 00/752 s3-t3, S. 97 und 99.

364 Vgl. z. B. die Aufzeichnungen einer Rot-Kreuz-Schwester. In: DTA, 92/1, S. 3. Vgl. z. B. auch den Brief einer Schwäbisch Haller Diakonisse vom Februar 1915. In: ArchDiakHall, 43/53.

365 Vgl. hierzu z. B. den Brief einer Schwäbisch Haller Diakonisse vom 16.–22. Februar 1915. In: ArchDiakHall, 43/35. Zum Problem von Frauen an der Front vgl. Latzel/Maubach/Satjukow (2011), S. 35ff.

366 Vgl. hierzu die Aufzeichnungen einer Königsberger Diakonisse. In: ArchDiakKö, Diakonisse Marta Grabowski. „Meine Lebensgeschichte. Dem lieben Mutterhause der ‚Barmherzigkeit' gewidmet in Dankbarkeit. Ostern 1972.

4. Lazarettpersonal

4.1 Zusammenarbeit

4.1.1 Ziviles Pflegepersonal beim Militär

Militärische Vorgesetzte waren insbesondere für die weiblichen Pflegekräfte der freiwilligen Krankenpflege, aber auch für die Pfleger aus geistlichen Genossenschaften eine gänzlich neue Erfahrung. Sie kannten zwar eine gewisse Strenge und Disziplin aus ihren Mutterhäusern, diese war jedoch mit dem militärischen Ton nicht zu vergleichen.[1] Schon die ersten Reden in der Heimat und schließlich die Begrüßung des Lazarettdirektors in der Etappe blieben manchem aufgrund der kraftvollen und prägnanten militärischen Ausdrucksweise noch lange in Erinnerung.[2]

Die Einbindung von Zivilisten in das Militär stellte insofern ein ernstes Problem für beide Seiten dar, weil das gegenseitige Verständnis für das jeweilige Denken und Handeln fehlte. Bereits am Formationsort und während der gesamten Kriegszeit hindurch wurden die zivilen Hilfskräfte immer wieder mit dem Gebot der Schweigepflicht konfrontiert, ohne dass sie über den Sinn aufgeklärt wurden. Das Militär instruierte sie darüber, nichts Militärisches, nichts über die Patienten, über die Truppe, die Truppenbewegungen oder über die Lazarettverschiebungen zu schreiben.[3] Auch über das Elend in den besetzten Gebieten durfte nicht berichtet werden.[4] Ein Beamter verglich gegenüber den Jesuitenfratres die militärische Schweigepflicht mit der der Mönche.[5] Ein großer Teil der Briefe, die die Pflegenden in die Heimat schrieben, hätte den gegnerischen Heeren wertvolle Hinweise auf mögliche geplante Angriffe gegeben.[6] Die Briefeschreiber dachten sich nichts dabei, den Adressaten mitzuteilen, wann ein Lazarett geräumt und freigemacht oder gar die Bettenzahl für zu erwartende Verwunde aufgestockt werden sollte. Auch die Berichte über die Patienten, deren Erzählungen von Anfang an ihre Kriegsmüdigkeit widerspiegelten und in den Briefen wiedergegeben wurden, wären für die gegnerischen Heere von Interesse gewesen. Die Schwestern und Pfleger wurden während

1 Vgl. hierzu auch die Erfahrungen der Neuendettelsauer Diakonissen. In: Schmuhl/Winkler (2009), S. 204.

2 Vgl. hierzu die Aufzeichnungen einer Ordensschwester. In: ArchVPKö, Nr. 04-085.

3 Vgl. hierzu den Brief einer Rot-Kreuz-Schwester vom 4. November 1915. In: DTA, 588.

4 Vgl. hierzu die Aufzeichnungen von Schwester Fintana. In: BSrhlVinz, Schwester Fintana, Lz. Zug „U", Januar 1917 (II Tagebuch), S. 2.

5 Vgl. hierzu die Aufzeichnungen eines Jesuitenfraters. In: ADPSJ, 00/752 t1-2, S. 18.

6 Vgl. hierzu z. B. den Brief eines Rot-Kreuz-Pflegers vom 31. Januar 1916, der hinter der Urlaubssperre eine große Offensive seitens der Deutschen vermutete. In: Wolfangel (2003), S. 54. Vgl. auch den Brief einer Diakonisse, die über den eingestellten Schießbefehl einer Einheit wusste, weil die Entscheidung von anderer Seite her geführt werden sollte. In: DiakAugsburg, Akte 1. Weltkrieg E.

ihres Einsatzes immer wieder zum Stillschweigen ermahnt,[7] doch fehlte ihnen verständlicherweise das Gefühl dafür, welche Informationen aus welchem Grund gefährlich sein konnten, weil man es ihnen nicht sagte.[8] Wegen der Zensur[9] wurden ihre Briefe offen beim Lazarettdirektor abgeben,[10] der sie wohl oft auch las.[11] Ein Krankenpfleger musste sich wegen der Bemerkung, dass es keine Bibliothek gebe, vor dem Kriegslazarettdirektor rechtfertigen. Der Arzt machte ihm zum Vorwurf, er würde in der Heimat den Eindruck erwecken, dass man in den Etappen nicht genügend für die Soldaten täte.[12] Von Schwestern sind solche Vorfälle nicht bekannt. Auch wenn sie der Meinung waren, dass sie in den Briefen nichts „Unrechtes" mitteilten, umgingen sie – wie auch die Soldaten – die unangenehme Briefzensur, indem sie ihre Post heimreisenden Schwestern mitgaben.[13] Erst ab 1916 war dies verboten.[14] Zeitweise reagierte das Militär mit Briefsperre, was die Schwestern belastete, weil sie dann auch keine Post von zu Hause empfangen durften.[15]

Die Mitglieder der freiwilligen Krankenpflege, die wirkliche Strapazen auf sich nahmen, um ihrem Vaterland zu dienen, hätten absichtlich niemals Verrat begangen. Das Militär sorgte sich jedoch nicht ohne Grund um die Zivilisten im Etappengebiet. Nach den Vorkehrungen, die das Militär für Einreisende getroffen hatte, war es zwar theoretisch unmöglich, unerkannt in ein Etappengebiet reisen zu können.[16] Allerdings waren nicht alle Soldaten an den Grenzüberwachungsstellen darüber unterrichtet, wie und mit welchen Dokumenten sich das Personal der Krankenpflege ausweisen sollte.[17] So gelang es einigen Frauen, unerkannt in die Etappe zu kommen, weil sie tatsächlich helfen

7 Vgl. hierzu den Brief einer Schwäbisch Haller Diakonisse vom 17. Juni 1918. In: ArchDiakHall, 43/48.

8 Vgl. hierzu z. B. den Brief einer Rot-Kreuz-Schwester vom 27. Februar 1917. In: DTA, 588. Vgl. auch die Aufzeichnungen von Schwester M. Adelara. In: ZOW, Akten I. Weltkrieg. Anlagen zu Kriegschronik 1914–1918, S. 9–10.

9 Vgl. zur Zensurpraxis in Ersten Weltkrieg das Kapitel „Militärische Zensur von Feldpostbriefen". In: Ulrich (1997), S. 78 ff.

10 Im Gegensatz zum Zweiten Weltkrieg war es im Ersten Weltkrieg allgemein üblich, die Briefe für die Zensur unverschlossen abzugeben. Für die Soldaten war der jeweilige Einheitsführer zuständig. In: Lamprecht (2001), S. 47.

11 Vgl. hierzu z. B. den Brief einer Schwäbisch Haller Diakonisse vom 19. März 1915. In: ArchDiakHall, 43/35.

12 Vgl. hierzu den Brief eines Rot-Kreuz-Pflegers vom 7. April 1918. In: Wolfangel (2003), S. 142 f.

13 Vgl. hierzu z. B. den Brief einer Schwäbisch Haller Diakonisse vom 19. März 1915. In: ArchDiakHall, 43/35.

14 Ulrich (1997), S. 103. Vgl. hierzu auch das Schreiben eines Etappendelegierten vom 3. Juli 1916. In: GLAKa, 456 F 114 Nr. 195.

15 Vgl. hierzu z. B. den Brief einer Schwäbisch Haller Diakonisse vom 10. Dezember 1917. In: ArchDiakHall, 43/94.

16 Vgl. hierzu eine Liste mit den vom preußischen Kriegsministerium vorgeschriebenen Ausweispapieren beim Grenzübergang vom 3. Mai 1916. In: HStArchSt, M 1/8 Bü 170.

17 Vgl. hierzu das Schreiben des preußischen Kriegsministeriums vom 3. Mai 1916. In: GLAKa, 456 F 116, Nr. 94.

wollten,[18] oder sie entpuppten sich als Schwindlerinnen.[19] Erschwerend kam hinzu, dass die Angehörigen der freiwilligen Krankenpflege nicht immer ihre Neutralitätsbinde, die sie als legitime Schwestern bzw. Pfleger auszeichnete, über ihren Ärmel gestreift hatten. Die Grenzsoldaten konnten sie daher nicht von „Schwinderlinnen" und anderen nicht autorisierten Personen unterscheiden. Das Pflegepersonal wurde daher auch mehrfach ermahnt, die Neutralitätsbinde zu tragen.[20]

Gegenwärtig war auch die Furcht vor Prostituierten, die, als Rot-Kreuz-Schwester verkleidet, ihr Betätigungsfeld suchten.[21] Weibliche Spione hätten in den Kriegslazaretten ein reiches Informationsfeld gefunden.

Bei den Kontrollen von Zivilisten an den Grenzübergängen ging man offenbar nur stichprobenartig vor. Einer Rot-Kreuz-Schwester wurde beim Übertritt in das verbündete Bulgarien ihr Fotoapparat konfisziert, den sie im Koffer deponiert hatte. Die Kollegin, die mit ihr reiste, trug ihren unbemerkt in der Manteltasche, und auch der nach ihnen kommende Herr, der einen Apparat bei sich im Koffer hatte, wurde nicht kontrolliert.[22] In nur einem bekannten Fall wurden Schwestern einer Leibesvisitation unterzogen, was für sie neu war.

Zwar wusste jeder, dass die freiwillige Krankenpflege seit der Kriegs-Sanitäts-Ordnung vom Jahr 1878 der Befehlsgewalt des Militärs unterstellt war, doch nicht, was das bedeutete. War die Logik eines Befehls nicht nachvollziehbar, wurde er unter Umständen nicht befolgt.[23] Der Aufforderung, bei Anbruch der Dunkelheit wegen der Fliegergefahr das Licht zu löschen, kam nicht jeder nach. Manche Briefeschreiberin musste am Abend von der Wache aufgefordert werden, ihr schwaches Licht, das ohnehin kaum Helligkeit ausstrahlte, zu löschen. Nachdem ein Lazarettdirektor bei einem Schwesternappell im durchaus ernsten Ton meinte, wer das Fenster im Lazarett nicht verhängt habe, würde „heimgejagt", schrieb eine Schwester amüsiert am selben Abend an ihre Freundin, wenn es nur das wäre, dafür würden sie alle gerne nach Hause geschickt. Sie fügte hinzu, dass man bei der Gelegenheit auch einen Vorhang über den Mond hängen sollte, weil er das Lazarett so hell anstrahlte, dass ein Verdunkeln nicht viel nütze.[24] Im Laufe des Krieges waren auch die Lazarette, obwohl sie ein großes rotes Kreuz als solche kennzeichnete, Ziele von Luftangriffen. Deshalb sollten sie zur Sicherheit verdunkelt werden, damit sie von den feindlichen Fliegern nicht gesichtet werden konnten.

18 Vgl. hierzu den Zeitungsartikel im „Deutschen Reichsanzeiger" vom 19. Oktober 1914. In: HStArchSt, E 40/72 Bü 607.
19 Vgl. hierzu das Schreiben des Chefs des Feldsanitätswesens vom 31. Januar 1917. In: GLAKa, 456 F 116 Nr. 63.
20 Vgl. hierzu z. B. das Schreiben des Chefs des Feldsanitätswesens vom 31. Dezember 1916. In: GLAKa, 456 F 116 Nr. 63.
21 Vgl. hierzu Hirschfeld/Gaspar (1981), S. 127.
22 Vgl. hierzu den Brief einer Rot-Kreuz-Schwester vom 19. April 1916. In: DTA, 588.
23 Vgl. hierzu die Aufzeichnungen eines Jesuitenfraters. In: ADPSJ, 00/752 t1-2, S. 17.
24 Vgl. hierzu den Brief einer Schwäbisch Haller Diakonisse vom 10. November 1916. In: ArchDiakHall, 43/90.

Andere Befehle befolgten sie, ohne jedoch ihren Sinn zu verstehen, denn das Militär schien in seinen Entscheidungen inkonsequent oder irrational. Wie bereits im Kapitel zur Seuchenpflege beschrieben, war dem größten Teil der Schwestern aus Sicherheitsgründen die Fleckfieberpflege verboten, wohl aber durften sie zu allen anderen Seuchenstationen. Auch sollten die Schwestern wegen der hohen Ansteckungsgefahr keine Fleckfieberpatienten aus der Zivilbevölkerung pflegen, außer, wenn der Betrieb über Hand genommen hatte und Schwestern gebraucht wurden oder kein einheimisches Personal zur Verfügung stand.[25] Die Ansteckungsgefahr blieb natürlich die gleiche. Auch die Verteilung der Schwestern auf ihre Stationen wurde kritisiert, wenn z. B. in einem Lazarett Krankenschwestern in die Küche sollten, weil Küchenschwestern fehlten, während in einer anderen Abteilung Küchenschwestern in die Pflege mussten, weil dort ein Mangel an Krankenschwestern herrschte.[26] Bei geringer Bettenbelegung baten die Schwestern um Urlaub, weil sie ohnehin nichts zu tun hatten. Wenn allerdings Gefechte erwartet wurden, worüber das Militär sie jedoch nicht informierte, mussten sie bleiben.[27] Die Jesuitenfratres, die solche Anordnungen unsinnig fanden, entfernten sich in ruhigen Zeiten auch ohne militärische Erlaubnis für einen kleinen Ausflug.[28] Dass es beim Militär keine Sonntage gab, schmerzte vor allem das konfessionelle Personal, es wurde aber akzeptiert. Es kam allerdings vor, dass sie, statt in die Kirche gehen zu dürfen, Gebäude putzen sollten, die dann doch nicht gebraucht wurden. In solchen Fällen waren sie verärgert.[29] Wenig Verständnis hatten sie auch für Befehle, von denen der eine den anderen wieder aufhob, weil sie dann nicht mehr wussten, woran sie waren.[30]

Auch mit der Organisation der Lazarette waren nicht alle kritiklos einverstanden. Jeder, der sich dazu äußerte, war davon überzeugt, dass, unabhängig von der Verfügbarkeit von Material und Personal, eine gute oder schlechte Organisation von den führenden Militärs der Lazarettverwaltung abhängig war.[31] Ein Arzt verkündete den Schwestern offen, dass in der Hauptsache „nach Aussen hin" alles in Ordnung sein müsse. So durfte kein Papierstück am

25 Vgl. hierzu die Abschrift eines Armeearztes vom 21. März 1916. In: GLAKa, 456 F 116 Nr. 94. Vgl. hierzu auch den Brief einer Rot-Kreuz-Schwester in Konstantinopel vom 19. Mai 1917, die in einer Fleckfieberstation arbeitete. In: GLAKa, 69 Badische Schwesternschaft Nr. 155.

26 Vgl. hierzu z. B. das Schreiben eines Kriegslazarettdirektors vom 18. September 1917. In: HStArchSt, M 1/8 Bü 171.

27 Vgl. hierzu z. B. den Brief einer Schwäbisch Haller Diakonisse vom 30. März 1915. In: ArchDiakHall, 43/35.

28 Vgl. hierzu die Aufzeichnungen eines Jesuitenfraters. In: ADPSJ, 00/752 t1-2, S. 14.

29 Vgl. hierzu z. B. die Briefe von Schwäbisch Haller Diakonissen vom 7. März 1915 und vom 10. Juni 1917. In: ArchDiakHall, 43/36 und 43/102.

30 Vgl. hierzu z. B. den Brief einer Schwäbisch Haller Diakonisse vom 10. Dezember 1917. In: ArchDiakHall, 43/94.

31 Vgl. hierzu z. B. die Aufzeichnungen von Schwester Rosa Bendit. In: CAHJP, Sammlung Gustav Feldmann, P 32/20, S. 53 f.

Boden liegen. Gleichzeitig fehlte es den Patienten am Nötigsten.[32] Verheerende Zustände in den Seuchenlazaretten der östlichen Gebiete wurden unabhängig voneinander von den Pflegern und Schwestern dem Versagen der Verwaltung und der leitenden Ärzte angelastet. Ein Arzt ließ sich nicht einmal bei der Visite blicken, weil er Angst vor Bakterien hatte.[33] Wollte sich dagegen ein Militärarzt im Kriegseinsatz für eine spätere Karriere profilieren, musste alles streng geregelt sein, was nur auf Kosten des Personals möglich war, das wegen geringster Fehler bestraft werden konnte. Als der Etappeninspektor während einer seiner gefürchteten Visitationen in den Lazaretten die Kopftafeln der Patienten nicht vollständig ausgefüllt sah – es fehlte der Vermerk zur Zusatzkost, die viele Patienten ohnehin nicht erhielten – wurde dem Stationsaufseher mit Arrest gedroht, wenn die Tafeln bis zum folgenden Tag nicht in Ordnung seien.[34] Da diese Kopftafeln auch die Schwestern ausfüllten, hatten diese vermutlich noch am Abend sämtliche Tafeln zu überprüfen und zu vervollständigen. Wenn der Arzt während der Visite mit den Schwestern Fehler auf den Kopftafeln entdeckte, wurde die Schwester darauf aufmerksam gemacht, es drohte ihr jedoch kein Arrest.[35] Desweiteren hatten die Schwestern laut Befehl den Stationsaufseher bei seinen Arbeiten zu unterstützen, was sie sicherlich auch taten. So hatte ein Aufseher nur einen Abend Zeit, eine Inventurliste zu erstellen. Am kommenden Morgen wollte der Arzt „Stichproben" entnehmen. Hier mussten alle Geräte und Gegenstände in der Station erst gesucht, dann gezählt und schließlich verzeichnet werden.[36]

Die zur Gehorsamspflicht erzogenen katholischen Schwestern und Brüder bzw. Fratres hatten mitunter Probleme, den militärischen Befehlen Folge zu leisten, da sie sich durch ihr Gelübde dem Orden verpflichtet fühlten und nicht dem Militär.[37] Indem sie den Weisungen des Militärs folgten, unterliefen sie ungewollt die Autorität ihrer Vorgesetzten.[38] So weigerte sich beispielsweise eine Ordensschwester, in ein Erholungsheim zu gehen. Sie meinte, dass sie eine Auszeit nicht nötig habe und bat ihre Oberin in der Heimat, ihr die Erlaubnis zu verweigern, was diese auch tat. Die Tatsache, dass der Militärarzt sich am Ende durchsetzte und die Schwester wegschickte, verstand sie nicht, noch weniger, dass ihre Mutter Oberin ihre keine Anweisungen geben durfte.[39]

32 Vgl. hierzu die Aufzeichnungen von Schwester Rosa Bendit. In: CAHJP, Sammlung Gustav Feldmann, P32/20, S. 40.

33 Vgl. hierzu die Aufzeichnungen eines Jesuitenfraters. In: ADPSJ, 00/752 t1-2, S. 50. Vgl. auch den Brief einer Schwäbisch Haller Diakonisse vom 31. August 1916. In: ArchDiak-Hall, 43/67.

34 Lazarettbefehl vom 25. Februar 1917. In: GLAKa, 69 Badische Schwesternschaft Nr. 33.

35 Lazarettbefehl vom 24. Juli 1917. In: GLAKa, 69 Badische Schwesternschaft Nr. 33.

36 Lazarettbefehl vom 5. März 1917. In: GLAKa, 69 Badische Schwesternschaft Nr. 33.

37 Vgl. hierzu die Aufzeichnungen eines Jesuitenfraters. In: ADPSJ, 00/752 t1-2, S. 17. Vgl. zu diesem Problem auch das Schreiben der Oberin der Grauen Schwestern vom 27. Juni 1916 oder vom 12. Juni 1916. In: CSSE, HAL 506 und MH 796.

38 Vgl. hierzu die Aufzeichnungen eines Jesuitenfraters. In: ADPSJ, 00/752 t1-2, S. 17.

39 Vgl. hierzu den Brief einer Ordensschwester vom 7. Mai 1915. In: ArchASAach, Nr. 2-014.

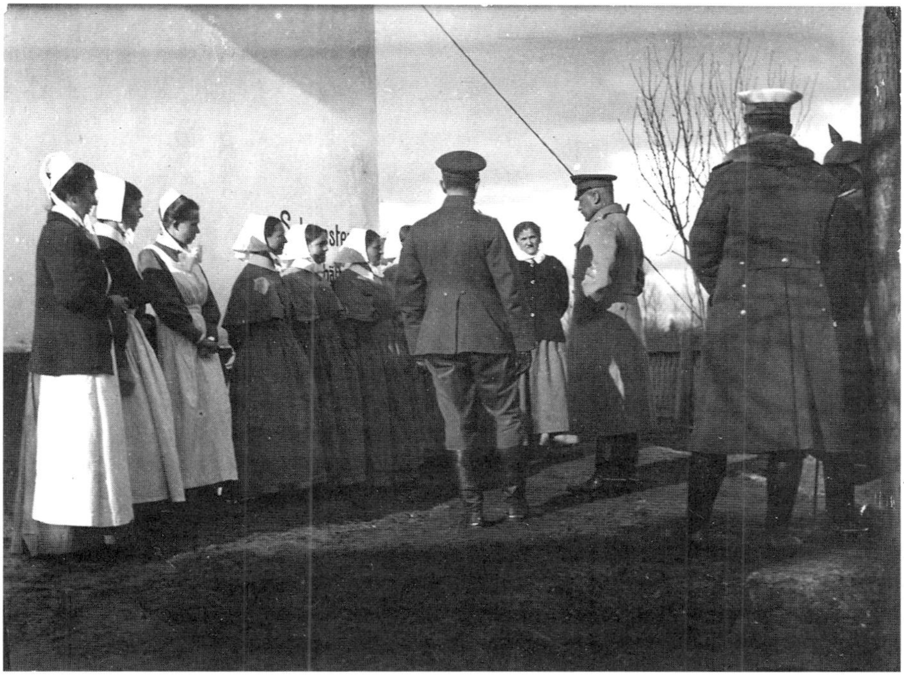

Quelle: Diakarchiv Schwäbisch Hall. Besuch eines Generals

Das gesamte Personal der freiwilligen Krankenpflege unterstand, wie erwähnt, auch der Militärgerichtsbarkeit. Das bedeutete, dass der jeweilige militärische Vorgesetzte im Falle eines Vergehens einen Angehörigen der freiwilligen Krankenpflege unter Arrest stellen konnte, bzw. in schwerwiegenden Fällen eine Untersuchung vornahm.[40] Wenn die Krankenwärter, die zum großen Teil keine militärische Ausbildung besaßen und daher auch wenig Verständnis für militärische Vorgehensweisen hatten, gegen die Regeln verstießen, wurden sie bzw. einige von ihnen eingesperrt.[41] Von den Schwestern ist diesbezüglich kein Fall bekannt. Die Tatsache, dass sie nicht immer das Licht in den Lazaretten löschten, oder, was ebenfalls verboten war, aus Mitleid die verarmte Zivilbevölkerung in den besetzten Ländern mit Lebensmitteln aus ihrer Küche versorgten, zog keine Konsequenzen nach sich, obwohl diese Schwestern eindeutig gegen die Befehle handelten. In einem Fall wurde eine Küchenschwester zwar deshalb in die Heimat entlassen, man

40 Vgl. hierzu ein Schreiben eines stellvertretenden Etappeninspekteurs vom 26. Januar 1917, wonach der fälschlich ausgesprochene Diebstahlverdacht einer Schwester seiner Meinung nach überflüssigerweise zivilgerichtlich untersucht wurde. In: GLAKa, 456 F 116 Nr. 63.

41 Vgl. z.B. den Brief eines Rot-Kreuz-Pflegers vom 7. April 1918. In: Wolfangel (2003), S. 142.

stellte jedoch in dem Entlassungsschreiben ihre ungenügende Leistung als Köchin in den Vordergrund.[42]

Obwohl vor allem dem weiblichen Pflegepersonal das Militär während der gesamten Kriegszeit fremd blieb, wurde ihnen sehr schnell dessen spezifischer Sprachgebrauch zur Gewohnheit. Begrifflichkeiten wie „Einberufungsbefehl", „in Marsch setzten", „zum Appell antreten" wurden nicht nur konsequent übernommen, sie benutzen die Ausdrücke auch mit einem gewissen Stolz. Schließlich waren sie in den Etappen denselben Gefahren ausgesetzt wie die dort stationierten Soldaten.[43] Wie diese gehörten sie zu dem Teil der Gesellschaft, der für das Vaterland „aktiv" am Kriegsgeschehen teilnahm.[44]

Diese Auffassung wurde öffentlich unterstützt. Als im dritten Kriegsjahr 140 Pfleger und 90 Pflegerinnen gezählt wurden, die in der Pflichterfüllung ihres Dienstes in den Lazaretten gestorben waren, achtete man sie als „auf dem Felde der Ehre" gefallen.[45]

4.1.2 Unter Schwestern

Allen Schwestern war gemeinsam, dass sie sich in den Etappen fern von ihrem Mutterhaus oder den sie betreuenden Vorgesetzten befanden und nun unter dem Befehl der Militärärzte standen. In allen anderen Dingen unterschieden sie sich: in ihrer sozialen und lokalen Herkunft, ihrer Religion, ihren Trachten, ihrer Ausbildung und ihren Berufserfahrungen. Nachdem sich die verschiedenen Religionsgemeinschaften während der Reichskriege konkurrierend in den Lazaretten gegenüber gestanden hatten,[46] setzte der Malteserorden im Jahr 1900 gegenüber dem Kriegsministerium durch, dass in einem Lazarett nur Schwestern oder Brüder einer Kongregation arbeiten sollten,[47] was jedoch im Laufe des Krieges nicht eingehalten werden konnte.[48] Die Schwestern wie auch die Brüder blieben zwar gerne unter sich,[49] doch waren sie nicht grundsätzlich abgeneigt, mit anderen Kolleginnen und Kollegen zusammenzuarbeiten. Allein im Seuchenlazarett im französischen Inor waren Schwestern und

42 Vgl. hierzu die Schreiben der Stabsärzte vom 1. November 1916 und 6. November 1916. In: GLAKa, F 116 Nr. 63.

43 Zur „Kriegspartizipation" von Frauen in Frontnähe vgl. Hagemann: Kraft (2002), S. 87.

44 Vgl. hierzu den Brief einer Schwäbisch Haller Diakonisse vom 20. Dezember 1915. In: ArchDiakHall, 43/90.

45 Vgl. hierzu den Zeitungsartikel in der „Täglichen Rundschau" vom 11. Juni 1917. In: HStArchSt, M 1/11 Bü 874.

46 Vgl. hierzu das Kapitel „Interkonfessionelle Konkurrenz 1884" in der Dissertation von Annett Büttner: „Der Krieg mit seinem Elend will nicht in den Geschichtsbüchern, sondern in den Spitälern studirt sein". Die freiwillige konfessionelle Kriegskrankenpflege im 19. Jahrhundert. Erscheinungstermin voraussichtlich 2013.

47 Vgl. hierzu die Bestimmungen und Sonderbestimmungen vom 27. Januar 1900. In: ZOW, Maltesergenossenschaft/Kriegskrankenpflege 1887, 1899–1918.

48 Vgl. hierzu Kapitel „2.2. Einsatzplanung" dieser Arbeit.

49 Vgl. hierzu z. B. den Brief einer Diakonisse vom 27. Dezember 1915. In: DiakAugsburg, Akte 1. Weltkrieg E.

Brüder aus 13 Kongregationen und Orden vertreten,[50] außerdem Diakonissen, Rot-Kreuz-Schwestern verschiedener Mutterhäuser, Schwestern aus der jüdischen Schwesternschaft, freie Schwestern, und das, wie eine Ordensschwester rückblickend feststellte, in „Eintracht und Harmonie",[51] was von einer zur gleichen Zeit dort arbeitenden jüdischen Schwester bestätigt wurde.[52]

Ein gutes oder schlechtes Auskommen miteinander war scheinbar nie von der Religionszugehörigkeit allein abhängig.[53] Evangelische, katholische sowie jüdische Schwestern und Pfleger tolerierten sich und besuchten gemeinsam die Gottesdienste in den Synagogen oder in der Kirche.[54] Die Diakonissen kamen mitunter mit den katholischen Ordensschwestern und mancher Rot-Kreuz-Schwester besser zurecht als mit den Schwestern einer anderen Diakonie.[55] Auch arbeiteten umgekehrt die Rot-Kreuz-Schwestern gerne mit Diakonissen oder Ordensschwestern zusammen,[56] während es durchaus auch unter Schwestern verschiedener Orden oder Kongregationen Differenzen gab.[57]

Eine nicht bekannte Zahl von Diakonissen wechselte im Laufe ihres Einsatzes sogar zum Roten Kreuz, zum Teil, weil sie sich in ihrer Gemeinschaft eingeengt fühlten.[58] Lediglich von den freien Schwestern distanzierten sich einige Diakonissen, weil sie befürchteten, ihr Mutterhaus in einen schlechten Ruf zu bringen, wenn sie mit ihnen in Verbindung gebracht würden. Anderen-

50 Becker (1919), S. 21. Vgl. auch die Aufzeichnungen der Jesuitenfratres. Demnach waren im Maltesertrupp 51 elf Schwesternkongregationen vertreten, außerdem Brüder aus verschiedenen Orden und Laborantinnen vom Roten Kreuz. In: ADPSJ, 00/752 s3-t3, S. 12.

51 Vgl. hierzu die Aufzeichnungen von Schwester M. Adelara. In: ZOW, Akten I. Weltkrieg. Anlagen zu Kriegschronik 1914–1918, S. 85.

52 Vgl. hierzu die Aufzeichnungen von Schwester Rosa Bendit. In: CAHJP Sammlung Gustav Feldmann, Bestand P32/20, S. 56.

53 Vgl. hierzu auch den Brief einer Schwäbisch Haller Diakonisse vom 27. November 1914. In: ArchDiakHall, 43/41.

54 Vgl. hierzu die Aufzeichnungen von Schwester Rosa Bendit. In: CAHJP, Sammlung Gustav Feldmann, P32/20, S. 31.

55 Vgl. z. B. für die Sympathie zu Rot-Kreuz-Schwestern den Brief einer Schwäbisch Haller Diakonisse vom 28. Dezember 1914. In: ArchDiakHall, 43/42 und zu der ablehnenden Haltung den Brief einer anderen Schwäbisch Haller Diakonisse vom 26. Dezember 1915. In: ArchDiakHall, 43/57. Zu einer Beschwerde über eine Diakonisse, die jedem das Leben schwer gemacht haben soll, vgl. den Brief derselben Diakonisse vom 23. Mai 1916. In: ArchDiakHall, 43/57. Vgl. außerdem die Aufzeichnungen einer Rot-Kreuz-Schwester, die gerne mit einer Diakonisse zusammengearbeitet hatte. In: DTA, 92/1, S. 10. Vgl. auch den Brief einer Diakonisse aus Augsburg vom 29. August 1914, deren Kollegin nicht mit den Diakonissen aus Neuendettelsau zusammenarbeiten mochte. In: DiakAugsburg, Akte 1. Weltkrieg E.

56 Vgl. hierzu z. B. den Brief einer Rot-Kreuz-Schwester vom 13. November 1917. In: GLAKa, 69 Badische Schwesternschaft Nr. 32.

57 Vgl. hierzu den Brief einer Ordensschwester vom 23. Mai 1916. In: ArchKBS, Erster Weltkrieg Lazarette Mappe II.

58 Vgl. hierzu z. B. die Briefe von Schwäbisch Haller Diakonissen vom 10. August 1916 und vom 4. und 24. Februar 1917. In: ArchDiakHall, 43/95 und 43/25. Vgl. auch den Brief einer Diakonisse aus Bielefeld vom 10. Januar 1916, die von mehreren Rot-Kreuz-Schwestern spricht, die vorher Diakonissen waren. In: Sarepta, Briefe verschiedener Schwestern vornehmlich I. Weltkrieg.

orts gab eine freie Helferin an, am liebsten mit Diakonissen zu arbeiten, weil diese nett zu ihr seien, während die Rot-Kreuz-Schwestern einen rauen Umgang miteinander hätten.[59]

Ausschlaggebend für ein gutes oder schlechtes Zusammenleben waren also vielmehr die individuellen Ansichten und Erwartungen. In den charakterlichen Beschreibungen ihrer Kolleginnen reichte die Bandbreite von „sehr ruhig“[60], „lieb und nett“[61], bis „aufgeregt und herrschsüchtig“[62], „gräulich“[63], „rechthaberisch“ und „nervös“,[64] „egoistisch“ oder „hochfahrend“[65]. Die Schwestern wurden außerdem als selbstbewusst, eloquent, berufserfahren, durchsetzungsfähig, lebenslustig, unvernünftig oder arbeitsscheu beschrieben. Dabei kamen in der Regel die ruhigen und zurückhaltenden Diakonissen sehr gut mit den selbstbewussten und berufserfahrenen Rot-Kreuz-Schwestern zurecht, wenn diese freundlich waren. Letztere halfen auch den schwächeren Kolleginnen und ermunterten sie, ihre Rechte einzufordern,[66] denn sich durchzusetzen, Wünsche zu äußern oder sich zu wehren, hatten einige der Schwestern nie gelernt.[67] Wenn sie sich nicht vertrugen, aber aus dem Weg gehen konnten, weil sie in verschiedenen Sälen arbeiteten und getrennt wohnten, war ein Auskommen der verschiedenen Naturen gerade noch möglich. Den aufkommenden Zorn schrieben sich die Schwestern von der Seele.[68]

Auch die unterschiedlichen Lebensanschauungen waren individuell geprägt. Wer mit wem am Ende am besten zurechtkam, hing vom jeweiligen Temperament ab und nicht unbedingt von einer konfessionellen Prägung. Auch unter den Diakonissen gab es lebenslustige und vergnügte Schwestern, die den Herrenkontakt nicht scheuten, während strenge und strebsame Schwestern unter den freien und den Rot-Kreuz-Schwestern zu finden waren.[69]

59 Vgl. hierzu die Aufzeichnungen einer freien Schwester. In: LandesbiblSt, N 99,1, S. 38f.
60 Vgl. hierzu z.B. den Brief einer Schwäbisch Haller Diakonisse vom 28. Dezember 1914. In: ArchDiakHall, 43/42.
61 Vgl. hierzu z.B. den Brief einer Schwäbisch Haller Diakonisse vom 9. Februar 1915. In: ArchDiakHall, 43/40.
62 Vgl. hierzu z.B. den Brief einer Schwäbisch Haller Diakonisse vom 28. Dezember 1914. In: ArchDiakHall, 43/42.
63 Vgl. hierzu den Brief einer Rot-Kreuz-Schwester vom 25. Dezember 1915. In: DTA, 588.
64 Vgl. hierzu den Brief einer Schwäbisch Haller Diakonisse vom 24. Februar 1915. In: ArchDiakHall, 43/66.
65 Vgl. hierzu den Brief einer Schwäbisch Haller Diakonisse vom 9. Oktober 1915. In: ArchDiakHall, 43/66.
66 Vgl. hierzu z.B. den Brief einer Schwäbisch Haller Diakonisse vom 8. Oktober 1915. In: ArchDiakHall, 43/66.
67 Vgl. hierzu den Brief einer Schwäbisch Haller Diakonisse vom 8. Oktober 1915. In: ArchDiakHall, 43/66.
68 Vgl. hierzu z.B. den Brief einer Schwäbisch Haller Diakonisse vom Februar 1915. In: ArchDiakHall 43/53. Vgl. auch den Brief einer Diakonisse, in dem sie ausführlich über eine für sie schwierige Kollegin berichtet. In: DiakAugsburg, Akte 1. Weltkrieg E.
69 Vgl. hierzu z.B. die Briefe einer Rot-Kreuz-Schwester vom 20. Oktober 1916, 13. Januar 1917 und 19. April 1918. In: DTA, 588.

Mitunter hart geführte Auseinandersetzungen resultierten auch aus der Häufung von alltäglichen menschlichen Gewohnheiten, die sich in ihrer Wirkung aufgrund des beengten Zusammenlebens mit der Zeit potenzierten und am Ende dazu führen konnten, dass eine Schwester sich aus der Gemeinschaft ausschloss. Fast immer teilten sich mindestens zwei, meistens mehr Schwestern ein Zimmer und hatten auch sonst keine Ausweichmöglichkeiten.

Zwei Diakonissen, die sich ein Nachtlager teilten, zankten sich, weil sich eine in der Nacht ständig drehte und die andere dadurch um den Schlaf brachte. Andere gerieten in einen Streit, weil sich die eine immer am Strumpf kratzte und die andere das Kratzgeräusch nicht ertragen konnte.[70] Wenn man die Störungen nicht mehr in freundlichem Ton unterbinden konnte, sei es, dass die Hemmschwellen inzwischen gesunken waren oder man in der anstrengenden Zeit nervös war, ergab ein Wort das andere. Die Streitigkeiten gipfelten darin, dass man sich auf offenem Lazaretthof anschrie. Wenn sich die Schwestern aufgrund der beengten Lage nicht mehr vertragen konnten, ließen sie sich versetzen[71] oder schieden ganz aus einer Gemeinschaft aus.[72] Den engsten Raum teilte sich das Begleitpersonal in den Zügen. Hier war gutes Vertragen besonders wichtig.[73] Wenn jedoch auch in den Zügen unterschiedliche Temperamente oder ordentliche auf unordentliche Schwestern trafen, konnte es hier ebenfalls zu Differenzen kommen.[74] Ursache von Streitigkeiten waren häufig Nichtigkeiten, wie sie selbst angaben, die zu kurzen, aber heftigen Auseinandersetzungen und Tränen führten. Neben den beengten Wohnverhältnissen entstanden sie durch die viele und schwere Arbeit, die die Schwestern gereizt und nervös machte.[75]

Eine der wichtigsten Voraussetzungen für ein reibungsloses Zusammenleben war eine gleichberechtigte Behandlung aller Schwestern sowie ein angemessener und respektvoller Umgang seitens der militärischen Vorgesetzten. Unter der autoritären, aber als gerecht eingeschätzten ärztlichen Leitung des Seuchenlazarettes in Inor wurden diese Bedingungen weitgehend eingehalten. Dazu fand alle 14 Tage eine Schwesternkonferenz statt, auf der jede ihre Anliegen vorbringen durfte.[76] Weiterhin standen dem gesamten Personal ausrei-

70 Vgl. hierzu den Brief einer Rot-Kreuz-Schwester vom 11. November 1917. In: DTA, 588.

71 Vgl. hierzu den Brief einer Schwäbisch Haller Diakonisse vom 16.–22. Februar 1915. In: ArchDiakHall, 43/35.

72 Vgl. hierzu z. B. die Briefe einer Schwäbisch Haller Diakonisse vom 4. und 24. Februar 1917. In: ArchDiakHall, 43/25.

73 Vgl. hierzu z. B. den Brief einer Schwäbisch Haller Diakonisse vom 2. Oktober 1918. In: ArchDiakHall, 43/56.

74 Vgl. hierzu den Brief einer Johanniter-Schwester vom 30. November 1915. In: HStArchSt, P 7/1 Bü 237.

75 Vgl. hierzu die Aufzeichnungen von Schwester Rosa Bendit. In: CAHJP, Sammlung Gustav Feldmann, P 32/20, S. 81. Vgl. hierzu auch den Brief einer Schwäbisch Haller Diakonisse vom 11. November 1915. In: ArchDiakHall, 43/37.

76 Vgl. hierzu die Aufzeichnungen von Schwester M. Adelara. In: ZOW, Akten I. Weltkrieg. Anlagen zu Kriegschronik 1914–1918, S. 85, und die Aufzeichnungen von Schwester Rosa Bendit. In: CAHJP, Sammlung Gustav Feldmann, P32/20, S. 54.

chend Essen und saubere Unterkünfte zur Verfügung, was als Anerkennung ihrer Person gewertet wurde.[77] Sie fühlten sich dadurch den Umständen entsprechend gut aufgehoben und respektiert.

Zu Konflikten kam es dennoch. Diese waren darin begründet, dass sich einige Schwestern übervorteilt fühlten. Gegenstand eines Streits war z.B., wie auch anderenorts, die Schwesternwäsche. Sie sollte aus Hygienegründen in der Lazarettwäscherei gewaschen werden. Den Gedanken, dass ihre Kleider mit der schmutzigen Patientenwäsche zusammen kamen, mochten die Schwestern jedoch nicht. Deshalb bevorzugten sie es, ihre Sachen in einer teuren Wäscherei im Ort abzugeben, in der Annahme, die Auslagen dafür ersetzt zu bekommen. Aus Rücksicht auf die katholischen Schwestern, die ihre Wäsche selbst besorgten, beschloss die Lazarettverwaltung, dass alle Diakonissen, Rot-Kreuz-Schwestern und jüdischen Schwestern ihre Wäsche entweder im Lazarett abgaben oder die Privatwäsche selbst bezahlten.[78] Als sich die Schwestern gemeinsam dagegen verwahrten, wurde ihnen knapp vier Wochen später auch für Privatwäschereien eine Auslage zugesprochen.[79] Die Ordensschwestern, die bis dahin stolz darauf gewesen waren, dass sie diese Arbeit selbst erledigten und ihre Wäsche weißer wuschen als das Militär,[80] bestanden nun ebenfalls auf einer französischen Wäschehilfe, um nicht alles selbst machen zu müssen.[81] Dies wurde zwar von einigen Schwestern mit einer spitzen Bemerkung zur Kenntnis genommen, hatte jedoch weiter keine Auswirkungen auf das Zusammenleben, weil sich alle mit ihrer Meinung den Ordensschwestern gegenüber zurückhielten.

Eine gleichberechtigte Behandlung war auch deshalb nicht immer gegeben, weil einige Ärzte parteilich waren. Dies führte in der Folge zu Spannungen unter den Schwestern. Beispielsweise standen sich Schwestern aus dem bäuerlichen Bereich und aus angesehenen Familien oder Gemeindeschwestern und berufserfahrene Schwestern aus großstädtischen Krankenhäusern gegenüber. In einem kleinen Feldlazarett arbeiteten beispielsweise sechs Schwestern, von denen drei Diakonieschwestern über jahrelange Berufserfahrung in großen Krankenhäusern bei namenhaften Professoren verfügten und sich die Gunst der Feldärzte nicht nur dadurch sicherten. Nach Meinung der anderen Kolleginnen zeigten sie sich außerdem den Ärzten gegenüber als sehr kontaktfreudig und drängten sich in den Vordergrund, so dass sie, bewusst oder unbewusst, die beiden anderen Diakonissen, beides Gemeindepflegerinnen, in einem schwachen

77 Vgl. hierzu z.B. die Aufzeichnungen von Schwester Rosa Bendit. In: CAHJP, Sammlung Gustav Feldmann, P32/20, S. 53f.

78 Vgl. hierzu die Aufzeichnungen von Schwester Rosa Bendit. In: CAHJP, Sammlung Gustav Feldmann, P32/20, S. 57.

79 Vgl. hierzu die Aufzeichnungen von Schwester Rosa Bendit. In: CAHJP, Sammlung Gustav Feldmann, P32/20, S. 61.

80 Vgl. hierzu die Aufzeichnungen einer Ordensschwester. In: ADJC, Kriegskrankenpflege. Verhandlungen 1915–1919.

81 Vgl. hierzu die Aufzeichnungen von Schwester Rosa Bendit. In: CAHJP, Sammlung Gustav Feldmann, P32/20, S. 61.

Licht erscheinen ließen.[82] Die einzige Helferin in dieser Gruppe, eine Offiziersgattin, wurde ebenfalls bevorzugt und als Operationsschwester angelernt, während man den Diakonissen nichts zutrauen mochte und sie sogar aus der Pflege nahm. Zudem verlangten die Diakonieschwestern Betten, während die Diakonissen eingerollt in ihren Decken schliefen.[83] Letztere fühlten sich gedemütigt und fanden sich schließlich durch eine neue Kollegin, eine Rot-Kreuz-Schwester, bestätigt.[84] Zu einem offenen Konflikt unter den Schwestern oder mit den Ärzten kam es dennoch nicht, weil die betroffenen Diakonissen, wie viele andere auch, der Meinung waren, es sei besser, darüber zu schweigen.[85]

Konfrontationen aufgrund der Zugehörigkeit zu unterschiedlichen Gesellschaftsschichten, wie im obigen Feldlazarett, wurden selten beschrieben. Nach Ansicht der Schwestern waren die Helferinnen, die aus dem gehobenen Bürgertum oder Adel kamen, entweder nicht sehr engagiert und verrichteten ihre Arbeit auch nur mäßig befriedigend,[86] oder sie waren sehr nett und fleißig.[87] Schwestern oder Helferinnen aus gehobenen Gesellschaftsschichten, die einen Vorteil aus ihrer Position ziehen wollten, schien es nur selten gegeben zu haben. Als eine Rot-Kreuz-Schwester und zugleich Generalstochter für sich und ihre Kolleginnen Offizierskost beanspruchte und diese Forderung unter Umgehung ihres direkten Vorgesetzen beim Armeearzt geltend machte, stieß sie allgemein auf Ablehnung. In der Folge musste die Verwaltung nun jeden befragten, ob er oder sie mit dem Essen und der Unterkunft zufrieden sei. Vermutlich hatte die Direktion zum Gesuch der Generalstochter Stellung zu nehmen.[88]

Ungerechtigkeiten in der Behandlung der Schwestern konnten auch vorkommen, wenn sie in ein Lazarett kamen, das von einem anderen Bundesstaat geführt wurde als dem, aus dem sie kamen. Trotzdem die Trupps unter sich bleiben wollten,[89] kam es mit der Zeit zu Durchmischungen. Eine von

82 Vgl. hierzu den Brief einer Schwäbisch Haller Diakonisse vom 22. Januar 1915. In: ArchDiakHall, 43/90.

83 Vgl. hierzu den Brief einer Schwäbisch Haller Diakonisse vom 22. Januar 1915. In: ArchDiakHall, 43/90.

84 Vgl. hierzu z. B. die Briefe einer Schwäbisch Haller Diakonisse vom 24. und 26. Februar 1915. In: ArchDiakHall, 43/66.

85 Vgl. hierzu den Brief einer Schwäbisch Haller Diakonisse vom 30. Oktober 1915. In: ArchDiakHall, 43/90.

86 Vgl. hierzu z. B. den Brief einer Schwäbisch Haller Diakonisse vom 31. August 1915. In: ArchDiakHall, 43/53.

87 Vgl. hierzu z. B. den Brief einer Schwäbisch Haller Diakonisse vom 8. Juli 1915. In: ArchDiakHall, 43/43. Vgl. auch die Ergebnisse von Yvonne McEwen über das Verhältnis der Helferinnen des „Voluntary Aid Detachment" zu den Vollschwestern. Die in der Presse propagierte schlechte Zusammenarbeit beider Parteien entspräche nicht der Wahrheit. Tatsächlich kämen die Schwestern und die Helferinnen gut miteinander zurecht. In: McEwen (2006), S. 117.

88 Vgl. hierzu den Brief einer Schwäbisch Haller Diakonisse vom 26. Dezember 1915. In: ArchDiakHall, 43/57.

89 Vgl. hierzu z. B. die Forderung des württembergischen Territorialdelegierten vom 6. Juli 1915, dass der württembergische Trupp geschlossen bleiben sollte. In: HStArchSt, M 1/8 Bü 168.

insgesamt nur zwei Rot-Kreuz-Schwestern, die unglücklicherweise als Preußinnen in einem württembergischen Feldlazarett waren, sollte auf Befehl des Stabsarztes eine Diakonisse in der Küche ablösen und fing stattdessen einen Streit mit ihr an. Der Küchen- wie auch der Wäschedienst gehörte zu den unbeliebtesten Aufgaben in einem Lazarettbetrieb. Beinahe alle, die dahin beordert wurden, fühlten sich ungerecht behandelt. Die Diakonisse ließ sich daher auch nicht auf Diskussionen ein und berief sich auf den militärischen Befehl ihrer Landsleute, woraufhin die Rot-Kreuz-Schwester meinte, sie wolle sich lieber einsperren lassen, als in der Küche zu arbeiten. Der württembergische Stabsarzt stand uneingeschränkt den Schwäbisch Haller Diakonissen bei und ermunterte sie sogar, sich über beide preußischen Schwestern zu beschweren, wohl in der Hoffnung, dass diese versetzt würden. Die Diakonissen waren jedoch mit der zweiten preußischen Kollegin befreundet, so dass sie diese Sache vergessen wollten.[90] Inwieweit für die Ärzte die Tatsache eine Rolle spielte, dass die preußischen Schwestern Angehörige des führenden Staates im Kaiserreich waren, ist nicht zu belegen, auch wenn andere die Preußen ebenfalls nicht mochten.[91] Manche Schwestern mochten auch die Hessen oder Bayern nicht, obwohl sie von ihnen gut behandelt worden waren.[92] Am liebsten waren sie in einer Abteilung unter sich, schon weil man die gleiche Sprache sprach.

Ein großes Leid der Schwestern verursachten die vermuteten oder tatsächlich gesponnenen Intrigen ihrer Kolleginnen oder auch der männlichen Kollegen. Eine Rot-Kreuz-Schwester, die sich bei der Verteilung der Arbeitseinsätze ungerecht behandelt fühlte, lief mitten in der Nacht ins Quartier der bereits schlafenden Diakonissen, um die bisherige Küchenschwester, die sie ablösen sollte, lautstark der Intrige zu bezichtigen. Sie warf ihr vor, ihre Oberin in der Heimat veranlasst zu haben, beim hiesigen Chefarzt die Versetzung anzuordnen. So viel Macht hatte keine Oberin in der Heimat gegenüber einem militärischen Chefarzt, und der Diakonisse ging der Vorwurf sehr nahe.[93]

In anderen Fällen wurden Intrigen vermutet, wenn Schwestern gegen ihren Willen in ein anderes Lazarett versetzt wurden. Der Grund für die Versetzungen war ihrer Meinung nach nicht, dass in dem anderen Lazarett Personal fehlte, sondern lag in den „Intrigenspielen" ehemaliger Kolleginnen, mit denen sie sich nicht verstanden hatten.[94] Wieder eine andere Schwester, die wegen ihrer ständigen Unzufriedenheit allen das Leben schwer machte, so dass sie schließlich von ihrem Mutterhaus abberufen wurde, bezichtigte die

90 Vgl. hierzu den Brief einer Schwäbisch Haller Diakonisse vom 27. Januar 1917. In: ArchDiakHall, 43/43.

91 Zu den Unstimmigkeiten der Soldaten unterschiedlicher bundesstaatlicher Herkunft gegenüber den preußischen Soldaten vgl. Ulrich/Ziemann (1994), S. 73ff.

92 Vgl. hierzu z.B. den Brief einer Schwäbisch Haller Diakonisse vom 10. August 1917. In: ArchDiakHall, 43/25.

93 Vgl. hierzu den Brief einer Schwäbisch Haller Diakonisse vom 24. Mai 1915. In: ArchDiakHall, 43/24.

94 Vgl. hierzu den Brief einer Rot-Kreuz-Schwester vom 11. Februar 1916. In: DTA, 588.

Kollegin, die versucht hatte, mit ihr zu reden, sich hinter ihrem Rücken über ihr Verhalten bei der Mutter Oberin beschwert zu haben.[95]

Einige Briefe von Schwestern an das Mutterhaus belegen, dass tatsächlich mitunter Intrigen hinter dem Rücken der Kolleginnen in der Heimat gesponnen wurden.[96] Sie schienen meist persönlich motiviert und waren bereits für die Betroffenen kaum zu ergründen. Vermutet wurden oft Missgunst und Eifersucht. Die Intrigantin oder der Intrigant, so wurde gemutmaßt, fühlte sich übergangen und ungerecht behandelt. [97] Sei es, dass eine Schwester ständig in der Angst lebte, mehr tun zu müssen als andere, oder dass ihr ein gutes und teilweise sehr privates Verhältnis mit den Ärzten geneidet wurde.

Die bestehenden Streitigkeiten in Schach zu halten, zu schlichten oder gar nicht erst aufkommen zu lassen und im Interesse der Schwesternschaft für eine gute Stimmung im Trupp zu sorgen, war unter anderem die Aufgabe einer Oberschwester.[98] Für dieses schwierige Amt wurden von den jeweiligen Mutterhäusern durchsetzungsfähige Schwestern ernannt, die zwischen den Schwestern, den militärischen und den Vorgesetzten in der Heimat zu vermitteln hatten. Dies war in den Etappen umso notwendiger, als verschiedentlich die Verhaltensregeln zumindest von dem Mutterhaus der Badischen Schwesternschaft gelockert wurden.[99] Die Befugnisse einer leitenden Schwester schienen allerdings unterschiedlich geregelt worden zu sein. Das Mutterhaus der Grauen Schwestern in Breslau stellte strenge „Verhaltungsmaßregeln“ auf und die vom Mutterhaus ernannte Oberschwester erhielt den Befehl, auf strenge Ordnung zu achten.[100] Eine Diakonisse beschwerte sich, weil sie „hier draußen“ zu wenig Rechte hätte.[101] Nennenswerte Beschwerden einer Oberschwester betrafen hauptsächlich den privaten Bereich, so z. B. wenn sich die Schwestern vor Soldaten in die Mittagssonne legten, sich intensiv mit jungen Offizieren, Patienten und Stationswärtern beschäftigten oder bei privaten Feierlichkeiten mit männlichem Personal erwischt wurden.[102] Ei-

95 Vgl. hierzu z. B. den Brief einer Schwäbisch Haller Diakonisse vom 6. März 1917. In: ArchDiakHall, 43/24.

96 Vgl. hierzu z. B. den Brief einer Rot-Kreuz-Schwester vom 22. Juli 1917. In: GLAKa, 69 Badische Schwesternschaft Nr. 32.

97 Vgl. hierzu z. B. den Brief einer Schwäbisch Haller Diakonisse vom 1. April 1915. In: ArchDiakHall, 43/66.

98 Vgl. hierzu z. B. das Schreiben eines Territorialdelegierten vom 21. Mai 1918. In: GLAKa, 69 Badische Schwesternschaft Nr. 33. Vgl. auch den Brief einer Diakonisse vom 8. September 1915. In: DiakAugsburg, Akte 1. Weltkrieg E.

99 Vgl. hierzu den Brief der Präsidentin der Badischen Schwesternschaft vom 10. Juli 1918. In: GLAKa, 69 Badische Schwesternschaft Nr. 33.

100 Vgl. hierzu das Schreiben der Oberin der Grauen Schwestern vom 20. August 1914 und die „Verhaltungsmaßregeln der Schwestern in den Militärlazaretten.“. In: CSSE, MH 996.

101 Vgl. hierzu z. B. den Brief einer Diakonisse vom 8. September 1915 und vom 29. August 1916. In: DiakAugsburg, Akte 1. Weltkrieg E.

102 Vgl. hierzu den Brief einer Oberschwester vom 20. April 1918, die eine Anzeige auch im Interesse der Mitschwestern erstattete, weil sich eine Hilfsschwester ihrer Auffassung nach zu intensiv mit den Männern beschäftigen würde. Vgl. auch die Briefe einer Ober-

nige wurden allerdings nach Hause geschickt, weil sie nach Ansicht der Oberschwester undiszipliniert waren, keine Ordnung auf der Station hielten und sich nicht in die Zusammenarbeit mit den anderen Schwestern fügten.[103] Auch kam es vor, dass sich Schwestern gegenüber Vorgesetzten im Ton vergriffen,[104] z. B. wenn sie in die Küche sollten. Die Vorfälle wurden vom Mutterhaus geprüft. Man stützte sich auf weitere Aussagen und die Gegendarstellungen der Betroffenen und entschied dann in der Heimat, ob eine Versetzung oder ein unehrenhafter Ausschluss aus der Schwesternschaft erfolgen sollte.[105]

Die Schwestern beschwerten sich durchaus auch über Oberschwestern, z. B. wenn aus ihrem Kreis eine zur Oberschwester bestimmt wurde, von der sie sich nichts sagen lassen wollten.[106] In seltenen Fällen schienen die Oberschwestern selbst gegen die Regeln zu verstoßen, indem sie beispielsweise ein Verhältnis mit einem männlichen Kollegen eingingen. Wenn das herauskam, wurde der Oberschwester nahegelegt, die Etappe zu verlassen, um unliebsamen Bemerkungen aus dem Weg zu gehen.[107] Eine Oberschwester, die glaubte, ein Verhältnis mit einem Witwer geheimhalten zu können, hatte nicht mit ihrer wachsamen Zimmerkollegin gerechnet, die sie mit ihrem Wissen zu erpressen schien und gleichzeitig unter der Hand die Sache weiter erzählte. Damit ihr die Gunst der Schwestern erhalten blieb, veranstaltete sie Schwesternabende mit Bier, die bei den meisten gut ankamen. Bei denen, die solche Feiern nicht mochten, weil sich die biertrinkenden und singenden Schwestern zu männlich verhielten, verlor sie zwar noch mehr an Respekt, es kam deshalb aber nicht zu offenen Konflikten.[108]

Neben ihrer Rolle als Vermittlerin und Aufpasserin hatte die Oberschwester nicht selten auch die Aufgabe, alle Schwestern, also nicht nur diejenigen aus ihren Reihen, sondern auch vereinzelte Schwestern oder Schwesterngruppen, die vertretungsweise oder als Ersatz neu hinzu gekommen waren und aus anderen Mutterhäusern stammten, in ihre Arbeit einzuweisen.[109] Hier lag

schwester vom 21. August 1918 und vom 20. Mai 1915. In: GLAKa, 69 Badische Schwesternschaft Nr. 33 und Nr. 32.

103 Vgl. hierzu z. B. den Brief einer Oberschwester vom 28. Juni 1917. In: GLAKa, 69 Badische Schwesternschaft Nr. 80. Vgl. auch die Briefe einer Oberschwester vom 15. April 1917, 8. September 1916, 29. August 1916 und 5. April 1916. In: DiakAugsburg, Akte 1. Weltkrieg E.

104 Vgl. hierzu das Schreiben eines Delegierten vom 10. Juli 1918. In: GLAKa, 69 Badische Schwesternschaft Nr. 80.

105 Vgl. hierzu die Briefe der Präsidentin der Badischen Schwesternschaft vom 26. August 1918 und vom 26. Februar 1917. In: GLAKa, 69 Badische Schwesternschaft Nr. 33 und Nr. 32.

106 Vgl. hierzu den Brief der Präsidentin der Badischen Schwesternschaft vom 30. August 1918. In: GLAKa, 69 Badische Schwesternschaft Nr. 33. Vgl. auch den Brief einer Diakonisse über ihre Oberschwester vom 4. März 1916. In: DiakAugsburg, Akte 1. Weltkrieg E.

107 Vgl. hierzu das Schreiben eines Delegierten vom 12. Juni 1916. In: GLAKa, 69 Badische Schwesternschaft Nr. 31.

108 Vgl. hierzu die Aufzeichnungen von Schwester Rosa Bendit. In: CAHJP, Sammlung Gustav Feldmann, P32/20, S. 33 und 43.

109 Vgl. hierzu z. B. die Briefe einer Oberschwester vom 28. Juli 1916 und 9. April 1917. In: GLAKa, 69 Badische Schwesternschaft Nr. 31 und Nr. 80.

auch die Macht einer Oberschwester, wenn sie die Situation einer neuen, unwissenden Schwester ausnützen wollte. Bei jedem Wechsel mussten sich die Schwestern aufs Neue behaupten. Sie kannten weder die Patienten noch die Einrichtung oder sonstige Gepflogenheiten, und sie mussten jede Kleinigkeit, wie Töpfe oder Verbandstoffe, suchen und sich mühselig alles aneignen, weil sie nicht in ihre Arbeit eingewiesen wurden.[110] Stattdessen ließ man die neuen Schwestern zunächst fühlen, dass man ihnen nichts zutraute oder erwartete einfach, dass eine Schwester innerhalb von Stunden eingearbeitet war, weil sie selbst diese Routine besaßen. So kam es vor, dass eine Rot-Kreuz-Schwester, die nichts von Diakonissen hielt, sie das gleich zu Beginn ihrer neuen Arbeit spüren ließ. Wenn sich die neuen Schwestern wehrten, kam es auch zu lautstarken Auseinandersetzungen, so dass sie um der Kranken willen, die alles mithörten, zum Frieden ermahnt wurden.[111]

Jeder Neuanfang in einem Lazarett fiel den Schwestern schwer, auch wenn sie nicht alleine versetzt wurden, sondern mit Kolleginnen zusammenblieben. Sie mussten sich in die Gruppe einfügen, die schon länger da war und deshalb z. B. den Ablauf in Pflege bestimmte.[112] Das war den meisten Schwestern nicht recht. Um ihnen „die Herrschaft“, wie sie es nannten, abnehmen zu können, kritisierten die Neuhinzugekommenen die dortigen Schwestern oder betrachteten sie misstrauisch.[113] Deshalb arbeiteten einige lieber mehr, statt sich über Ersatzschwestern zu freuen, da es durch neues Personal Veränderungen gab.[114]

War dies alles nicht der Fall, berichteten die Schwestern erleichtert, dass sie sehr nett aufgenommen worden waren. Was die bevorstehende Zusammenarbeit der Diakonissen mit katholischen Ordensschwestern betraf, hatten Erstere eine gewisse Ehrfurcht, die sich durchweg als unbegründet herausstellte. Sie wurden freundlich empfangen, sogar mit Kaffee. Manche Ordensschwestern richteten ihren Neuankömmlingen das Zimmer. Sie gingen zusammen spazieren, machten Ausflüge und teilten sich den Inhalt der Pakete, die eine von ihnen aus der Heimat erhalten hatte. Solche Momente wurden von allen Beteiligten genossen, weil ihnen ein konfliktfreies Miteinander wichtig war.[115]

Wenn eine Zusammenarbeit gut funktionierte, wurde dies immer betont. Am liebsten war man unter Gleichgesinnten, mit denen man über dieselben

110 Vgl. hierzu z. B. den Brief einer Schwäbisch Haller Diakonisse vom 9. Februar 1915. In: ArchDiakHall, 43/66.

111 Vgl. hierzu die Briefe einer Schwäbisch Haller Diakonisse vom 19. Mai 1915 und 4. Juni 1915. In: ArchDiakHall, 43/84.

112 Vgl. hierzu z. B. den Brief einer Schwäbisch Haller Diakonisse vom 5. März 1915. In: ArchDiakHall, 43/40. Vgl. hierzu auch den Brief einer Diakonisse vom 24. Oktober 1914. In: DiakAugsburg, Akte 1. Weltkrieg E.

113 Vgl. hierzu den Brief einer Schwäbisch Haller Diakonisse vom 7. Dezember 1914. In: ArchDiakHall, 43/37.

114 Vgl. hierzu den Brief einer Rot-Kreuz-Schwester vom 24. September 1916. In: DTA, 588.

115 Vgl. hierzu z. B. den Brief einer Schwäbisch Haller Diakonisse vom 7. Februar 1915. In: ArchDiakHall, 43/40.

Dinge reden konnte.[116] Das war den Schwestern nach einem schweren Dienst wichtig, um sich einen Ausgleich zu schaffen.[117]

Eine schlechte Zusammenarbeit hingegen wurde als sehr belastend empfunden. Viel zu arbeiten fiel ihnen leichter als die Streitigkeiten untereinander auszuhalten. Eine Johanniter-Schwester beneidete eben darum die Kameradschaft unter den Männern und bedauerte, wenn es unter Frauen nicht genauso war.[118] Vom „Davonlaufen" war die Rede sowie auch davon, dass Schwestern jeden Abend weinten, weil sie die Zerwürfnisse so sehr belasteten.[119] Das beengte Zusammenleben, Heimweh und die Tatsache, dass sie sich mitten im Kriegsgeschehen befanden, machten sie anfälliger für Streitigkeiten und weniger belastbar, zumal sie ihre ganze Kraft für die Pflege verausgabten.[120] Außerdem hatten die Schwestern große Sorgen, dass bei einem Streit die ganze Schwesterschaft mit in Verruf gebracht wurde.[121] Die Oberinnen ermahnten daher die Schwestern hin und wieder, zusammenzuhalten und sich zu vertragen.[122] Im Grunde wollten das auch die Meisten. Zum einen, weil sie ihren Frieden brauchten, zum anderen, weil sie in den Etappen mit Achtung betrachtet werden wollten.

4.1.3 Schwestern und Pfleger

Insgesamt war der Anteil der männlichen Mitglieder der freiwilligen Krankenpflege in den Etappen rund doppelt so hoch wie der der Frauen.[123] Die meisten Männer waren als Träger in den Transporttrupps beschäftigt und eine geringe Anzahl als Kaufmann in den Depots. In einem Lazaretttrupp waren zu Beginn des Krieges genauso viele freiwillige Krankenwärter wie Krankenschwestern, am Ende unterlagen die Männer dem weiblichen Personal um etwas weniger als ein Drittel.[124] Das Zahlenverhältnis der Militärkrankenwärter zu den Krankenschwestern in einer Kriegslazarettabteilung war während der gesamten Kriegszeit eins zu eins. Allerdings befanden sich unter den mili-

116 Vgl. hierzu den Brief einer Schwäbisch Haller Diakonisse vom 17. Juni 1916. In: ArchDiakHall, 43/66.

117 Vgl. hierzu z. B. den Brief einer Schwäbisch Haller Diakonisse vom 7. Dezember 1914. In: ArchDiakHall, 43/37.

118 Vgl. hierzu den Brief einer Johanniter-Schwester vom 25. Februar 1915. In: ArchDiakHall, 43/19.

119 Vgl. hierzu z. B. den Brief einer Rot-Kreuz-Schwester vom 26. August 1918. In: DTA, 588.

120 Vgl. hierzu z. B. den Brief einer Schwäbisch Haller Diakonisse vom 9. Mai 1915. In: ArchDiakHall, 43/22.

121 Vgl. hierzu den Brief einer Schwäbisch Haller Diakonisse vom 27. Januar 1917. In: ArchDiakHall, 43/66.

122 Vgl. hierzu z. B. die Aufzeichnungen von Schwester Rosa Bendit. In: CAHJP, Sammlung Gustav Feldmann, P 32/20, S. 33.

123 Von 1914–1918 befanden sich nach einer Zählung des Roten Kreuzes 72.000 Männer und 25.000 Frauen in der Etappe. In: Senftleben/Förster/Liesner (1934), S. 69.

124 Sanitätsbericht (1935), Bd. I, S. 123, und Sanitätsbericht (1934), Bd. III, S. 329.

tärischen Pflegern auch Schreiber und Handwerker. Zudem wurden einige Stationen nur von männlichem Personal betrieben, so dass insgesamt in den Kriegslazaretten eine Krankenschwester im Durchschnitt mit etwa 1,6 männlichen Pflegern, aus dem Militär oder der freiwilligen Krankenpflege, zusammenarbeitete.[125] Tatsächlich berichteten die Schwestern in der Regel von einem Wärter, und nur wenn mehrere Baracken bzw. Säle zu versorgen waren, von höchstens vier, die für sie zuständig waren.[126]

In den Begleittrupps[127] war männliches Personal, von wenigen Ausnahmen abgesehen, um ein Vielfaches in der Mehrzahl.[128] Der Grund lag in der Arbeitsaufteilung der verschiedenen Trupps. Die Träger des Transporttrupps waren dafür verantwortlich, die Kranken an den Zug zu bringen. Die Unterbringung und Verteilung in den Zug war Sache des Begleitpersonals.[129] Das Tragen von Patienten war beim Militär nicht grundsätzlich Männersache. Für den Transporttrupp wurden auch weibliche Hilfskrankenträger im Transport- und Rettungswesen ausgebildet, ihre Anzahl fiel allerdings nicht ins Gewicht.[130]

Warum es die Männer zur freiwilligen Krankenpflege zog, dazu gibt es nur sehr wenige Hinweise. Zugelassen waren lediglich nicht kriegsdiensttaugliche bzw. landsturmpflichtige Männer,[131] die vermutlich ihrem Vaterland trotzdem in irgendeiner Weise dienen wollten.[132] Die geistlichen Genossen-

125 Sanitätsbericht (1935), Bd. I, S. 123, und Sanitätsbericht (1934), Bd. III, S. 329. Zum Stellenschlüssel in der Friedens-Sanitäts-Ordnung: Auf einen Militärkrankenwärter kamen 20 Patienten. In: Friedens-Sanitäts-Ordnung (1891), S. 107.

126 Vgl. hierzu z.B. die Briefe von Schwäbisch Haller Diakonissen vom Februar 1915, 18. November 1914 oder 16. Juni 1917. In: ArchDiakHall, 43/53 und 43/25.

127 Zur Differenzierung der unterschiedlichen Trupps vgl. Kapitel „2.1.2. Das Krankenpflegepersonal der freiwilligen Krankenpflege" der vorliegenden Arbeit.

128 Vgl. hierzu das Schreiben eines Arztes aus der Krankentransportabteilung vom 4. Oktober 1915. Festgelegt waren vier bis fünf Schwestern und 20 bis 30 Pfleger als Begleitpersonal in einem Vereinslazarettzug. In: HStArchSt, M 1/8 Bü 169. Vgl. auch die Angaben im Schreiben eines Territorialdelegierten vom 20. September 1916, wonach ein Vereinslazarettzug entgegen den Bestimmungen seit zwei Jahren ausschließlich mit weiblichem Personal besetzt war. In: HStArchSt, M 1/8 Bü 171. Andere Lazarettzüge wiederum hatten doppelt so viel männliches Personal als weibliches. In: HStArchSt, M 1/8 Bü 168 vom 3. September 1915. Die österreichische Historikerin Gabriele Dorffner schreibt der Tatsache, dass die Krankenpflege heute ein weiblich dominierter Beruf ist, dem Umstand zu, dass während des Ersten Weltriegs die Krankenpflege hauptsächlich von Frauen bestritten worden sei. In: Dorffner(1998), S. 110.

129 Vgl. hierzu das Schreiben eines Etappenarztes vom 4. Oktober 1915. In: HStArchSt, M 1/8 Bü 169.

130 Vgl. hierzu das Schreiben des Bayerischen Landeshilfsvereins vom Roten Kreuz vom 23. Januar 1918. In: LASpeyer, T6 Nr. 108.

131 Vgl. hierzu die Bestimmungen vom 17. August 1915 über die erforderliche Militärfreiheit eines Krankenpflegers. In: LASpeyer, T6 Nr. 111. Zu Beginn des Krieges durfte auch der ausgebildete Landsturm zur freiwilligen Krankenpflege, ab 1915 nur noch der unausgebildete Landsturm der Klasse II. Grundsätzlich durfte das Personal weder dem Militärstand noch dem Beurlaubtenstand angehören. In: Sanitätsbericht (1934), Bd. III, S. 331.

132 Vgl. hierzu die Aufzeichnungen eines Rot-Kreuz-Pflegers. In: Wolfangel (2003), S. 4.

schaften waren teilweise bestrebt, die Kriegsdienstfähigkeit nicht zu erreichen, um die geistlichen Pfleger in der Tradition der Pflege zu belassen.[133] Dies konnte im Falle der Jesuitenfratres durch eine vorgezogene Subordinationsprüfung zum Pater erreicht werden, da Patres vom Dienst an der Waffe zurückgestellt werden durften.[134] Wer zur freiwilligen Pflege im Krieg entsandt werden sollte, bestimmten im Fall der Orden und Kongregationen die jeweiligen Vorstände. Alle anderen waren bereits vor dem Krieg in den freiwilligen Sanitätskolonnen bzw. in den Genossenschaften freiwilliger Krankenpfleger im Krieg oder sie meldeten sich während des Krieges als Freiwillige beim Roten Kreuz. Auch diejenigen Männer, die ab 1916 durch den Vaterländischen Hilfsdienst verpflichtet wurden, durften die Arbeit in der Krankenpflege frei wählen.[135] Dennoch waren einige der freiwilligen Krankenpfleger so unzufrieden, dass sich die Schwestern wunderten, warum sie sich gemeldet hatten.[136] Vermutlich entsprach die Arbeit in den Lazaretten doch nicht ihren Vorstellungen. Wenn sie gar nicht mithelfen wollten, sich häufig krank meldeten oder sich gar betranken, wurden einige, trotz des beständigen Mangels an männlichem Personal, wieder heimgeschickt.[137]

Im Gegensatz zu den Krankenschwestern kamen sowohl die zivilen als auch die militärischen Krankenwärter aus den unterschiedlichsten Berufen.[138] Es befanden sich darunter Geistliche,[139] Abiturienten[140] sowie vor allem Handwerker und Arbeiter.[141] Wenn sie nicht Mitglied der Genossenschaften freiwilliger Krankenpfleger oder der Sanitätskolonnen waren, fehlten den freiwilligen Helfern mit Ausnahme der berufsmäßigen Pfleger oder Wärter[142] jeg-

133 Vgl. hierzu ein Schreiben vom 14. Dezember 1916 und 15. August 1918. In: ADPSJ, 00/7526 und 00/752 e. Vgl. hierzu auch die Aufzeichnungen eines Jesuitenfraters, der berichtet, das praktisch der gesamte Trupp kriegsdiensttauglich war, dass man jedoch bestrebt gewesen war, alle Fratres in der Pflege zu belassen. In: ADPSJ, 00/752 t1-2, S. 17.

134 Vgl. hierzu das Schreiben vom 12. August 1916 an den Präsidenten der Maltesergenossenschaft. In: ADPSJ, 00/7526.

135 Vgl. hierzu das Schreiben des württembergischen Kriegsministeriums über die „Freiwillige Meldung Hilfsdienstpflichtiger für den Dienst in der freiwilligen Krankenpflege“. Ohne Datum. In: HStArchSt, M 1/8 Bü 280. Vgl. auch den Sanitätsbericht (1934), Bd. III, S. 331.

136 Vgl. hierzu z. B. den Brief einer Schwäbisch Haller Diakonisse vom 4. auf 5. März 1915. In: ArchDiakHall, 43/57.

137 Vgl. hierzu den Brief einer Schwäbisch Haller Diakonisse vom 15. März 1915. In: ArchDiakHall, 43/95.

138 Vgl. hierzu Kapitel „2.1.2. Das Krankenpflegepersonal der freiwilligen Krankenpflege“ dieser Arbeit.

139 Vgl. hierzu das Schreiben des preußischen Kriegsministeriums vom 29. März 1917, wonach Geistlichen in der Militärkrankenpflege auch seelsorgerische Aufgaben erlaubt waren. In: HStArchSt, M 1/8 Bü 173.

140 Vgl. hierzu z. B. die Aufzeichnungen eines Rot-Kreuz-Pfleger. In: Wolfangel (2003), S. 1.

141 Im Jahr 1900 bestanden die Mitglieder der Sanitätskolonnen zu 91,1 Prozent aus Arbeitern, Handwerkern und unteren Beamten. In: Riesenberger (2002), S. 118.

142 Vgl. hierzu z. B. die Zeugnisabschriften eines Pflegers vom 17. Juli und 22. Juni 1901, 6. Oktober 1904, 1. Juli 1906 und 1. Januar 1907. Der Pfleger legte ein „Befähigungszeugnis zur Ausübung der sogenannten kleinen Chirurgie“ ab, arbeitete in den folgenden Jahren

liche Erfahrung in der Pflege. Vor Eintritt in die freiwillige Krankenpflege absolvierten sie einen Sanitätskurs, in dem sie die notwendigen pflegerischen Maßnahmen in Theorie und Praxis lernten. Das theoretische Wissen zur Kriegskrankenpflege war vom preußischen Kriegsministerium in dem „Unterrichtsbuch für freiwillige Krankenpflege“ vorgeben.[143] Es umfasste unter anderem die menschliche Anatomie, Verbandslehre und Pflegeanleitungen.[144] Für den praktischen Unterricht waren mindestens vier Wochen vorgeschrieben, der in einem Lazarett oder Zivilkrankenhaus stattfinden sollte.[145] Ein angehender freiwilliger Krankenpfleger und seine Kollegen wurden z. B. im Laufe eines solchen Kurses in ein Altherrenheim geschickt. Hier lernten die Schüler zwei Wochen lang, auf bettlägerige Menschen einzugehen, Töpfe und Urinflaschen zu leeren, Essen zu reichen und zu putzen.[146] Für Militärkrankenwärter war ein sechswöchiger Unterricht geplant, der mit einer Prüfung vor dem Chefarzt endete.[147] Im Vergleich mit den Wärtern umfasste der theoretische Unterricht einer Helferin vom Roten Kreuz zwischen 20 und 24 Doppelstunden, außerdem hatte sie ein Praktikum in einem Krankenhaus vorzuweisen, das auf drei mal sechs Wochen bei täglich sechs bis sieben Stunden Arbeit verteilt war.[148] Somit war eine Helferin, die sich auf der untersten Stufe der angelernten Pflegerinnen befand und die unentgeltlich zu arbeiten hatte, fachlich besser qualifiziert als ein Wärter, der ein Gehalt erhielt.[149]

Trotz der unterschiedlichen Ausbildung und Voraussetzungen war die Arbeitsteilung in den Lazaretten zwischen weiblichen und männlichen Pflegern nicht klar geregelt. Für die Heimatlazarette wurde daher von den Ärzten eine Arbeitsplatzbeschreibung gefordert. Wohl existierte eine Dienstanweisung für militärische und zivile Krankenwärter wie auch für Lazarettgehilfen und Krankenschwestern in der Friedens-Sanitäts-Ordnung aus dem Jahr 1891,[150] doch schienen die Anweisungen, bedingt durch die erhöhten Anforderungen, über-

als Stationsführer in chirurgischen Abteilungen, in Abteilungen mit Haut- und Geschlechtskrankheiten und als Masseur und Bademeister. In: LASpeyer, T6 Nr. 111. Vgl. auch die Liste aus der Annahmestelle des Bayerischen Roten Kreuzes vom 20. August 1914. Darunter sind Wärter und ehemalige Lazarettgehilfen. In: LA Speyer, T6 Nr. 52.

143 Dienstanweisung für die Delegierten der freiwilligen Krankenpflege (1914), S. 52 ff.

144 Unterrichtsbuch für freiwillige Krankenpfleger (1903).

145 Dienstanweisung für die Delegierten der freiwilligen Krankenpflege (1914), S. 52 ff.

146 Vgl. hierzu die Aufzeichungen eines Rot-Kreuz-Pflegers. In: Wolfangel (2003), S. 4 ff.

147 Vgl. hierzu die Angaben in den Friedens-Sanitäts-Ordnung (1891), S. 363.

148 Vgl. zur Ausbildung von Helferinnen vom Roten Kreuz die „Bestimmungen für die Einrichtung von Helferinnenabteilungen“, S. 1–8 vom April 1914. In: HStArchSt, M 1/8 Bü 169. Vgl. auch die „Zusammenfassung der für den Kriegszustand von jetzt an gültigen Bestimmungen über Ausbildung, Verwendung und Gebührnisse sowie Diensttracht der Helferinnen, Hilfsschwestern und Schwestern vom Roten Kreuz,“ für Helferinnen, Hilfsschwestern und Vollschwestern vom 10. März 1915. In: HStArchSt, M 1/8 Bü 167.

149 Dienstanweisung für die Delegierten der freiwilligen Krankenpflege (1914), S. 47. Vgl. hierzu auch das Schreiben eines Kreisdelegierten der Pfalz vom 8. September 1914. In: LASpeyer, T6 Nr. 111.

150 Friedens-Sanitäts-Ordnung (1891), S. 542 (Krankenschwestern), S. 543 ff. (Stationsaufseher) und S. 546 ff. (Krankenwärter).

holt.[151] Für die Heimatlazarette wurde festgelegt, dass die Schwestern auch die Aufgaben eines Stationsaufsehers zu übernehmen hatten, d.h. sie sollten bei der Visite zugegegen sein, die ärztlichen Weisungen entgegennehmen und ausführen. Desweiteren waren sie mit der eigentlichen Krankenpflege betraut, halfen beim Betten, Essenreichen, Verbinden und Operieren. Sie übernahmen Reinigungsarbeiten, das Sterilisieren der Geräte und Verbandstoffe und hielten Andachten.[152] In der für die Etappe zuständigen Dienstvorschrift für die freiwillige Krankenpflege existierten derart detaillierte Arbeitsplatzbeschreibungen nicht.[153] Alle oben beschriebenen Arbeiten erledigten sowohl Krankenpflegerinnen als auch teilweise männliche Pfleger, wobei gerade in den Feldlazaretten, in denen die Schwestern männliche Pfleger ablösten, die Arbeitsaufteilung nicht geregelt war.[154] Ein „Machtwechsel" in der Form, dass die Pfleger nur die niederen Arbeiten erledigten, während die Schwestern die medizinischen Tätigkeiten ausführten, wurde seitens der Pfleger nicht immer akzeptiert.[155] Die einzige klare Trennung der Arbeit lag darin, dass das männliche Pflegepersonal die körperlich schweren Arbeiten verrichtete.[156] Darüber hinaus waren einige Wärter, wie z.B. die Jesuitenfratres, auch für anspruchsvolle medizinische Pflege verantwortlich.[157] Sie selbst hoben sich von den Rot-Kreuz-Pflegern, die sie als „Hausknechte" beschrieben, ab.[158] Zwar hatten auch die Fratres wie alle anderen Pfleger nur einen Sanitätskurs absolviert, gaben allerdings an, ihr ganzes Können den Ordensschwestern zu verdanken.[159] Von ihnen hatten sie das Verabreichen von Injektionen, das Anlegen von Infusionen und die Entnahme von Magensekret gelernt. Dieses Tätigkeitesspektrum bzw. das Lehren dieser medizinischen Maßnahmen lag eigentlich in der Verantwortung der Ärzte.

Wie erwähnt, waren einige Stationen ausschließlich mit männlichem Pflegepersonal besetzt. Hier hatte ein Stationsaufseher neben den verwaltungsdienstlichen Aufgaben auch die medizinische Pflege zu übernehmen. Dazu gehörten die Verabreichung der Injektionen, was erfahrenen Sanitätsunteroffizieren grundsätzlich erlaubt war,[160] dazu kam die Verteilung der Medika-

151 Zu den Aufgabenbereichen von Lazarettgehilfen und Militärkrankenwärtern vgl. auch die Unterrichtsbücher. In: Unterrichtsbuch für Lazarettgehülfen (1886) und Unterrichtsbuch für Sanitätsmannschaften (1902).

152 Vgl. hierzu die „Abschrift" einer „Dienstanweisung" vom 2. März 1917. In: HStArchSt, M 1/8 Bü 172.

153 Dienstvorschrift für die freiwillige Krankenpflege (1907), S. 27ff.

154 Vgl. hierzu z.B. den Brief einer Rot-Kreuz-Schwester vom 16. September 1918. In: DTA, 588.

155 Vgl. hierzu z.B. den Brief einer Rot-Kreuz-Schwester vom 28. November 1917. In: DTA, 588.

156 Vgl. hierzu eine „Denkschrift" vom 26. Januar 1917. In: HStArchSt, M 1/8 Bü 172. Vgl. auch den Brief einer Schwäbisch Haller Diakonisse vom Februar 1917. In: ArchDiakHall, 43/43.

157 Vgl. hierzu die Aufzeichnungen eines Jesuitenfraters. In: ADPSJ, 00/752 s3-t3, S. 205.

158 Vgl. hierzu die Aufzeichnungen eines Jesuitenfraters. In: ADPSJ, 00/752 s3-t3, S. 231ff.

159 Vgl. hierzu die Aufzeichnungen eines Jesuitenfraters. In: ADPSJ, 00/752 t1-2, S. 59.

160 Vgl. Unterrichtsbuch für freiwillige Krankenpfleger (1903), S. 229.

mente, die Begleitung bei der Visite sowie das Anlegen der Verbände. Außerdem war er verantwortlich für die Ausführung der ärztlichen Verordnungen und kontrollierte die Arbeit der Wärter, die für das Waschen der Patienten und die Putzarbeiten zuständig waren.[161]

Die Position der freiwilligen Krankenpfleger war den militärischen Krankenwärtern gleichgesetzt.[162] Ihnen übergeordnet war die Krankenschwester, die, je nach Entscheidung des leitenden Arztes, den Wärtern gegenüber weisungsbefugt war.[163] Dies stellte zeitweise für beide Seiten ein Problem dar. Die Diakonissen, die ohnehin eher verhalten im Umgang mit dem männlichen Personal waren, hatten Mühe, den richtigen Ton zu finden. Blieben sie zurückhaltend, ruhig und freundlich, wurden sie von den Männern nicht ernstgenommen. Dabei waren gerade neue Schwestern auf die Mitarbeit ihrer Wärter angewiesen.[164] Die Helferinnen aus höheren Gesellschaftsschichten oder die selbstbewussten Rot-Kreuz-Schwestern hatten keine Hemmungen, die Männer zu kommandieren, da sie sich ihnen von Anfang an überlegen fühlten.[165] Dies wiederum stieß bei den Männern auf Widerstände, besonders dann, wenn sie bereits als Familienväter Verantwortung trugen und sich nichts von Frauen sagen lassen wollten.[166] Dennoch sollten sie sich ihnen unterordnen, weil sie ihnen fachlich unterlegen waren. In der Folge taten manche Wärter, was sie wollten. Sie blieben einfach von der Arbeit weg und erschienen erst, wenn das Essen da war oder sie wurden aufsässig, anzüglich oder unfreundlich. Die Schwestern konnten dann nur alles hinnehmen und die Arbeiten selbst erledigen oder die Wärter beim Oberstabsarzt verklagen. Das half allerdings nicht immer und zog meist keinerlei militärrechtliche Konsequenzen nach sich.[167] Dies schien so lange der Fall zu sein, wie die Lazarettverwaltung oder das Ansehen der freiwilligen Krankenpflege keinen Schaden durch das schlechte Benehmen der Wärter erlitt. Als sich zwei zivile Krankenwärter mit gestohlenem Wein aus dem Depot betranken und besinnungslos in der Ecke lagen bzw. der andere sich im Wirtshaus amüsierte, statt bei einem ausgebrochenen Lazarettbrand zu helfen, wurden beide, um ein Exempel zu statuieren, in der Heimat einem Staatsanwalt übergeben.[168] Schon vor Kriegsbeginn wurde vom Militär festge-

161 Vgl. hierzu den Brief einer Rot-Kreuz-Schwester vom 18. April 1917. In: DTA, 588. Vgl. hierzu auch den Brief einer Schwäbisch Haller Diakonisse vom 2. Februar 1916. In: ArchDiakHall, 43/100.

162 Vgl. die Friedens-Sanitäts-Ordnung (1891), S. 546 ff.

163 Vgl. hierzu die Aufzeichnungen von Schwester Rosa Bendit. In: CAHJP, Sammlung Gustav Feldmann, P 32/20, S. 56.

164 Vgl. hierzu z. B. den Brief einer Schwäbisch Haller Diakonisse vom 9. Februar 1915. In: ArchDiakHall, 43/66.

165 Vgl. hierzu die Briefe von Schwäbisch Haller Diakonissen vom 22. März 1915, vom 1. auf 2. März 1915 und 8. Oktober 1915. In: ArchDiakHall, 43/110 und 43/66.

166 Vgl. hierzu den Brief einer Schwäbisch Haller Diakonisse vom 1.–2. März 1915. In: ArchDiakHall, 43/66.

167 Vgl. hierzu die Briefe von Schwäbisch Haller Diakonissen vom 8. April 1915, 18. November 1914 und vom 1.–2. März 1915. In: ArchDiakHall, 43/26, 43/25 und 43/66.

168 Vgl. hierzu das Schreiben eines Delegierten vom 17. Dezember 1914. In: LASpeyer, T6 Nr. 149.

legt, dass nur unbescholtene Männer für die freiwillige Krankenpflege zugelassen werden sollten, doch war dies bei der großen Nachfrage an männlichen Pflegern, die sich im Laufe des Krieges ergab, nicht immer möglich.[169]

Inwieweit Schwierigkeiten mit Männern allgegenwärtig waren, lässt sich nicht eruieren, denn obwohl die Schwestern es nicht gewohnt waren, mit Männern zusammen zu arbeiten, berichteten sie nicht sehr häufig über sie. Meist blieb es bei der sachlichen und völlig wertfreien Feststellung, mit wie viel Wärtern man zusammenarbeitete, ob es ungarische oder russische Wärter oder, zu ihren großen Freude, Landsmänner waren.[170] Dabei wurden alle männlichen Pfleger unabhängig ihres militärischen oder zivilen Status „Wärter“, „Pfleger“, oder „Sanitätler“ genannt. Wenn sich die Schwestern über sie beklagten, dann betraf dies in den meisten Fällen deren Pflichtvergessenheit.[171] Entweder ließen sie sich, wie erwähnt, erst gar nicht blicken oder sie schliefen während der Nachtwachen.[172] Weitere Beschwerden galten dem unfreundlichen Wesen, außerdem stahlen einige, ohne Unrechtsbewusstsein erkennen zu lassen, oder sie betranken sich.[173] Was die abweisende und unfreundliche Art gegenüber dem weiblichen Pflegepersonal betraf, so war dies der erwähnten Tatsache geschuldet, dass die Schwestern ihnen weisungsbefugt waren. Unter den Wärtern befanden sich auch Geistliche, die zu pflegerischen Pflichten gerufen worden waren oder als „Saalfeger“ arbeiteten und sich nach Angaben der Schwestern immer „beleidigt“[174] fühlten, wenn sie von ihnen Arbeitsanweisungen erhielten. Allerdings hatten die Diakonissen und Ordensschwestern in diesen Fällen Verständnis für ihr Benehmen.[175] Vereinzelt existierte auch seitens der Pfleger Neid auf die vermeintlich bessere Position der Schwestern, da diese mehr Gehalt bezogen und in den Augen der Männer bevorzugt behandelt wurden.[176] In manchen Feldlazaretten brauchten Schwestern keine Nachtwachen zu halten,[177] saßen mit den Ärzten

169 Dienstanweisung für die Delegierten der freiwilligen Krankenpflege (1914), S. 81.

170 Vgl. hierzu z. B. die Briefe von Schwäbisch Haller Diakonissen vom 26. Februar 1915, 31. Dezember 1916 oder 8. Juli 1915. In: ArchDiakHall 43/45 und 43/43.

171 Vgl. hierzu z. B. den Brief einer Schwäbisch Haller Diakonisse vom 15. März 1915. In: ArchDiakHall, 43/95.

172 Vgl. hierzu z. B. den Brief einer Schwäbisch Haller Diakonisse vom 5. März 1915. In: ArchDiakHall, 43/40.

173 Vgl. hierzu z. B. die Briefe von Schwäbisch Haller Diakonissen vom 25. November 1914 oder vom 28. November 1916. In: ArchDiakHall 43/25 und 43/37.

174 Vgl. hierzu den Brief einer Schwäbisch Haller Diakonisse vom 9. Dezember 1914. In: ArchDiakHall, 43/106.

175 Vgl. hierzu den Brief einer Schwäbisch Haller Diakonisse vom 9. Dezember 1914. In: ArchDiakHall, 43/106, und die Aufzeichnungen von Schwester M. Adelara. In: ZOW, Akten I. Weltkrieg. Anlagen zu Kriegschronik 1914–1918, S. 43. Vgl. zur Heranziehung von Geistlichen in der Militärkrankenpflege eine Abschrift vom 15. Januar 1916. In: HStArchSt, M 1/8 Bü 171.

176 Vgl. hierzu z. B. den Brief einer Schwäbisch Haller Diakonisse vom 20. April 1916. In: ArchDiakHall, 43/42.

177 Vgl. hierzu die Aufzeichnungen einer Ordensschwester. In: ArchVPKö, Nr. 04-085.

an einem Tisch[178] und erhielten hier vermutlich tatsächlich besseres Essen. In anderen Lazaretten wurde ihnen für bessere Kost ein bestimmter Betrag abverlangt.[179] Laut Vorschrift sollten Wärter wie Schwestern dieselbe Kost erhalten.[180] Das geringere Gehalt der Wärter rechtfertigte nicht ihre Missgunst, denn es wurde mit Zulagen aufgebessert,[181] während die konfessionellen Schwestern ihr Geld in ihr Mutterhaus schickten und nur ein Taschengeld behielten.[182]

Weitere Probleme ergaben sich, wenn die Schwestern die Stationen wechselten und sich im neuen Kollegenkreis behaupten sollten. Wie schon bei den Schwestern untereinander, ging es auch hier um die Frage, wer sich wem unterzuordnen hatte, wobei die neuen Schwestern die Wärter in ihre Aufgaben einweisen und sich durchsetzen mussten.[183] In diesem Zusammenhang wurde auch bemängelt, dass die ausschließlich von männlichem Personal geführten Stationen so schmutzig hinterlassen wurden, dass eine Schwester sogar die Wände schrubbte, um einigermaßen annehmbare Krankenzimmer zu haben.[184] Andere Wärter hinterließen nach Abzug ihres Feldlazaretts angeblich ein unbeschreibliches Chaos in ihren Quartieren. Die neu angekommenen Wärter riefen die Schwestern hinzu, um ihnen die Unordnung zu zeigen.[185]

Männliche Kollegen, mit denen man sehr gerne arbeitete, beschrieb man als freundlich, fleißig und sehr ordnungsliebend. Wärter und Schwestern arbeiteten Hand in Hand und verbrachten auch einen Teil ihrer privaten Zeit auf gemeinsamen Ausflügen.[186] Einige der Wärter waren sogar in den Schwesternerholungsheimen angestellt, wo sie sich nach Angaben der dortigen Erholungsbedürftigen fürsorglich um das Wohl der Schwestern bemühten.[187] Wenn

178 Vgl. hierzu z.B. den Brief einer Schwäbisch Haller Diakonisse vom 10. April 1916. In: ArchDiakHall, 43/90.

179 Vgl. hierzu z.B. den Brief einer Schwäbisch Haller Diakonisse vom 20. Januar 1918. In: ArchDiakHall, 43/93.

180 Vgl. hierzu z.B. das Schreiben der preußischen Medizinalabteilung vom 27. März 1917. In: HStArchSt, M 1/8 Bü 173.

181 Vgl. hierzu das Schreiben des Bayerischen Landeskomitees vom Roten Kreuz vom 17. Juli 1917. In: LASpeyer, T6 Nr. 108. Vgl. auch den Zeitungsartikel im „Staats-Anzeiger für Württemberg“ vom 8. März 1917. In: HStArchSt, E 40/72 Bü 607.

182 Vgl. hierzu z.B. den Brief einer Schwäbisch Haller Diakonisse vom 20. Januar 1918. In: ArchDiakHall, 43/93.

183 Vgl. hierzu den Brief einer Rot-Kreuz-Schwester vom 28. April 1918. In: DTA, 588.

184 Vgl. hierzu z.B. die Briefe von Schwäbisch Haller Diakonissen vom 6. Dezember 1917 und 1. März 1915. In: ArchDiakHall, 43/90 und 43/24. Vgl. hierzu auch die Aufzeichnungen von Schwester M. Magdalena. In: ArchKBS, Erster Weltkrieg Lazarette Mappe I.

185 Vgl. hierzu z.B. den Brief einer Schwäbisch Haller Diakonisse vom 28. Dezember 1915. In: ArchDiakHall, 43/90.

186 Vgl. hierzu die Briefe von Schwäbisch Haller Diakonissen vom 11. Januar 1915, 13. April 1915, 1. Februar 1918 und 7. Februar 1915. In: ArchDiakHall, 43/109, 43/93, 43/81 und 43/40. Weiterhin den Brief und die Aufzeichnungen zweier Rot-Kreuz-Schwestern vom 11. April 1918. In: DTA, 588 und in DTA, 92/1, S. 6 und S. 31. Vgl. auch den Brief einer Diakonisse vom 16. März 1917. In: DiakAugsburg, Akte 1. Weltkrieg E.

187 Vgl. hierzu den Brief einer Schwäbisch Haller Diakonisse vom 2. September 1916. In: ArchDiakHall, 43/57.

die Wärter fehlten, sei es, weil sie in Urlaub oder krank waren, wurden sie von den Schwestern vermisst. Dann mussten sie nämlich selbst die zeitaufwendigen Botengänge und die schweren Tätigkeiten erledigen.[188] Auch den militärischen Vorgesetzten fielen ordentliche Pfleger auf. Sie verliehen ihnen Orden für ihren Fleiß, aber auch für ihr vom Militär erwünschtes innovatives Arbeiten. Da fast durchweg ein Mangel an technischen Geräten herrschte, waren kreative Einfälle von Nöten. Ein Wärter erfand Apparate, die bei der „Mobilisation versteifter Gliedmaßen" zur Geltung kamen. Ein anderer bastelte eine Extensionsvorrichtung für Patienten mit Knochenbrüchen.[189]

Über die Zusammenarbeit des weiblichen und männlichen Pflegepersonals berichteten auch die Wärter. Die Jesuitenfratres waren sehr angetan von den Ordensschwestern,[190] wie auch umgekehrt die Ordensschwestern alle geistlichen Wärter lobten,[191] während das Verhältnis zu den Rot-Kreuz-Schwestern teilweise etwas angespannt war.[192] Den Ordens- wie den Rot-Kreuz-Pflegern gefiel die Uneigennützigkeit der Ordensschwestern, mit der sie ihnen halfen. Sie bewunderten ihren Gleichmut, ihren Fleiß und dass sie weder vor Reinigungsarbeiten noch vor der Intimpflege bei Männern zurückscheuten.[193] Wenn Schwestern allerdings nur in der Schreibstube saßen und Briefe schrieben, beim Saubermachen nicht halfen und den Pfleger nur herumkommandierten, dann wurden sie nicht geschätzt.[194] Die Schwestern bemerkten ihrerseits, dass die Männer nicht arbeiteten, solange man ihnen nicht auch beim Putzen half, ihnen jede Arbeit, die sie zu erledigen hatten, genau zeigte oder sogar vormachte.[195]

Während aus den Angaben der Schwestern nicht klar zu ersehen ist, welcher Wärter der freiwilligen Krankenpflege angehörte oder dem Militär, war bei den Stationsaufsehern die Militärzugehörigkeit eindeutig. Zu Unannehmlichkeiten zwischen ihnen und dem zivilen Pflegepersonal kam es, wenn sie ihre Position ausnutzten und ihren Untergebenen, hier hauptsächlich die Wär-

188 Vgl. hierzu z. B. den Brief einer Schwäbisch Haller Diakonisse vom 14. September 1915. In: ArchDiakHall, 43/47.

189 Vgl. hierzu das Schreiben des Sanitätsamtes in Stuttgart vom 27. Oktober 1916. In: HStArchSt, M 1/8 Bü 171. Vgl. auch die Aufzeichnungen eines Jesuitenfraters. In: ADPSJ, 00/752 v1-2, S. 367.

190 Vgl. z. B. die Aufzeichnungen eines Jesuitenfraters. In: ADPSJ, 00/752 t1-2, S. 59.

191 Vgl. z. B. die Aufzeichnungen eines Jesuitenfraters. In: ADPSJ, 00/752 t1-2, S. 59 mit dem Brief einer Ordensschwester vom 23. November 1914. In: ArchASAach, 2-014.

192 Vgl. hierzu die Aufzeichnungen eines Jesuitenfraters. In: ADPSJ, 00/752 s3-t3, S. 69.

193 Vgl. hierzu z. B. die Aufzeichnungen eines Rot-Kreuz-Pflegers. In: Wolfangel (2003), S. 15. Die Bewunderung für die Arbeit der Schwestern durch Männer besonders in der Intimpflege überrascht angesichts der vorausgegangen Diskussionen zur Pflege bei Männern. In Veröffentlichungen wurde dies zeitweise als sittenwidrig aufgefasst. Das galt zwar hauptsächlich für weltliche Schwestern, doch war gerade von den Ordensschwestern nicht zu erwarten, dass sie Intimpflege durchführten. Vgl. z. B. Hummel (1986), S. 60 ff., und Riesenberger (2002), S. 98. Zur Pflege von Männern durch Ordensschwestern vgl. auch Hähner-Rombach (2008), S. 100 ff.

194 Vgl. hierzu den Brief eines Rot-Kreuz-Pflegers vom 26. Mai 1915. In: Wolfangel (2003), S. 29.

195 Vgl. hierzu die Aufzeichnungen einer Rot-Kreuz-Schwester. In: DTA, 92/1, S. 4.

ter der freiwilligen Krankenpflege, mit militärischen Schikanen kamen. So kommandierte beispielsweise ein Stationsaufseher seinen freiwilligen Krankenpfleger aus der Frühstückspause, um ihn ein Stück Papier vor der Baracke aufheben zu lassen.[196] Ein anderes Mal behauptete er, der Pfleger hätte Kirschen geklaut, weshalb dieser sogar eine mehrtägige Strafe absitzen musste. Solche Schikanen seien keine Seltenheit, meinte der Pfleger, wollte sich allerdings wegen der Zensur nicht weiter darüber auslassen.[197] Die Jesuitenfratres blieben nach eigenen Aussagen schon durch ihr „Ordenskleid" von solchen Angriffen verschont.[198] Ob dieses auch für Mitglieder anderer geistlicher Orden galt, ist ungewiss.

Vereinzelt gab es Stationsaufseher, die kein weibliches Personal haben wollten und gegen die Frauen intrigierten, so dass sich die Schwestern vor ihrem Mutterhaus rechtfertigen mussten. Einer Schwester wurde vorgeworfen, sich unerlaubt im Zimmer der geschlechtskranken Offiziere aufgehalten zu haben.[199] Dies hätte im Wahrheitsfall den unehrenhaften Ausschluss aus der Schwesternschaft zur Folge gehabt. Die Streitigkeiten zwischen den Stationsaufsehern und dem zivilen Personal könnten auch darin begründet liegen, dass die Stationsaufseher für Fehler, die Schwestern oder Pflegern machten, zur Verantwortung gezogen wurden. Wie erwähnt, drohte ein Arzt seinem Stationsaufseher mit Arrest, wenn die Kopftafeln, die auch Schwestern auszufüllen hatten, nicht in Ordnung gebracht würden.[200] Umgekehrt waren die Stationsaufseher bei Schwestern unbeliebt, vor allem dann, wenn sie arbeitsscheu waren und sich um nichts kümmerten.[201]

Von solchen Zwischenfällen abgesehen, deren Anzahl nicht bestimmt werden kann, war das weibliche Personal bei den militärischen Kollegen, darunter auch den Stationsaufsehern, sehr willkommen, denn diese lernten die Arbeit der Schwestern schnell zu schätzen.[202] Wie schon bei den Patienten, mündeten die Sympathien gegenüber dem weiblichen Personal mitunter in Liebesbeziehungen. Sehr kompliziert wurde ein Verhältnis, als eine Diakonisse ihrem Stationsvorseher die Ehe versprach, ihr Versprechen dann allerdings zurücknahm, weil sie in ihrem Beruf bleiben wollte. Der Stationsaufseher zog daraufhin seinen Revolver und versuchte, sich umzubringen. Schließlich drohte er auch der Diakonisse, ihr etwas antun zu wollen, die daraufhin geschützt werden musste. Das wiederum führte dazu, dass jeder im Lazarett über diese Angelegenheit

196 Vgl. hierzu den Brief eines Rot-Kreuz-Pflegers vom 26. Mai 1915. In: Wolfangel (2003), S. 29.
197 Vgl. hierzu den Brief eines freiwilligen Krankenpflegers vom 25. Juli 1917. In: Wolfangel (2003), S. 111.
198 Vgl. hierzu die Aufzeichnungen eines Jesuitenfraters. In: ADPSJ, 00/752 s3-t3, S. 233.
199 Vgl. hierzu den Brief einer Rot-Kreuz-Schwester vom 22. Juli 1917. In: GLAKa, 69 Badische Schwesternschaft Nr. 32.
200 Vgl. hierzu Kapitel „4.1.1. Ziviles Pflegepersonal beim Militär" dieser Arbeit.
201 Vgl. hierzu den Brief einer Rot-Kreuz-Schwester vom 28. April 1918. In: DTA, 588.
202 Vgl. hierzu die Briefe einer Schwäbisch Haller Diakonisse vom 3. August 1917 und 6. Dezember 1917. In: ArchDiakHall, 43/90.

Bescheid wusste.[203] Beistand seitens ihrer eigenen Kolleginnen fand die Diakonisse nicht, sie durfte jedoch in ihrem Beruf bleiben. Eine andere Schwester ließ es soweit wohl nicht kommen, doch erging eine Beschwerde über sie an das Mutterhaus, weil sie nur noch mit ihrem Stationsaufseher in der Schreibstube zusammensaß.[204] Inwieweit die Ermahnung ihrer Oberschwester das Verhalten der Schwester änderte, ist nicht bekannt.

Wie schon bei den Wärtern, gab es auch unter den Stationsvorstehern ordentliche und gewissenhafte Mitarbeiter, was für eine gute Zusammenarbeit ausschlaggebend war.

4.1.4 Ärzte und Pflegepersonal

Die Schwestern und Pfleger in den Lazaretten und Lazarettzügen waren ihren Kriegslazarettdirektoren bzw. Chefärzten unterstellt.[205] Diese entschieden über die Einteilung in den verschiedenen Stationen bzw. Zügen,[206] regelten deren persönliche Angelegenheiten, wie ihren Urlaub, schlugen sie für Auszeichnungen vor und waren autorisiert, Schwestern zu versetzen, zurück in die Heimat zu schicken oder Ersatz anzufordern.[207] Über die Einsätze in den Feldlazaretten entschied der jeweilige Armeearzt.[208] Die unmittelbare Zusammenarbeit an allen Einsatzorten fand mit den Oberstabsärzten, mit den Stabsärzten oder Assistenzärzten statt. Das Pflegepersonal begleitete sie bei den Arztvisiten und assistierte bei medizinischen Maßnahmen oder Handreichungen, wie beispielsweise beim täglichen Verbinden. Mehr Zeit verbrachten nur die Operationsschwestern mit den Ärzten. Das Verhältnis war seitens des Pflegepersonals von gewohntem großem Respekt den Ärzten gegenüber geprägt, während die Ärzte umgekehrt zum Teil einen autoritären, zum Teil aber auch einen überraschend zwanglosen Umgang mit ihnen pflegten. Eine Verlobung mit einer Schwester ist in nur einem Fall bekannt.[209] Zum männlichen Personal schien das Verhältnis distanzierter. Nach den Beobachtungen der Jesuitenfratres wurden hauptsächlich die Rot-Kreuz-Pfleger wie militärisches Unterpersonal behandelt.[210] Da ein Arzt zum Offiziersstab gehörte, ist nicht anzu-

203 Vgl. hierzu den Brief einer Schwäbisch Haller Diakonisse vom 21. April 1918. In: ArchDiakHall, 27/1.

204 Vgl. hierzu den Brief einer Oberschwester vom 20. Juli 1918. In: GLAKa, 69 Badische Schwesternschaft Nr. 33.

205 Dienstvorschrift für die freiwillige Krankenpflege (1907), S. 33 f.; Dienstanweisung für die Delegierten der freiwilligen Krankenpflege (1914), S. 10 f.

206 Dienstanweisung für die Delegierten der freiwilligen Krankenpflege (1914), S. 42 f.

207 Dienstvorschrift für die freiwillige Krankenpflege (1907), S. 33 ff.

208 Sanitätsbericht (1934), Bd. III, S. 329.

209 Vgl. hierzu das Schreiben eines Delegierten vom 6. Februar 1917. Die Verlobung zwischen einem Oberarzt und einer Johanniter-Schwester galt nach Meinung des zuständigen Delegierten als nicht standesgemäß, da der Arzt aus einer einfachen Familie stammte. In: ZarcheKSpey, Evangelische Diakonissenanstalt Speyer Nr. 728.

210 Vgl. hierzu die Aufzeichnungen eines Jesuitenfraters. In: ADPSJ, 00/752 s3-t3, S. 232.

nehmen, dass er mit dem Mannschaftspersonal freundschaftlichen Umgang pflegte. Zumindest bestätigte ein Rot-Kreuz-Pfleger das militärische Verhältnis.[211] Zwischen den Jesuitenfratres und den Stabsärzten bestand nach Aussagen der Fratres eine „vornehme kollegiale Art"[212], die aufgrund ihrer geistlichen Stellung und ihrer Bildung ein höheres Ansehen genossen als z. B. ein Pfleger aus den unteren Gesellschaftsschichten.

Die charakterlichen Beurteilungen der Ärzte in Briefen hauptsächlich des weiblichen Pflegepersonals erwecken zunächst den Eindruck, als sei das Auskommen mit ihnen außerordentlich gut gewesen. Sehr häufig wurden sie, wenn man sich gerade kennengelernt hatte, erleichtert und dankbar als „nett" und „besorgt",[213] manchmal auch mit der Einschränkung „bis jetzt"[214] bezeichnet. Die Erleichterung über „nette" Ärzte war der Autorität der Mediziner und darunter insbesondere die der Chefärzte geschuldet. Dazu kam, dass in den Etappen hohe Anforderungen an das Pflegepersonal gestellt wurden, denen es gerecht werden wollte.

Meist schien sich der erste gute Eindruck zu bestätigen.[215] Die „besorgten" Ärzte kümmerten sich um die Unterkunft der Schwestern und darum, dass sie ordentliches Essen bekamen.[216] An Weihnachten oder auch bei anderen Gelegenheiten machten sie ihnen Geld- oder Sachgeschenke.[217] Damit sich die Schwestern in ihrer Freizeit erholen konnten, ließen sie ihnen Gartenmöbel bauen und einen Garten anlegen.[218] Außerdem verordneten sie ihnen Spaziergänge, begleiteten sie hierzu oder nahmen sie gruppenweise in ihren Wagen zu einem Ausflug mit.[219] Im Krankheitsfall behandelten sie die

211 Vgl. hierzu den Brief eines Rot-Kreuz-Pflegers vom 18. Oktober 1917. In: Wolfangel (2003), S. 116 ff.

212 Vgl. hierzu die Aufzeichnungen eines Jesuitenfraters. In: ADPSJ, 00/752 s3-t3, S. 205.

213 Vgl. hierzu z. B. die Briefe von Schwäbisch Haller Diakonissen vom 12. Dezember 1915 oder 21. Juni 1917. In: ArchDiakHall, 43/44 und 43/25.

214 Vgl. hierzu z. B. den Brief einer Schwäbisch Haller Diakonisse vom 18. Juni 1917. In: ArchDiakHall, 43/59, oder die Angaben im Brief einer Ordensschwester vom 3. April 1916. In: ArchClemensMü, Kriegsaufzeichnungen der Schwestern von den Seuchenlazaretten unter u. a. Vouziers sowie Ost- und Westfront.

215 Vgl. hierzu z. B. den Brief einer Schwäbisch Haller Diakonisse vom 14. Oktober 1917. In: ArchDiakHall, 43/59.

216 Vgl. hierzu z. B. die Briefe von Schwäbisch Haller Diakonissen vom 1. Januar 1917 oder vom 1. November 1915. In: ArchDiakHall, 43/57 und 43/34. Vgl. auch den Brief einer Rot-Kreuz-Schwester vom 9. Dezember 1915. In: DTA, 588.

217 Vgl. hierzu z. B. den Brief einer Schwäbisch Haller Diakonisse vom 27. Dezember 1915. In: ArchDiakHall, 43/79. Vgl. hierzu auch die Angaben im Brief einer Rot-Kreuz-Oberschwester vom 24. Februar 1918. In: GLAKa, 69 Badische Schwesternschaft Nr. 80.

218 Vgl. hierzu z. B. den Brief einer Schwäbisch Haller Diakonisse. Ohne Datum. In: ArchDiakHall, 43/22.

219 Vgl. hierzu z. B. die Briefe von Schwäbisch Haller Diakonissen vom 7. Februar 1915 oder 14. Februar 1915. In: ArchDiakHall, 43/40 und 43/108. Vgl. hierzu auch die Angaben im Brief einer Rot-Kreuz-Oberschwester vom 1. Januar 1918. In: GLAKa, 69 Badische Schwesternschaft Nr. 80.

Schwestern,[220] sorgten für ihre Mobilisation und schickten sie zur Erholung in Erholungsheime, wo sie ebenfalls nach ihren Angaben bestens und sehr fürsorglich betreut wurden.[221] Für ihre Sorgen hatten die Ärzte ein offenes Ohr, und die Schwestern wurden ermuntert, mit jeder Klage zu ihnen zu kommen.[222] Da für die konfessionellen Schwestern das Beten besonders wichtig war, freuten sie sich, wenn ein Arzt den Kirchgang ermöglichte, indem er beispielsweise die Visiten sonntags entsprechend einrichtete[223] oder die Verbände erst nach den Osterfeiertagen machen wollte.[224] Am liebsten waren den Schwestern Landsmänner, im besten Fall kannten sie sich sogar aus der Heimat.[225] Einer der Gründe war, wie immer, das Heimatgefühl, das einem vermittelt wurde, wenn man aus derselben Gegend kam, ein anderer war die Sprache. Eine württembergische Schwester hatte die größte Mühe, einen preußischen Arzt zu verstehen, der kein Schwäbisch konnte und ihr den Eindruck vermittelte, auch sie nicht zu verstehen.[226] Akzeptiert wurden aber auch Ärzte aus anderen Bundesstaaten.[227] Beliebte Ärzte interessierten sich für alles und jeden und kannten sogar die Schwestern alle mit Namen, was diese beeindruckte.[228]

Manche Ärzte übertrieben es nach Meinung einer Oberschwester mit ihrer Fürsorglichkeit. Ihre Aufgabe war es, den Schwestern einen zu persönlichen Umgang mit den Ärzten zu verbieten. Sie fand, dass die Ärzte es ihnen zu leicht machten, weil sie sie immer zu privaten Spaziergängen einluden. Doch die Ärzte, die in der Hierarchie über einer Oberschwester standen, suchten die Gesellschaft der Schwestern, weshalb eine Oberschwester nichts auszurichten vermochte, obwohl einer einzelnen Schwester die Spaziergänge mit den Ärzten offiziell verboten waren.[229] Die Herren amüsierten sich mit

220 Vgl. hierzu z. B. die Briefe von Schwäbisch Haller Diakonissen vom 6. November 1914, 3. Februar 1918 oder 25. Januar 1918. In: ArchDiakHall, 43/41, 43/87 und 43/90.

221 Vgl. hierzu z. B. die Briefe von Schwäbisch Haller Diakonissen vom 7. Oktober 1916 oder 27. Februar 1918. In: ArchDiakHall, 43/39 und 43/90.

222 Vgl. hierzu z. B. die Aufzeichnungen von Schwester Rosa Bendit. In: CAHJP, Sammlung Gustav Feldmann, P 32/20, S. 53. Vgl. auch die Angaben in den Briefen einer Rot-Kreuz-Schwester vom 7. November 1915 und 29. Juli 1918. In: DTA, 588.

223 Vgl. hierzu z. B. den Brief einer Schwäbisch Haller Diakonisse vom 19. April 1917. In: ArchDiakHall, 43/40. Vgl. auch die Aufzeichnungen von Schwester M. Adelara. In: ZOW, Akten I. Weltkrieg. Anlagen zu Kriegschronik 1914–1918, S. 70.

224 Vgl. hierzu den Brief einer Schwäbisch Haller Diakonisse vom 4. April 1915. In: ArchDiakHall, 43/42.

225 Vgl. hierzu z. B. den Brief einer Schwäbisch Haller Diakonisse vom 5. Februar 1915. In: ArchDiakHall, 43/40.

226 Vgl. hierzu z. B. den Brief einer Schwäbisch Haller Diakonisse von 1916. In: ArchDiakHall, 43/22.

227 Vgl. hierzu z. B. den Brief einer Schwäbisch Haller Diakonisse vom 9. März 1917. In: ArchDiakHall, 43/41.

228 Vgl. hierzu z. B. den Brief einer Schwäbisch Haller Diakonisse vom 27. Dezember 1915. In: ArchDiakHall, 43/108. Vgl. auch die Aufzeichnungen von Schwester Rosa Bendit. In: CAHJP, Sammlung Gustav Feldmann, P 32/20, S. 53–54.

229 Vgl. hierzu ein Schreiben eines Etappendelegierten vom 20. Dezember 1916. In: GLAKa, 69 Badische Schwesternschaft Nr. 80.

ihnen nicht nur auf Ausflügen und beim Spazierengehen, sondern luden sie im Anschluss zu kleinen Feiern in ihre Räumlichkeiten ein.[230]

Andere Schwestern fühlten sich innerhalb einer strengen Ordnung am besten aufgehoben. Ihnen war es wichtig, wenn ein Arzt engagiert war, sich durchsetzte und dafür die Organisation klappte. Bei knapper Besetzung sollte jeder wissen, was er zu tun hatte, so dass man Hand in Hand arbeiten konnte.[231] Eine Ordensschwester empfand ihren strengen Oberstabsarzt als ein „Muster der Ordnung und Pünktlichkeit". Dieser verlangte solche Eigenschaften allerdings auch allen anderen ab. Hielt man sich daran, war eine reibungslose Zusammenarbeit garantiert.[232]

Zu negativen Äußerungen in Schwesternbriefen kam es eher selten,[233] obwohl einige ihrer Aussagen anmuten, als sei ein gutes Verhältnis mit den Ärzten die Ausnahme gewesen. Meist wurde bei einem Wechsel in eine andere Abteilung oder bei Personalwechsel innerhalb eines Lazaretts festgestellt, dass man es nicht gewohnt war, so gut von den Ärzten behandelt zu werden.[234]

Warum die Schwestern sich selten über ihre Ärzte beklagten, könnte auch der Zensur[235] geschuldet sein. Zumindest schrieben einige von ihnen, dass sie der Zensur wegen nicht alles erzählen dürften.[236] Sie wurde jedoch nicht von allen ernst genommen. Manche glaubten auch, nicht kontrolliert zu werden.[237] So finden sich einige Beschwerden über Ärzte in Briefen, stärker und häufiger treten sie dagegen in Tagebüchern und Erinnerungen auf. Beanstandungen betrafen sowohl die Zusammenarbeit mit den Ärzten als auch deren fachliches Können.

Allgemein unbeliebt waren nervöse Ärzte, die sich schnell im Ton vergriffen. Allerdings wurde ihnen öfter zugestanden, überarbeitet zu sein. Doch das waren die Schwestern und Pfleger auch und durften trotzdem nicht die Geduld verlieren.[238] Andere Ärzte pflegten scheinbar immer einen groben Um-

230 Vgl. hierzu z.B. die Briefe von Schwäbisch Haller Diakonissen vom 1.–2. Mai 1915 oder 31. August 1918. In: ArchDiakHall, 43/90 und 43/66. Vgl. auch die Angaben im Brief an eine Rot-Kreuz-Oberin vom 10. Juli 1918. In: GLAKa, 69 Badische Schwesternschaft Nr. 33.

231 Vgl. z.B. die Aufzeichnungen von Schwester Rosa Bendit. In: CAHJP, Sammlung Gustav Feldmann, P 32/20, S. 54 und 56. Vgl. auch den Brief einer Schwäbisch Haller Diakonisse vom 31. August 1916. In: ArchDiakHall, 43/67.

232 Vgl. hierzu die Aufzeichnungen einer Ordensschwester. In: ArchVPKö, Nr. 04-085.

233 Vgl. hierzu auch Panke-Kochinke (2004), S. 57.

234 Vgl. hierzu z.B. die Briefe von Schwäbisch Haller Diakonissen vom 6. November 1915 oder 18. Juni 1917. In: ArchDiakHall, 43/90 und 43/59. Vgl. hierzu auch die Aufzeichnungen von Schwester Rosa Bendit. In: CAHJP, Sammlung Gustav Feldmann, P 32/20, S. 53.

235 Zum Problem der Zensur vgl. Kapitel „4.1.1. Ziviles Pflegepersonal beim Militär" der vorliegenden Arbeit.

236 Vgl. hierzu z.B. die Angaben im Brief einer Schwäbisch Haller Diakonisse vom 16. Juni 1918. In: ArchDiakHall, 43/59.

237 Vgl. hierzu die Angaben im Brief einer Schwäbisch Haller Diakonisse vom 1. April 1915. In: ArchDiakHall, 43/66.

238 Vgl. hierzu z.B. die Aufzeichnungen eines Jesuitenfraters. In: ADPSJ, 00/752 s3-t3, S. 101. Vgl. hierzu auch z.B. den Brief einer Schwäbisch Haller Diakonisse vom 28. April 1918. In: ArchDiakHall, 43/35.

gang mit dem Pflegepersonal. Sie waren streng und beleidigend im Ton, so dass sich einige Schwestern beim leitenden Arzt beschwerten oder sich sogar wegen ihnen versetzen ließen.[239] Wieder andere behandelten die Schwestern unterschiedlich und fühlten sich, wie erwähnt, nur von den Unternehmungslustigen unter ihnen angezogen.[240] Ein jüdischer Arzt verdarb sich bei einer Gruppe von Diakonissen seine Sympathien, weil er über das Weihnachtsprogramm entschied, dass diese bereits erarbeitet und geplant hatten. Sie waren nicht davon ausgegangen, dass er sich für christliche Feste interessierte. Außerdem gab er ihnen angeblich zu verstehen, dass er nichts von Schwestern hielt und der Meinung war, dass sie nur zum Putzen da seien.[241]

Ebenfalls nicht sehr beliebt waren zu ehrgeizige Ärzte, die mit ihren Kollegen wetteiferten, wer die besten Lazarette hatte,[242] da dies immer auf Kosten des Personals ging. Eine Ordensschwester fand rückblickend, dass ihre Schwestern als „willenloses Arbeitsmaterial" ausgenutzt wurden, damit der Arzt mit seinen Abteilungen glänzen konnte. In einer Art Motivationsrede schärfte er dem Pflegepersonal ein, dass sie bei Ansteckung einer Seuchenkrankheit selbst Schuld tragen würden, weil man sich davor schützen könne.[243]

Die gleiche Respektlosigkeit, mit der manche Ärzte ihrem Personal begegneten, erfuhren auch die Patienten. Dies nahm das Pflegepersonal besonders übel. Manche Ärzte sprachen den Soldaten von Anfang an ihr Leiden ab und entließen sie als „Drückeberger" zurück in die Stellungen, obwohl sie noch nicht gesund waren und Fieber hatten. Manche kontrollierten sogar die Temperatur, wenn sie ihnen zu hoch schien.[244] Andere waren im Umgang mit den Patienten sehr grob und ungeduldig, oder sie ließen die vom Feld kommenden und fiebrigen Soldaten in den Untersuchungszimmern lange auf eine Behandlung warten.[245] Es gab auch Ärzte, die das Interesse an ihrer Arbeit verloren hatten, Personal wie Patienten sich selbst überließen und lieber Feste feierten.[246] Sie kümmerten um nichts mehr, so dass weder Wasser noch Putzmittel, noch Fieberthermometer oder Nahrung ausreichend vorhanden waren.[247] Einige trafen medizinische Fehlentscheidungen, die fatale Folgen für

239 Vgl. hierzu z.B. den Brief einer Schwäbisch Haller Diakonisse vom 30. Mai 1915. In: ArchDiakHall, 43/72.

240 Vgl. hierzu den Brief einer Schwäbisch Haller Diakonisse vom 31. August 1915. In: ArchDiakHall, 43/66.

241 Vgl. hierzu z.B. den Brief einer Schwäbisch Haller Diakonisse vom 26. Dezember 1915. In: ArchDiakHall, 43/76.

242 Vgl. hierzu die Aufzeichnungen eines Jesuitenfraters. In: ADPSJ, 00/752 v1-2, S. 141.

243 Vgl. hierzu die Aufzeichnungen von Schwester M. Adelara. In: ZOW, Akten, I. Weltkrieg. Anlagen zu Kriegschronik 1914–1918, S. 70.

244 Vgl. hierzu die Aufzeichnungen von Schwester Rosa Bendit. In: CAHJP, Sammlung Gustav Feldmann, P 32/20, S. 40.

245 Vgl. hierzu z.B. den Brief einer Schwäbisch Haller Diakonisse vom 25. November 1914. In: ArchDiakHall, 43/24.

246 Vgl. hierzu den Brief einer Oberschwester vom 20. März 1917. In: GLAKa, 69 Badische Schwesternschaft Nr. 80.

247 Vgl. hierzu die Aufzeichnungen eines Jesuitenfraters. In: ADPSJ, 00/752 t1-2, S. 47ff.

die Patienten hatten. So verordnete ein Feldarzt allen Fiebernden eine „Schwitzkur“ mit Aspirin und schickte sie damit zurück in die Stellung. Die Soldaten kamen anschließend mit schweren, chronischen Nierenentzündungen in die Lazarette.[248] Auch ein Lazarettarzt behandelte jeden nur mit Aspirin und kalten Wickeln.[249] Ein Oberstabsarzt versorgte alle Wunden nur mit Heftpflaster, so dass sein Assistenzarzt die Patienten während seiner Abwesenheit heimlich operierte.[250]

Die „guten“ Ärzte kümmerten sich intensiv um die Soldaten, d.h. sie schickten einen Verletzten solange nicht in den Transport, bis sie sicher waren, dass er ihn auch überlebte. Nach Auffassung der Pflegenden gaben sie sich viel Mühe, „wirklich zu helfen“. Diese Ärzte waren immer „besorgt“ um die Kranken. Sie erhielten ihre Empathie, unterhielten sich lange mit den Patienten und verlangten dies auch von den Schwestern.[251] Die Soldaten beließen sie solange als möglich im Lazarett, um ihre Kräfte zu testen. Zu diesem Zweck schickten die Ärzte sie zunächst zur Feldarbeit[252] oder beließen sie als „Hilfskrankenwärter“ noch bis zu drei Monate im Lazarett. Hier machten sie nur leichtere Arbeiten.[253] Zur Freude der Patienten gaben manche Ärzte den „Befehl“ zum Rauchen. Solche Anordnungen wurden freudig ausgeführt. Ein Schmerzpatient meinte am folgenden Tag, so gut hätte er noch nie geschlafen.[254]

Umgekehrt hatten auch die Ärzte bestimmte Vorstellungen von ihrem Pflegepersonal. Mit wem sie am liebsten oder gar nicht arbeiten wollten, war sehr unterschiedlich. Manche mochten am liebsten Diakonissen,[255] andere nur katholische Schwestern.[256] Es gab auch welche, die gar keine Schwestern mochten.[257] Vermutlich war die Wahl der Ärzte für oder gegen bestimmte Schwestern von früheren Erfahrungen mit ihnen abhängig.[258]

248 Vgl. hierzu die Aufzeichnungen eines Jesuitenfraters. In: ADPSJ, 00/752 s3-t3, S. 214.

249 Vgl. hierzu die Aufzeichnungen von Schwester Rosa Bendit. In: CAHJP, Sammlung Gustav Feldmann, P 32/20, S. 30.

250 Vgl. hierzu den Brief einer Schwäbisch Haller Diakonisse vom 9. September 1917. In: ArchDiakHall, 43/90.

251 Vgl. hierzu z.B. die Briefe von Schwäbisch Haller Diakonissen vom 12. September 1916 oder 20. Juni 1915. In: ArchDiakHall, 43/42, 43/43 und 43/34.

252 Vgl. hierzu z.B. die Briefe von Schwäbisch Haller Diakonissen vom 4. November 1917 oder 22. Juni 1915. In: ArchDiakHall, 43/42 und 43/108.

253 Vgl. hierzu die Aufzeichnungen eines Jesuitenfraters. In: ADPSJ, 00/752 s3-t3, S. 224f.

254 Vgl. hierzu z.B. den Brief einer Schwäbisch Haller Diakonisse vom 1. Januar 1918. In: ArchDiakHall, 43/108. Vgl. zur Raucherlaubnis auch die Angaben eines Jesuitenfraters. In: ADPSJ, 00/752 v1-2, S. 77.

255 Vgl. hierzu den Brief einer Schwäbisch Haller Diakonisse vom 7. April 1918. In: ArchDiakHall, 43/25.

256 Vgl. hierzu die Aufzeichnungen einer Ordensschwester. In: ArchVPKö, Nr. 04-085.

257 Vgl. hierzu den Brief einer Schwäbisch Haller Diakonisse vom 26. Dezember 1915. In: ArchDiakHall, 43/76.

258 Vgl. hierzu die Aufzeichnungen einer Ordensschwester. Die Ärzte eines Lazaretts wollten nur katholische Schwestern, weil ihnen die Rot-Kreuz-Schwestern, mit denen sie zu-

Viele freuten sich jedoch ganz einfach an über die Ankunft des weiblichen Pflegepersonals.[259] Ganz besonders kam dies ab 1915 in den Feldlazaretten zum Ausdruck, wo man sie herzlich willkommen hieß.[260] Ein Unteroffizier trug den Neuankömmlingen sogar ein Gedicht vor.[261] Zu diesem Zeitpunkt hatten sich die Schwestern, aber auch die Pfleger bereits seit einem Jahr bewährt.[262] Manche Feldärzte sorgten nicht nur für schöne Quartiere, sondern stellten den Schwestern sogar einen Burschen zur Verfügung, der ihre Wohnung heizen sollte. Außerdem aß man zusammen an einem Tisch, worauf manche Schwestern zunächst etwas verhalten reagierten.[263] Da die Ärzte sehr nett waren, gewöhnten sie sich bald daran. Nachdem die Feldärzte die Arbeit der Schwestern kennengelernt hatten, forderten sie immer wieder welche an.[264] Ein Feldarzt, dem seine Schwestern durch den Armeearzt abkommandiert wurden, rief sogleich im zuständigen Büro an, weil er nicht wollte, dass sie weggingen.[265] Ein anderer, der seine Schwestern zurückfordern konnte, lud sie zum ersten Advent auf ein kleines Essen mit Sekt ein, um ihnen zu sagen, wie froh er war, wieder mit ihnen zusammenarbeiten zu dürfen, weil er sie vermisst hatte.[266] Die Schwestern wiederum kamen, nachdem sie ein Feldlazarett kennengelernt hatten, gerne in diesen Betrieb zurück.[267] Auch ohne besonderen Anlass tranken Schwestern und Ärzte mittags ihren Kaffee zusammen.[268] Manche Schwestern bekamen zum Geburtstag Blumensträuße[269] und

erst gearbeitet hatten, nicht fleißig genug waren. In: ArchVPKö, Nr. 04-085. Vgl. auch die Angaben im Brief einer Diakonisse vom 27. Dezember 1915, wonach ein Arzt die Diakonissen behalten wollte, weil er sich bereits an sie gewöhnt hatte. In DiakAugsburg, Akte 1. Weltkrieg E.

259 Vgl. hierzu z. B. die Briefe einer Schwäbisch Haller Diakonisse vom 13. November 1914 und 20. Juni 1916. In: ArchDiakHall, 43/42.

260 Vgl. hierzu z. B. die Briefe von Schwäbisch Haller Diakonissen vom 20. Juni 1916 und 12. September 1916. In: ArchDiakHall, 43/42 und 43/90.

261 Vgl. hierzu den Brief einer Schwäbisch Haller Diakonisse vom 29. März 1916. In: ArchDiakHall, 43/22.

262 Vgl. hierzu den Zeitungsartikel in der „Schwäbischen Tagwacht“ vom 12. April 1915. Die Schwestern wurden als „unübertrefflich“ bezeichnet, die Pfleger als „sehr bewährt“. In: HStArchSt, M 1/11, Bü 866.

263 Vgl. hierzu z. B. die Briefe von Schwäbisch Haller Diakonissen vom 9. September 1916 oder 10. April 1916. In: ArchDiakHall, 43/43 und 43/90.

264 Vgl. hierzu z. B. den Brief einer Schwäbisch Haller Diakonisse vom 7. April 1918. In: ArchDiakHall, 43/25.

265 Vgl. hierzu den Brief einer Schwäbisch Haller Diakonisse vom 12. September 1916. In: ArchDiakHall, 43/100.

266 Vgl. hierzu den Brief einer Rot-Kreuz-Schwester vom 27. November 1915. In: DTA, 588.

267 Vgl. hierzu z. B. den Brief einer Schwäbisch Haller Diakonisse vom 18. April 1918. In: ArchDiakHall, 43/42.

268 Vgl. hierzu z. B. den Brief einer Rot-Kreuz-Schwester vom 19. März 1918. In: DTA, 588. Vgl. hierzu auch den Brief einer Schwäbisch Haller Diakonisse vom 5. November 1915. In: ArchDiakHall, 43/99.

269 Vgl. hierzu die Angaben im Brief einer Rot-Kreuz-Schwester vom 20. Oktober 1916. In: DTA, 588.

wurden bei Versetzung in ein anderes Lazarett mit Sekt verabschiedet.[270] Dies zeugte von der Anerkennung, die die Ärzte ihren Schwestern zollten. [271] Die Pfleger mussten sich das Vertrauen der Ärzte erst erarbeiten, doch gelang dies den fleißigen unter ihnen sehr schnell.[272]

In den wenigen erhalten gebliebenen Entlassungsbescheinigungen von Schwestern beurteilten die Ärzte sie als „vorzüglich", „tadelos" oder „gut".[273] Was sie zu welcher Beurteilung veranlasste, war vermutlich von Arzt zu Arzt verschieden. Ordnungsliebende Ärzte wollten hygienisch saubere Stationen und eine gute Pflege für die Patienten.[274] Ein Arzt fand, dass seine Schwestern eine „Erleichterung" für ihn seien, da sie still und bescheiden seien, eine „nie versagende Arbeitsfreudigkeit" aufwiesen und sich auch um die sozialen Belange der Soldaten kümmertern.[275] Außerdem erwarteten sie Gehorsam von den Schwestern. Wenn das Pflegepersonal diese Erwartungen nicht erfüllte, zeigten die Ärzte ihre Unzufriedenheit. Zurechtweisungen galten Schwestern, die z. B. die vom Arzt verordnete Krankenkost eigenmächtig änderten.[276] Dies mag aus gutem Grund geschehen sein, doch war es eine Missachtung eines Befehls. Eine andere Schwester zerschnitt eine kostbare Flanellbinde, um auf Wunsch des Patienten seinen Verband zu lockern.[277] Einigen wurde vorgeworfen, mit dem Material nicht achtsam genug umzugehen, weil viele teure Fieberthermometer und Rekordspritzen zu Bruch gegangen waren.[278] Weiterhin wurde reklamiert, dass sie zuviel Kohle verbrauchten[279] oder den Handwerkern eigenmächtig Aufträge erteilten, statt diese im Geschäftszimmer anzumelden.[280] Auch bei Beschwerden hielten manche den üblichen Geschäftsgang nicht ein. Sie erzählten ihre Anliegen dem Stabsarzt, statt sie beim Chefarzt oder dem Delegierten vorzubringen.[281] Rückmeldungen nach Krankheit hatten persönlich beim Chefarzt zu erfolgen,[282] bei Rückmeldung nach Urlaub sollten sie zur Kassenverwaltung und ins Geschäftszimmer kommen.[283]

270 Vgl. hierzu z. B. die Aufzeichnungen einer Rot-Kreuz-Schwester. In: DTA, 92/1, S. 9.
271 Vgl. hierzu die Briefe von Schwäbisch Haller Diakonissen vom 14. Oktober 1915 und 20. April 1916. In: ArchDiakHall, 43/19 und 43/42.
272 Vgl. hierzu z. B. die Aufzeichnungen eines Jesuitenfraters. In: ADPSJ, 00/752 v1-2, S. 88. Vgl. auch den Zeitungsartikel in der „Schwäbischen Tagwacht" vom 12. April 1915. In: HStArchSt, M 1/11 Bü 866.
273 Vgl. die Bescheinigungen entlassener Schwestern. In: ArchASAach, Nr. 2-012.
274 Vgl. hierzu z. B. den Brief einer Schwäbisch Haller Diakonisse vom 10. November 1914. In: ArchDiakHall, 43/81.
275 Vgl. hierzu den Brief eines Arztes vom 18. April 1916. In: DiakAugsburg, Akte 1. Weltkrieg E.
276 Lazarettbefehl vom 2. August 1918. In: GLAKa, 69 Badische Schwesternschaft Nr. 33.
277 Lazarettbefehl vom 17. November 1917. In: GLAKa, 69 Badische Schwesternschaft Nr. 33.
278 Lazarettbefehl vom 4. August 1918. In: GLAKa, 69 Badische Schwesternschaft Nr. 33.
279 Lazarettbefehl vom 7. Dezember 1917. In: GLAKa, 69 Badische Schwesternschaft Nr. 33.
280 Lazarettbefehl vom 17. November 1917. In: GLAKa, 69 Badische Schwesternschaft Nr. 33.
281 Lazarettbefehl vom 6. Juni 1917. In: GLAKa, 69 Badische Schwesternschaft Nr. 33.
282 Lazarettbefehl vom 30. April 1917. In: GLAKa, 69 Badische Schwesternschaft Nr. 33.
283 Lazarettbefehl vom 7. Dezember 1917. In: GLAKa, 69 Badische Schwesternschaft Nr. 33.

Für einen reibungslosen Ablauf beim Militär musste auf solche Dinge geachtet werden. Der Chefarzt notierte diese Beanstandungen schriftlich als „Lazarettbefehl", den die Schwestern zu lesen und gegenzuzeichnen hatten.

Aufgrund der unterschiedlichen Aussagen ist eine Tendenz zu einer mehr guten oder schlechten Zusammenarbeit zwischen den Ärzten und dem Pflegepersonal nicht erkennbar. Deutlich ist, dass es beides gab, wobei ein gutes Miteinander sogar die Grenzen der sonst in der Heimat üblichen Arzt-Schwester-Beziehung überschritten haben dürfte. Wie schon innerhalb des Pflegepersonals, so war es den Schwestern und Pflegern auch im Umgang mit den Ärzten wichtig, dass sie gut miteinander auskamen.[284]

4.2 Erkrankungen des Pflegepersonals

Laut Sanitätsbericht starben „in treuer Pflichterfüllung" insgesamt 863 Angehörige der freiwilligen Krankenpflege, 243 davon waren Schwestern.[285] Diese Zahl wird allerdings von den wenigen überlieferten Angaben in den Akten übertroffen. Nach einer Zählung der katholischen Orden und Kongregationen erkrankten 1.000 Ordensschwestern von insgesamt ca. 18.000, die in der Kriegskrankenpflege tätig waren, davon starben 255.[286] Die Ursachen sind nicht angegeben. Von 3.000 Etappenschwestern aus diakonischen Einrichtungen starben 68 an Seuchenkrankheiten wie Typhus, Ruhr, Cholera, Fleckfieber, Tuberkulose oder an Herzschlag, Kohlengasvergiftung und „Überarbeitung". Eine Schwester kam bei einem Bombenangriff ums Leben.[287] Auch über eine kleine Pflegegruppe aus dem Jesuitenorden liegen Zahlen vor. Von 101 Jesuitenpflegern an der West- und Ostfront erkrankten im Dienst 52 Pfleger 61 Mal ernsthaft, davon alleine 45 Pfleger an Seuchen, darunter Cholera, Typhus, Ruhr, Malaria und Fünf-Tage-Fieber. Außerdem litten viele an Scharlach, Wundrose, Diphtherie, Streptokokken-Sepsis, Gelenkrheumatismus, Asthma, nervösen Leiden, Tuberkulose, Stirnhöhlenvereiterung, Rippenfell-, Lungen- und Nierenentzündung. Komplikationen wurden mehrfach erwähnt, gestorben waren zwei Pfleger, einer an Wundrose, ein zweiter an den Folgen der Überarbeitung.[288]

Es war besonders der Tod des weiblichen Pflegepersonals, der die Militärangehörigen berührte. Sie wurden in allen Ehren mit militärischer Begleitung zu Grabe getragen.[289] Dem Sarg einer Ordensschwester folgte beispielsweise

284 Vgl. hierzu z.B. den Brief einer Schwäbisch Haller Diakonisse vom 21. Januar 1917. In: ArchDiakHall, 43/25.

285 Sanitätsbericht (1934), Bd. III, S. 332.

286 Vgl. die Angaben im Archiv des Deutschen Caritasverbandes. Ohne Datum. In: ADCV, R 318.

287 Borrmann (1936), S. 408 ff.

288 Vgl. hierzu die Aufzeichnungen eines Jesuitenfraters. In: ADPSJ, 00/752 s3-t3, S. 10.

289 Vgl. hierzu z.B. den Brief einer Schwäbisch Haller Diakonisse vom 10. August 1915. In: ArchDiakHall, 43/39.

ein Tross von über 70 Ärzten, Schwestern, Pflegern und sonstigen Militärangehörigen.

Krankheiten, Ursachen, Behandlungsmöglichkeiten

Nach den Erzählungen des Pflegepersonals erkrankte jede bzw. jeder von ihnen im Laufe des Einsatzes in den Etappen mindestens einmal. Innerhalb eines Trupps gab es immer Kranke.[290] Am häufigsten erwähnt wurden Erkältungen, Magenbeschwerden mit Erbrechen und Durchfall, gefolgt von Fieber mit unbekannter Ursache,[291] Zahn-, Hals-, Kopf- und Gliederschmerzen, Husten, Mittelohr-, Stirnhöhlen- und Kieferhöhlenentzündungen, denen häufig Mattigkeit, Kopf- und Gliederschmerzen vorausgingen,[292] allgemeine Müdigkeit sowie Unverträglichkeiten gegen die Impfungen, das Klima oder das ungewohnte Essen.

Als harmlos galten Erkältungen und kurzzeitiger Durchfall, worunter vermutlich jeder im Laufe seines Etappeneinsatzes mehrmals litt. Viele hörten deshalb nicht auf zu arbeiten,[293] entweder, weil sie schon in Friedenszeiten solche Belastungen gewohnt waren oder weil sie aufgrund der vielen Arbeit sonst ein schlechtes Gewissen gehabt hätten.[294] Außerdem fanden sie, dass man im Krieg nicht so empfindlich sein durfte.[295] Aber auch, wenn sie der Krankheitsverlauf stark beeinträchtigte, hielten die Schwestern und Pfleger meist noch in der Pflege aus. Sie arbeiteten mit starken Kopfschmerzen und Fieber im Operationssaal[296] oder trotz Durchfalls in den Küchen und in den Stationen weiter. Einem Pfleger ging aufgrund seiner fortschreitenden Darmerkrankung während der Arbeit im Beisein der Schwester ein Malheur in die Hose.[297]

Ihre Infektionen wollten nur schwer heilen und zogen sich mitunter über Wochen hin.[298] Wenn eine Schwester oder ein Pfleger wegen einer starken und langwierigen Erkältung nicht mehr arbeiten konnte, verordneten die Ärzte üblicherweise Bettruhe, ein fiebersenkende Mittel wie Aspirin, außerdem Chi-

290 Vgl. hierzu z. B. den Brief einer Schwäbisch Haller Diakonisse vom 8. Juli 1915. In: ArchDiakHall, 43/43. Vgl. hierzu z. B. auch den Brief einer Ordensschwester vom 26. Februar 1917. In: ArchKBS, Erster Weltkrieg Lazarette Mappe II.

291 Vgl. hierzu z. B. den Brief einer Schwäbisch Haller Diakonisse vom 19. Oktober 1918. In: ArchDiakHall, 43/56.

292 Vgl. hierzu z. B. die Briefe einer Schwäbisch Haller Diakonisse vom 20. Januar 1918 und 1. Februar 1918. In: ArchDiakHall, 43/93. Vgl. hierzu auch den Brief einer Rot-Kreuz-Schwester vom 26. April 1918. In: GLAKa, 69 Badische Schwesternschaft Nr. 33.

293 Vgl. hierzu z. B. den Brief einer Schwäbisch Haller Diakonisse vom 5. November 1914. In: ArchDiakHall, 43/41.

294 Vgl. hierzu z. B. den Brief einer Schwäbisch Haller Diakonisse vom 2. Juni 1915. In: ArchDiakHall, 43/75.

295 Vgl. hierzu z. B. den Brief einer Schwäbisch Haller Diakonisse vom 15. November 1915. In: ArchDiakHall, 43/88.

296 Vgl. hierzu z. B. die Briefe von Schwäbisch Haller Diakonissen vom 11. November 1915 und 2. Dezember 1914. In: ArchDiakHall, 43/43 und 43/42.

297 Vgl. hierzu die Aufzeichnungen eines Jesuitenfraters. In: ADPSJ, 00/752 t1-2, S. 76.

298 Vgl. hierzu z. B. den Brief einer Schwäbisch Haller Diakonisse vom 10. November 1915. In: ArchDiakHall, 43/69.

natropfen, Baldrian und Codin für den Kreislauf bzw. die Atmung sowie stärkende Kost.[299] Die grippalen Infekte wurden entweder als normal hingenommen, da sie auch in der Heimat auftraten, oder es wurde, in Zeiten, in denen es jeden mehr oder weniger stark erwischte und sich außerdem starke Kopfschmerzen dazugesellten, das sehr kalte oder auch zu heiße Wetter dafür verantwortlich gemacht. Der Witterung wurden die zugigen und unhygienischen Wohnverhältnisse nicht gerecht,[300] zumal häufig Kohlenmangel herrschte. Aufgrund der Kälte und des Ungeziefers fanden die Pflegenden nachts keinen Schlaf.[301] So waren manche ständig unterkühlt, müde und überarbeitet. Das machte sie ihrer Meinung nach anfälliger für Krankheiten. Nicht selten traten nach den äußerst beschwerlichen Bahnreisen in unbeheizten Waggons Kopfschmerzen, Erkältungen und Durchfall auf.[302] Die Sommerhitze ertrugen die meisten leichter als die kalte Jahreszeit, doch auch hier gab es Beschwerden, ohne dass diese näher erläutert wurden.

Bei Magenproblemen mit Erbrechen und Durchfall dachte man an das ungewohnte Essen oder an verseuchtes Wasser, das man nur verwenden durfte, wenn es abgekocht war.[303] Selbst wenn die Durchfälle 12 Tage und länger andauerten, hatte man nicht immer eine Seuchenkrankheit in Verdacht. Auch die Ärzte regten nicht grundsätzlich bei jeder Darmerkrankung eine bakteriologische Untersuchung an.[304] Es ist allerdings fraglich, inwieweit das Personal eine Seuchenkrankheit, wenn sie in ihren Auswirkungen nicht so stark war, ernst genommen hätte. Eine Rot-Kreuz-Schwester jedenfalls bemerkte in ihren Erinnerungen „ so ein bißl Ruhr haben wir alle“[305].

Ob eine harmlose Infektion oder eine schwerwiegende Seuchenkrankheit vorlag, untersuchte der Arzt, wobei nicht eruierbar war, nach welchen Kriterien er vorging. Mit täglich wechselndem Verdacht verunsicherte mancher Mediziner das erkrankte Personal. Eine Schwester mit hohem Fieber, Kopfschmerzen, Schüttelfrost und Nackensteifigkeit hatte nach Aussagen ihrer Ärzte wechselweise Typhus und Magen-Darm-Grippe. Nachdem sich auch nach sieben Wochen keine Besserung eingestellt hatte, wurde sie zur Erholung in die Heimat geschickt.[306]

299 Vgl. hierzu z. B. den Brief einer Schwäbisch Haller Diakonisse vom 14. Februar 1916. In: ArchDiakHall, 43/90.

300 Vgl. hierzu z. B. den Brief einer Schwäbisch Haller Diakonisse vom 8. Juli 1915. In: ArchDiakHall, 43/43.

301 Vgl. hierzu z. B. den Brief einer Schwäbisch Haller Diakonisse vom 9. Oktober 1915. In: ArchDiakHall, 43/63.

302 Vgl. hierzu z. B. den Brief einer Schwäbisch Haller Diakonisse vom 5. Mai 1916. In: ArchDiakHall, 43/43.

303 Vgl. hierzu z. B. den Brief einer Schwäbisch Haller Diakonisse vom 4. Mai 1915. In: ArchDiakHall, 43/36.

304 Vgl. hierzu z. B. den Brief einer Schwäbisch Haller Diakonisse vom 9. April 1918. In: ArchDiakHall, 43/41.

305 Vgl. hierzu die Aufzeichnungen einer Rot-Kreuz-Schwester. In: DTA, 92/1, S. 5.

306 Vgl. hierzu die Briefe einer Schwäbisch Haller Diakonisse vom 25. August und 9. Oktober 1916. In: ArchDiakHall, 43/27.

Traten Durchfall, Erbrechen und Kopfschmerzen nach einer Typhusimpfung auf, wurde ein leichter Typhus als Impfreaktion festgestellt. Davon erholten sich die Pflegenden in der Regel nach einigen Tagen wieder.[307] Da die Seuchenkrankheiten meldepflichtig waren, mussten die Schwestern und Pfleger ihren Ärzten bei den entsprechenden Symptomen, wie starke Kopf- und Gliederschmerzen, Fieber und Durchfall, vorstellig werden.[308] Wenn der Arzt den Verdacht einer bakteriellen Seuchenkrankheit hegte, wurden in der Regel Blut- und Stuhlproben entnommen. Erhärtete sich der Verdacht, mussten die Schwestern in einem Seuchenlazarett oder in ihrem Lazarett in einem Krankenzimmer isoliert werden. Während der Inkubationszeit schliefen zeitweise eine erkrankte und eine gesunde Schwester in einem Bett. Nur bei Fleckfieberverdacht kam jeder sofort in Quarantäne.[309] Weiterhin wurde als Grund für die schweren Erkrankungen des Personals auch die Tatsache anerkannt, dass es müde und abgearbeitet war und durch mangelndes Essen keine Abwehrstoffe hatte,[310] denn auch Schwestern oder Pfleger, die nicht mit Seuchenkranken in Berührung gekommen waren, erkrankten an Seuchen. Sie machten die Anstrengungen in den Etappen, die sie mit Friedenszeiten nicht vergleichen konnten, für schwere und letal verlaufende Krankheiten verantwortlich.[311] In einem Seuchenlazarett im Osten sollen aufgrund dessen, dass man keine Möglichkeit hatte, die Seuchen zu bekämpfen, 80 Prozent der erkrankten Soldaten und 50 Prozent des militärischen Pflegepersonals gestorben sein.[312] Nach drei Wochen harter Arbeit ohne Pause, schlechtem Wetter und mangelhaftem Essen, war das Personal so abgearbeitet, dass es während des Dienstes kollabierte und aufgrund seiner geringen Abwehrkräfte erkrankte.[313] Da keine Zeit für erholsame Spaziergänge an der frischen Luft war, blieb dem Pflegepersonal nichts anderes übrig, als die kontaminierte Luft in den Krankenzimmern einzuatmen.[314]

Während ein Arzt die hohe Infektionsquote unter den Pflegern und Schwestern deren unvorsichtiger Vorgehensweise zuschrieb, fanden die Jesuitenfratres, dass ein Pfleger bei guter Kost, nötiger Ruhe, Einhaltung der Schutzmaßnahmen und einer regelmäßigen Impfung die Arbeit in den Cholerastationen unbeschadet überstehen könne.[315] In schlecht organisierten Lazaretten fehlten die Möglichkeiten, sich zu schützen. Auch Desinfektionsmittel,

307 Vgl. hierzu z.B. den Brief einer Schwäbisch Haller Diakonisse vom 29. August 1916. In: ArchDiakHall, 43/107.

308 Vgl. hierzu die Aufzeichnungen von Schwester M. Adelara. In: ZOW, Akten I. Weltkrieg. Anlagen zu Kriegschronik 1914–1918, S. 88.

309 Vgl. hierzu z.B. den Brief einer Schwäbisch Haller Diakonisse vom 26. Dezember 1915. In: ArchDiakHall, 43/105.

310 Vgl. hierzu z.B. den Brief einer Ordensschwester vom 29. Juni 1918. In: ArchKBS, Erster Weltkrieg Lazarette Mappe II.

311 Vgl. hierzu die Aufzeichnungen von Schwester M. Adelara. In: ZOW, Akten I. Weltkrieg. Anlagen zu Kriegschronik 1914–1918, S. 118.

312 Vgl. hierzu die Aufzeichnungen eines Jesuitenfraters. In: ADPSJ, 00/752 t1-2, S. 45.

313 Vgl. hierzu die Aufzeichnungen eines Jesuitenfraters. In: ADPSJ, 00/752 t1-2, S. 58.

314 Vgl. hierzu die Aufzeichnungen eines Jesuitenfraters. In: ADPSJ, 00/752 t1-2, S. 74.

315 Vgl. hierzu die Aufzeichnungen eines Jesuitenfraters. In: ADPSJ, 00/752 t1-2, S. 72.

wie Sublimat oder Kerosol, wurde zeitweise nicht von den Ärzten besorgt.[316] Hier war die Gefahr, an zwei Seuchen gleichzeitig zu erkranken, besonders groß.[317] Eine Ordensschwester zog sich zu ihrem Typhus noch die Ruhr zu. Sie blieb zunächst im Schwesternkrankenzimmer, das immer belegt war. Nachdem sie einigermaßen gesundet war, wurde sie in die Heimat geschickt und konnte nach dreimonatiger Ruhe wieder ihren Dienst in der Etappe versehen. Nach ihrer Rückkehr übertrug ihr der Chefarzt die leichteren Aufgaben in der Genesungsstation mit Leichtkranken.[318]

Sehr schwere Symptome zeigte 1918 die Influenza.[319] Die Schwestern beschrieben einen plötzlich auftretenden heftigen Kopfschmerz mit starkem Husten und Gliederschmerzen. Der Verlauf war unterschiedlich. Während einige schon nach zwei bis drei Tagen wiederhergestellt waren, dauerte dies bei anderen Wochen und verlief teilweise auch tödlich.[320]

Manchmal traten Kopfschmerzen ohne weitere Symptomatik auf, was durch die schwere Arbeit und die Überanstrengung bedingt sein konnte. In einem Fall schickte der Oberstabsarzt eine Diakonisse wegen starker Kopfschmerzen in die nächste Zahnstation, zu der sie, in ihrem Schmerz, einige Kilometer zu laufen hatte.[321] Der Zahnarzt zog der Schwester ein paar Zähne, und der Kopfschmerz war augenblicklich weg.[322]

Bei Fieber wurden unterschiedliche Maßnahmen getroffen. Eine Diakonisse wurde nach anhaltendem Fieber geröntgt, wobei die Aufnahme Drüsenfieber erkennen ließ. Der Arzt verordnete daraufhin dreimal täglich Medikamente und strenge Bettruhe.[323] Bei einer anderen Schwester wurde nach mehrfach auftretendem Fieber Rückfallfieber diagnostiziert. Sie musste noch acht bis zehn Tage im Bett bleiben und sollte sich im Anschluss in der Heimat erholen. Der Arzt versicherte ihr, dass sie dieses Fieber weiterhin begleiten würde.[324] Trafen

316 Vgl. hierzu die Aufzeichnungen eines Jesuitenfraters. In: ADPSJ, 00/752 t1-2, S. 76.

317 Wie bereits in Kapitel „3.1.1. Seuchenpflege" aufgeführt, kamen nach Beobachtungen eines Armeepathologen die Mischinfektionen im Vergleich zu Friedenszeiten im Krieg häufig vor. In: Prüll: Sektion (2003), S. 162.

318 Vgl. hierzu die Aufzeichnungen von Schwester M. Adelara. In: Akten I. Weltkrieg. Anlagen zu Kriegschronik 1914–1918, S. 92.

319 Zu neueren Untersuchungen der Spanischen Grippe siehe z. B. Vasold (2009), Witte (2003).

320 Vgl. hierzu die Briefe von Schwäbisch Haller Diakonissen vom 18. Oktober 1918, 18. April 1918 und vom Juli 1918. In: ArchDiakHall, 43/36, 43/111 und 43/98. Die oben beschriebene Symptomatik deckt sich mit den Beobachtungen von Jürgen Müller in seinem Aufsatz „Die Spanische Influenza 1918/1919. Der Einfluß des Ersten Weltkrieges auf Ausbreitung, Krankheitsverlauf und Perzeption einer Pandemie." Müller (2003), S. 323.

321 Vgl. hierzu z. B. den Brief einer Schwäbisch Haller Diakonisse vom 12. September 1915. In: ArchDiakHall, 43/42.

322 Vgl. hierzu den Brief einer Schwäbisch Haller Diakonisse vom 12. Januar 1916. In: ArchDiakHall, 43/75.

323 Vgl. hierzu z. B. den Brief einer Schwäbisch Haller Diakonisse vom 2. Juni 1915. In: ArchDiakHall, 43/75.

324 Vgl. hierzu den Brief einer Schwäbisch Haller Diakonisse vom 8. Juli 1915. In: ArchDiakHall, 43/43.

die Fieberschübe in den östlichen Gebieten auf, stellten die Ärzte in der Regel eine Malaria fest. Bei einem Malariaanfall erhielten die Schwestern Chininspritzen, die sofort das Krankheitsgefühl nahmen,[325] oder auch Chinintabletten und Arsen.[326] In tropischen Einsatzgebieten stellten sich neben Malaria auch das Sandfliegen- oder Maltafieber ein, das nach den Beobachtungen einer Schwester zu ihrem Erstaunen nur die Europäer traf, während Einheimische nicht einmal Mosquitonetze brauchten.[327]

Bei Fieber in Kombination mit starken Halsschmerzen wurde der Verdacht einer gefährlichen Diphtherie vermutet und ein Mandelabstich für das Labor gemacht. Wenn die Halsentzündung keinen auffälligen Verlauf nahm, blieben die Schwestern einige Tage im Bett und wurden deshalb nicht isoliert.[328]

Als äußerst schmerzhaft und langwierig galten alle Entzündungen im Kopfbereich. Eine Kiefer-, Mittelohr- oder Stirnhöhlenentzündung zog sich von einigen Wochen bis zu sechs Monate hin.[329] Bei einer Mittelohrvereiterung machte der Arzt einen Einschnitt in das Trommelfell, damit der Eiter ablaufen konnte und betäubte den Schmerz mit einem Lokalanästhetikum.[330] Die Schwester war nach drei Wochen wieder genesen und konnte in der Zwischenzeit sogar weiterarbeiten. Entzündete Kiefer- und Stirnhöhlen wurden ebenfalls mittels eines operativen Eingriffs geöffnet, damit das Exsudat ablaufen konnte und in einem Fall auch noch nach drei Monaten jeden zweiten Tag gespült. Außerdem verordnete der Arzt Bettruhe mit eventuell anschließendem Aufenthalt in einem Erholungsheim.

Lebensgefährlich waren Lungen- und Rippenfellentzündungen. Auch hier wurde punktiert, damit die Flüssigkeit abfließen konnte. Der Patient oder die Patientin musste strenge Bettruhe einhalten, bekam eine kräftigende Kost und eine Pflegerin, die rund um die Uhr nur für die erkrankte Person da sein sollte.[331] Eine Ordensschwester war nach sechs Wochen Bettruhe und Wein, den ihr der Delegierte regelmäßig brachte, soweit transportfähig, dass sie in ein Krankenhaus in der Heimat überführt werden konnte.[332]

Eine andere verstarb nach einer schweren Lungen-Rippenfellentzündung, zu der sich auch noch eine Herzbeutelentzündung einstellte. Die betroffenen

325 Vgl. hierzu den Brief einer Rot-Kreuz-Schwester vom 19. April 1918. In: DTA, 588.

326 Vgl. hierzu die Briefe einer Rot-Kreuz-Schwester vom 16. Juni 1916 und 20. Oktober 1916. In: DTA, 588. Vgl. hierzu auch Becker (1990), S. 46 und S. 134ff.

327 Vgl. hierzu den Brief einer Rot-Kreuz-Schwester vom 22. Juli 1916. In: DTA, 588.

328 Vgl. hierzu z. B. die Briefe einer Schwäbisch Haller Diakonisse vom 18. April 1917 und 6. November 1914. In: ArchDiakHall, 43/41.

329 Vgl. hierzu z. B. die Briefe einer Schwäbisch Haller Diakonisse vom 12. April 1918 und 20. Oktober 1918. In: ArchDiakHall, 43/102.

330 Vgl. hierzu den Brief einer Schwäbisch Haller Diakonisse vom 28. März 1916. In: ArchDiakHall, 43/57.

331 Vgl. hierzu die Aufzeichnungen von Schwester M. Adelara. In: ZOW, Akten I. Weltkrieg. Anlagen zu Kriegschronik 1914–1918, S. 111, 122 und 123.

332 Vgl. hierzu die Aufzeichnungen von Schwester M. Adelara. In: ZOW, Akten I. Weltkrieg. Anlagen zu Kriegschronik 1914–1918, S. 81.

Organe wurden regelmäßig und ohne jede Betäubung punktiert, um der Patientin etwas Erleichterung zu verschaffen.[333]

Schwerwiegend waren auch seelische Krankheiten, die nach Angaben der Ärzte häufig mit Überarbeitung einhergingen. Ein Frater starb laut ärztlicher Diagnose an „nervöser Übermüdung", nachdem er nicht mehr die Kraft gehabt hatte, eine an sich harmlose Krankheit zu überstehen.[334] Ärztlich attestiert wurden Erschöpfungszustände durch Überarbeitung und „Nervenschwäche"[335] sowie „nervöse Überreizung". Hier hielt ein Arzt gleich vier Wochen Urlaub, statt der üblichen zwei, für notwendig.[336] Wegen der Diagnose „Überanstrengung" durch die Arbeit wurden einige Schwestern aus der Etappe zurückgezogen.[337] Die Schwestern oder Pfleger wurden schwach, konnten trotzdem teilweise nicht schlafen, wurden in der Folge nervös und weinten viel.[338] Schließlich traten Kopfschmerzen und „Gemütsdepressionen" hinzu.[339] Üblicherweise wurde eine „Depression" als „Melancholie" bezeichnet. Einer suizidgefährdeten Schwester wurde die Hinzuziehung eines Psychiaters empfohlen.[340] Eine Nonne, die nach dem Suizid eines Patienten nicht mehr essen wollte und der auch ihr Glaube nicht mehr half, bekam eine Veronalkur, vermutlich, damit sie schlafen konnte, sowie täglich einen halben Liter Milch verschrieben. Nach einer Woche soll es angeblich besser geworden sein.[341]

Der Grund für die häufige Niedergeschlagenheit lag nach Meinung des Pflegepersonals darin, dass sie eine enorme Energie aufbrachten, ohne etwas zu erreichen. Sie arbeiteten Tag und Nacht, ohne dass sie das Leid ihrer Kranken und Verwundeten lindern konnten.[342] Daneben zehrten militärische Befehle an ihren Nerven. Wie schon erwähnt, wurden Anordnungen getroffen und wieder zurückgenommen. Die Schwestern und Pfleger putzen Gebäude, die niemand brauchte, sie richteten ein Lazarett zum Abmarsch bereit, um al-

333 Vgl. hierzu die Aufzeichnungen von Schwester M. Adelara. In: ZOW, Akten I. Weltkrieg. Anlagen zu Kriegschronik 1914–1918, S. 111, 122 und 123.

334 Vgl. hierzu die Aufzeichnungen eines Jesuitenfraters. In: ADPSJ, 00/752 t1-2, S. 75.

335 Vgl. hierzu die Notiz eines Arztes vom 1. August 1917. In: GLAKa, 69 Badische Schwesternschaft Nr. 32. Zur Neurasthenie, zu Nervenzusammenbrüchen und Depressionen bei den britischen Schwestern vgl. auch McEwen (2006), S. 98 ff.

336 Vgl. hierzu das Schreiben eines Etappenarztes vom 22. Juli 1916. In: GLAKa, 456 F 116 Nr. 94.

337 Vgl. hierzu z. B. den Brief einer Oberin vom 7. September 1916. In: ZOW, Maltesergenossenschaft/Kriegskrankenpflege 1887, 1899–1918. Vgl. auch z. B. das Schreiben eines Pfarrers vom 4. Oktober 1915. In: ArchDiakN, G II d 7. Vgl. hierzu z. B. auch die Angaben im Brief einer Schwäbisch Haller Diakonisse vom 25. Oktober 1915. In: ArchDiakHall, 43/66.

338 Vgl. hierzu z. B. den Brief einer Schwäbisch Haller Diakonisse vom 11. November 1915. In: ArchDiakHall, 43/37.

339 Vgl. hierzu die Aufzeichnungen eines Jesuitenfraters. In: ADPSJ, 00/752 t1-2, S. 74 ff.

340 Vgl. hierzu das Schreiben eines Sanitätsrats vom 5. Mai 1917. In: GLAKa, 69 Badische Schwesternschaft Nr. 32.

341 Vgl. hierzu die Aufzeichnungen von Schwester M. Adelara. In: ZOW, Best. Akten I. WK/Anlagen zu Kriegschronik 1914–1918, S. 89.

342 Vgl. hierzu z. B. die Aufzeichnungen eines Jesuitenfraters. In: ADPSJ, 00/752 t1-2, S. 74.

les wieder auszupacken und womöglich wieder einzupacken, sie bereiteten für Hunderte von Zugängen Betten vor, die nach wenigen Stunden wieder weiter befördert wurden. Sie wollten ihre Energie für die Soldaten einsetzen, doch wurde ihre Kraft vom Militär häufig unnütz verausgabt.

Außerdem waren Verletzungen während ihrer Arbeit keine Seltenheit. Eine Operationsschwester verlor nach einer Infektion ihren Finger, einem Oberstabsarzt flog während einer Trepanation ein Knochensplitter ins Auge, so dass er erblindete.[343] Ein Pfleger starb an einer Wundrose, weil er sich im Operationssaal mit seiner an einer Wunde infizierten Hand über den Nasenrücken gefahren war, um seine Brille hochzuschieben. Über eine winzige Schürfwunde auf der Nase drangen Bakterien ein, die zu der Wundrose führten, an der der Pfleger starb.[344] Eine Ordensschwester wurde nach einem Bombenwurf so schwer verletzt, dass ihr Bein amputiert werden musste. Weniger dramatisch waren dagegen Nagelbettentzündungen, in deren Verlauf der Nagel gezogen werden musste.[345] Verstauchungen und Knochenbrüche aufgrund von Unfällen passierten, weil entweder die Wege vereist oder rutschig waren.[346] Die Betroffenen erhielten daraufhin Bettruhe, wurden allerdings nicht immer geröntgt. Als es in einem Fall nach ca. drei Wochen nicht besser geworden war, schickten die Ärzte die Schwester zur Abklärung in ein Heimatlazarett, wo statt der vermuteten Verstauchung eine Fraktur diagnostiziert wurde.[347]

Prophylaxis

Vorbeugende Maßnahmen ergriff das Pflegepersonal selbst, indem es sich z. B. dem Wetter angepasste Kleidung schicken ließ. Es wurde aber auch von den Ärzten darin unterstützt, seine Abwehrkräfte zu stärken. Die Ärzte achteten darauf, dass das Personal genügend zu essen bekam und sich regelmäßig an der frischen Luft bewegte, was es nach Möglichkeit auch tat. Außerdem versuchten die Ärzte in der Regel, vor allem die Schwestern auch bei leichteren Erkrankungen zur Ruhe, möglichst zur Bettruhe, zu bewegen.

Eine Methode, die Seuchenkrankheiten gering zu halten bzw. deren Verlauf zu begrenzen, waren die vorgeschriebenen Impfungen.[348] Impfungen gegen Flecktyphus gab es versuchsweise bereits im Jahr 1916, zumindest in der türkischen Etappe, wie eine Rot-Kreuz-Schwester berichtete.[349] Diese brachte

343 Vgl. hierzu die Aufzeichnungen eines Jesuitenfraters. In: ADPSJ, 00/752 t1-2, S. 64.
344 Vgl. hierzu die Aufzeichnungen eines Jesuitenfraters. In ADPSJ, 00/752 s3-t3, S. 53.
345 Vgl. hierzu z. B. den Brief einer Schwäbisch Haller Diakonisse vom 3. Mai 1918. In: ArchDiakHall, 43/90.
346 Vgl. hierzu z. B. den Brief einer Schwäbisch Haller Diakonisse vom 12. Januar 1918. In: ArchDiakHall, 43/87. Vgl. auch den Brief einer Rot-Kreuz-Schwester vom 6. Dezember 1915. In: DTA, 588.
347 Vgl. hierzu den Brief einer Schwäbisch Haller Diakonisse vom 3. Februar 1918. In: ArchDiakHall, 43/87.
348 Vgl. hierzu auch den Brief einer Rot-Kreuz-Schwester vom 13. November 1916. In: DTA, 588.
349 Vgl. hierzu den Brief einer Rot-Kreuz-Schwester vom 21. Juni 1916. In: DTA, 588.

jedoch ihrer Beobachtung nach keinen Nutzen,[350] was von ärztlicher Seite bestätigt wurde.[351] Nach vorgegeben Impfplänen wurde das gesamte Pflegepersonal regelmäßig gegen Typhus, Cholera und Pocken geimpft, in der Wahrnehmung einer Schwester alle paar Monate „gegen nur alle möglichen Krankheiten."[352] Der Cholera- und Typhusimpfstoff wurde mit je drei Einspritzungen innerhalb von acht bis zwölf Tagen kurz vor der Abreise in die Etappe injiziert.[353] Eine Wiederholung fand nach sechs bzw. acht Monaten statt.[354] Da im Laufe des Krieges das Pflegepersonal sehr schnell zu seinen Einsätzen gerufen wurde, ordnete das Kriegsministerium ein „verkürztes Impfverfahren" an, wonach die erste Impfreihe an drei aufeinanderfolgenden Tagen stattfand, die zweite Choleraimpfung am fünften Tag und die weiteren Injektionen in der Etappe verabreicht wurden.[355] Teilweise verursachte der Impfstoff unangenehme Nebenwirkungen, wie Durchfall, Erbrechen und Abgeschlagenheit oder auch Spannungen in der Brust, die allerdings bald nachließen.[356] Auch Fieber und Schüttelfrost dauerten in der Regel nur einen Tag.[357] Ein Typhusimpfstoff führte im Sommer 1916 zu derart heftigen Reaktionen, dass er vorübergehend abgesetzt werden musste. Als Grund dafür vermutete man, dass der Impfstoff noch „zu frisch" war.[358]

Die Tatsache, dass trotz der Impfungen so viele Schwestern und Pfleger schwer an Seuchen erkrankten, konnte daran liegen, dass manche Ärzte die Impfungen nicht ernst genug nahmen. Eine Gruppe von Ordensschwestern wurde deshalb nicht geimpft, weil sie gerade Nachtdienst hatte und man ihre Tagruhe nicht stören wollte.[359] Viele hielten sich allerdings streng an die Impfbefehle und ließen das Pflegepersonal, solange es nicht vorschriftsmäßig geimpft war, nicht in die Seuchenpflege. Doch auch die strengen Ärzte konnten nichts tun, wenn Schwestern zum Impfzeitpunkt erkrankt waren. In der Typhuspflege erkrankte Schwestern durften laut einem Oberstabsarzt nicht geimpft werden, wenn sie sich infiziert hatten, da die Impfreaktion tödlich ver-

350 Eckart (2003), S. 307.
351 Vgl. hierzu Becker (1990), S. 280.
352 Vgl. hierzu die Aufzeichnungen einer Ordensschwester. In: ArchVPKö, Nr. 04-086.
353 Vgl. zum Impfverfahren gegen Typhus und Cholera die Gebrauchsanweisungen des Robert Koch Instituts. In: ADPSJ, 00/7526. Ohne Datum. Ein Impfplan für Typhus und Cholera vom 4. August 1914 findet sich in: GLAKa, F 116 Nr. 64
354 Vgl. hierzu das Schreiben des Chefs des Feldsanitätswesens vom 16. Januar 1917. In: GLAKa, 456 F 147 Nr. 102.
355 Vgl. hierzu den Impfplan vom 20. September 1916. In: GLAKa, 69 Badische Schwesternschaft Nr. 31. Ein weiterer verkürzter Impfplan ist in einem Schreiben des stellvertretenden Militärinspekteurs vom 13. April 1915 angegeben. In: ADPSJ, 00/7526.
356 Vgl. hierzu z.B. den Brief einer Schwäbisch Haller Diakonisse vom 5. November 1914. In: ArchDiakHall, 43/41.
357 Vgl. hierzu die Aufzeichnungen von Schwester M. Adelara. In: ZOW, Akten I. Weltkrieg. Anlagen zu Kriegschronik 1914–1918, S. 56.
358 Vgl. hierzu das Schreiben des Chefs des Feldsanitätswesens vom 22. Juni 1916. In: GLA 456 F 147 Nr. 102.
359 Vgl. hierzu Winkle (1997), S. 418. Vgl. auch z.B. die Aufzeichnungen von Schwester M. Magdalena. In: ArchKBS, Erster Weltkrieg Lazarette Mappe I.

laufen konnte.[360] Eine Impfung am gesunden Menschen hingegen konnte den Verlauf einer Seuchenerkrankung mildern.[361]

Heilung

Erkranktes Pflegepersonal musste ins Bett. Wenn die Pflegenden keine schweren oder ansteckenden Krankheiten hatten, verblieben sie in ihrem eigenen. Bei ansteckenden Krankheiten wurden sie isoliert,[362] doch damit hatte es oft keine Eile.[363] Es gab in den Lazaretten auch Stationen ausschließlich für das Pflegepersonal, da von ihnen immer jemand krank war.[364] Für sie wurde auch eine eigene Schwester abgestellt, in seltenen Fällen auch Sanitäter.[365] Wenn die erkrankten Schwestern oder Pfleger bei Lazarettwechsel noch nicht transportfähig waren, verblieben sie im Lazarett unter fremdem Personal, jedoch mit einer Pflegeschwester aus ihrem Trupp. Manchmal war es auch notwendig, dass Schwerkranke die beschwerliche Reise auf sich nahmen, die bereits für Gesunde eine Zumutung war. Einige der Kranken bekamen während der Reise Opium, damit sie durchhielten.[366] Erschwerend kam hinzu, dass die Lazarettzüge nicht immer die direkte Route zum Heimatort einer erkrankten Schwester oder eines erkrankten Pflegers fuhren.[367] In besonderen Fällen, wie z. B. bei Seuchenkrankheiten, wurden sie in Seuchenlazarette überwiesen oder, bei anderen Krankheiten, in Lazarette, in denen sich Spezialisten, wie z. B. Hals- und Ohrenärzte, Zahnärzte oder Augenärzte, befanden.

Die Ärzte schienen sich fast alle sehr um ihr erkranktes Personal bemüht zu haben. Sie besuchten die Schwestern täglich,[368] in schwierigen Fällen auch

360 Vgl. hierzu den Brief einer Schwäbisch Haller Diakonisse vom 7. Januar 1915. In: ArchDiakHall, 43/37. Vgl. hierzu auch die Angaben des Militärarztes Wilhelm His, der eine Impfung bei bereits infizierten Typhuskranken zwar nicht empfiehlt, jedoch nicht vom tödlichem Ausgang der Erkrankung spricht. In: His (1931), S. 30.

361 Vgl. hierzu z. B. den Brief einer Schwäbisch Haller Diakonisse vom 30. Dezember 1914. In: ArchDiakHall, 43/37.

362 Vgl. hierzu z. B. den Brief einer Schwäbisch Haller Diakonisse vom 21. April 1915. In: ArchDiakHall 43/41.

363 Vgl. hierzu z. B. den Brief einer Schwäbisch Haller Diakonisse vom 18. Januar 1916. In: ArchDiakHall, 43/41.

364 Yvonne McEwen berichtet in ihrer Arbeit über britische Schwestern von einem „Sick Sisters Tent", das ständig von erkrankten Schwestern belegt war. Ihren Angaben nach litten die Schwestern hauptsächlich unter Infektionen an den Händen, an geschwollenen Füßen und Fersen sowie an Husten, Erkältungen, Gastritis und allgemeiner Schwäche. In: McEwen (2006), S. 99.

365 Vgl. hierzu z. B. die Angaben im Brief einer Diakonisse vom 31. Dezember 1914. In: DiakAugsburg, Akte 1. Weltkrieg E.

366 Vgl. hierzu z. B. die Aufzeichnungen von Schwester M. Adelara. In: ZOW, Akten I. Weltkrieg. Anlagen zu Kriegschronik 1914–1918. S. 31. Vgl. hierzu auch die Angaben im Brief einer Rot-Kreuz-Schwester vom 14. Juli 1916. In: DTA, 588.

367 Vgl. hierzu z. B. die Aufzeichnungen von Schwester M. Adelara. In: ZOW, Akten I. Weltkrieg. Anlagen zu Kriegschronik 1914–1918, S. 136.

368 Vgl. hierzu die Briefe einer Schwäbisch Haller Diakonisse vom 9. Dezember 1915 oder 7. September 1915. In: ArchDiakHall, 43/39 und 43/41.

mehrmals täglich und holten sich Rat bei Kollegen oder Spezialisten.[369] Nach einer zuweilen wochenlangen Bettruhe[370] wurde ihnen eine langsame Mobilisation verordnet.[371] Erst durften sie täglich für eine Stunde aufstehen und sich in einen Sessel setzen, dann sollten sie ihre Kraft langsam in sich steigernden Spaziergängen aufbauen.

Wenn die Betreffenden soweit erholt waren, kamen sie, je nach Schwere der Krankheit, entweder in die Heimat, um ihren Erholungsurlaub zu nehmen, oder in die Schwesternerholungsheime in den Etappen bzw. in der Heimat.

Die Erholungsheime waren besondere Einrichtungen, die ausschließlich der Erholung des Pflegepersonals dienten und die ab 1915 von militärischer Seite und von Rot-Kreuz-Organisationen innerhalb eines Armeekommandos ins Leben gerufen wurden.[372] Diese Häuser waren für Schwestern und Pfleger getrennt eingerichtet.[373] Auch der führende Adel stellte teilweise seine Villen in der Heimat als Erholungsheime zur Verfügung.[374] Da jede Schwester und jeder Pfleger grundsätzlich erholungsbedürftig war, durften sie auch dann hin, wenn keine Krankheit vorausgegangen war.[375] Selbst das Personal in den Heimatlazaretten, denen bei Kriegsbeginn im Gegensatz zum Etappenpersonal[376] nicht einmal ein Erholungsurlaub zustand,[377] durfte die Heime aufgrund der wachsenden Belastungen ebenfalls in Anspruch nehmen. Einen offiziellen Urlaub brauchten sie für den Aufenthalt in den Erholungsheimen nicht einzureichen.[378] Von den Ordensschwestern hielten sich einige nicht für erholungsbedürftig, mussten aber dem militärischen Befehl nachgeben und zwei Wochen

369 Vgl. hierzu z. B. den Brief einer Schwäbisch Haller Diakonisse vom 6. November 1914. In: ArchDiakHall, 43/41.

370 Vgl. hierzu z. B. die Aufzeichnungen von Schwester M. Adelara. In: ZOW, Akten I. Weltkrieg. Anlagen zu Kriegschronik 1914–1918, S. 110. Vgl. auch die Aufzeichnungen von Schwester Rosa Bendit über eine Schwester vom Roten Kreuz. In: CAHJP, Sammlung Gustav Feldmann, P 32/20, S. 62.

371 Vgl. hierzu z. B. den Brief einer Schwäbisch Haller Diakonisse vom 7. Oktober 1916. In: ArchDiakHall, 43/39.

372 Schwesternerholungsheime gab es auch auf alliierter Seite in den Etappen für erholungsbedürftige Schwestern. In: McEwen (2006), S. 99.

373 Vgl. hierzu die Angaben in einer Abschrift vom 14. März 1915. In: ArchASAach, Nr. 2-014. Vgl. hierzu auch die Angaben in einem Schreiben des Landesvereins vom Roten Kreuz in Karlsruhe vom April 1917. In: GLAKa, F 118 Nr. 66.

374 Vgl. hierzu das Schreiben des Johanniterordens vom 20. September 1915. In: ArchDiakN, G II d 7.

375 Vgl. hierzu z. B. die Angaben im Brief einer Rot-Kreuz-Schwester vom 13. August 1917. In: GLAKa, 69 Badische Schwesternschaft Nr. 32.

376 Vgl. hierzu Paragraph 9 der Kriegs-Besoldungs-Vorschrift, in dem die Löhnung für Etappenschwestern im Urlaubsfall geregelt ist. In: Kriegs-Besoldungs-Vorschrift (1904), S. 234.

377 Vgl. hierzu das Schreiben des preußischen Kriegsministeriums vom 6. September 1915. In: HStArchSt, M 1/8, Bü 168.

378 Vgl. hierzu die Aufzeichnungen von Schwester M. Adelara. In: ZOW, Best. Akten I. WK/Anlagen zu Kriegschronik, 1915–1918, S. 42.

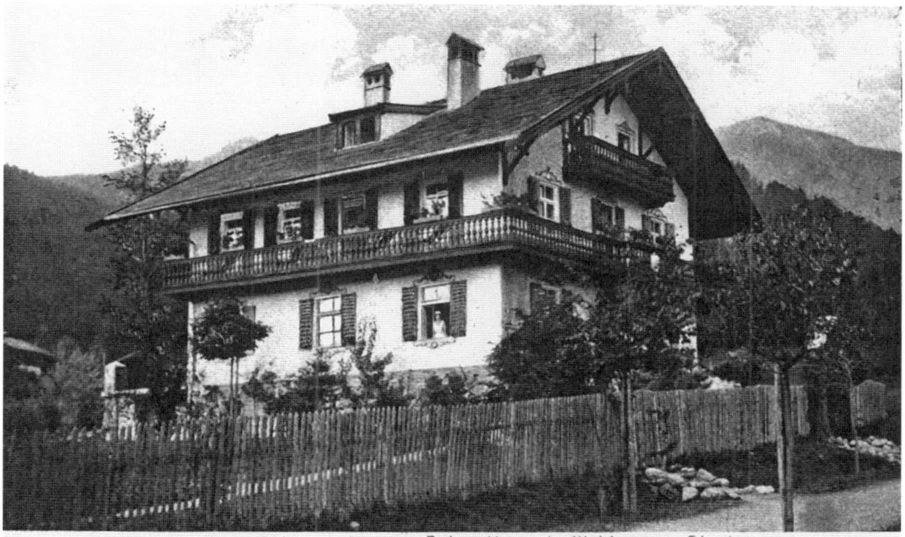

Quelle: Privat. Schwesternerholungsheim in der Heimat 1922

in einem Heim verbringen.[379] Andere Ordensschwestern oder auch die Diakonissen fügten sich sehr schnell dem Befehl und berichteten begeistert von ihrem Aufenthalt.[380] Die Erholungsheime wurden sowohl in der Heimat als auch in den westlichen und östlichen Etappen errichtet. Hier übernahm das Militär herrschaftliche Gebäude mit großen Parkanlagen. Geleitet wurden sie von eigens dafür abgestellten Schwestern und Pflegern. Die Bedürftigen hatten alle ihr eigenes, sauberes Zimmer, genügend zu essen und viel Freizeit, um in der schönen Gegend spazieren zu gehen. Außerdem wurden sie weiterhin medizinisch betreut und erhielten hohen Besuch von Etappendelegierten und Ärzten, die sehr freundlich zu ihnen waren und sich für ihre Belange interessierten. Wenn nötig, durfte der Arzt Verlängerung beantragen. Das nahmen die Schwestern sehr gerne an.

Während einer Krankheit erhielt das Pflegepersonal Krankengeld, und zwar vom ersten Tag der Erkrankungen an, auch für Sonn- und Feiertage, wenn sie zum Dienst eingeteilt waren. Das Krankengeld wurde bis zur Genesung gewährt, längstens 26 Wochen.[381] Die ärztliche Behandlung, Medika-

379 Vgl. hierzu die Briefe einer Ordensschwester vom 18. Mai 1915, 27. Mai 1915 und 28. Mai 1915. In: ArchASAach, Nr. 2-014.

380 Vgl. hierzu z. B. die Briefe einer Ordensschwester vom [Datum fehlt] Mai 1918 und 20. Mai 1918. In: ADCV, Kriegsaufzeichnungen der Schwestern von den Seuchenlazaretten unter anderem Vouziers sowie Ost- und Westfront.

381 Vgl. hierzu das Schreiben des preußischen Kriegsministeriums vom 10. November 1916. In: HStArchSt, M 1/8 Bü 171.

mente, Erholung, auch Kuren, übernahm das Militär, Privatpflege wurde nicht genehmigt.[382]

Da die Pflegenden wie Militärangehörige im Feld behandelt wurden, konnten sie bei Krankheiten mit gesundheitlichen Spätfolgen eine Invaliditätsrente beantragen. Dazu wurden sie zu Beginn ihrer Reise in die Etappe und nach ihrer endgültigen Rückkehr vom Garnisonsarzt untersucht.[383] Inwieweit Spätfolgen anerkannt wurden, bleibt offen, da kaum Anträge erhalten geblieben sind.

4.3 Kriegserlebnisse

Erster Eindruck

Den ersten Eindruck vom Kriegsgeschehen erhielten die Schwestern und Pfleger während ihrer Reise in das gegnerische Land. Mit Entsetzen ließen sie zerschossene und verlassene Häuser auf sich wirken, sahen ganze Dörfer, die niedergebrannt waren, zogen an Schützengräben und an Massen- und Einzelgräbern vorbei, die mit einfachen Holzkreuzen und dem Helm der Gefallenen geschmückt waren. Die Felder der Bauern waren niedergetrampelt und das Korn war zerstört. Ein mitleiderregendes Bild boten auch die toten oder die unter ihren Verletzungen leidenden Pferde, die sie überall sahen. Auf den Straßen und Feldern lagen Uniformen, Schuhe, Tornister, kaputte und verbrannte Autos und Wagen.[384]

Nach der Ankunft und während ihres Aufenthaltes in den Etappen besichtigten die Pflegenden Schlachtfelder. Sie sahen Leichen von Soldaten, von denen manche nur mit etwas Erde bedeckt gewesen waren, so dass der Regen diese abgespült hatte. Über einige waren Mullbinden in Kreuzform gelegt und mit Steinen beschwert. Tiefer begrabene Tote hatten die Wildschweine herausgewühlt. Überall sah man Überreste von verbrannten Uniformstücken und Schuhen.[385] In unzähligen Granatlöchern lagen Teile von Menschen, Füße steckten noch in Schuhen, und in Helmen hing halbverweste Kopfhaut mit dem Haar.[386]

382 Vgl. hierzu z. B. das Schreiben der stellvertretenden Intendantur des XIII. Armeekorps vom 23. November 1915. In: HStArchSt, M 1/8 Bü 169.

383 Vgl. hierzu z. B. die Aufzeichnungen von Schwester M. Adelara. In: ZOW, Akten I. Weltkrieg. Anlagen zu Kriegschronik 1914–1918, S. 2 f.

384 Vgl. hierzu z. B. den Brief einer Schwäbisch Haller Diakonisse vom 13. November 1914. In: ArchDiakHall, 43/42. Vgl. auch die Aufzeichnungen einer Ordensschwester. In: ArchVPKö, Nr. 04-085. Vgl. weiterhin die Aufzeichnungen von Schwester M. Adelara. In: ZOW, Akten I. Weltkrieg. Anlagen zu Kriegschronik 1914–1918, S. 15, 16 und 23.

385 Vgl. hierzu die Aufzeichnungen von Schwester M. Adelara. In: ZOW, Akten I. Weltkrieg. Anlagen zu Kriegschronik 1914–1918, S. 77.

386 Vgl. hierzu die Aufzeichnungen von Schwester M. Alma Mack. In: ArchKBS, Erster Weltkrieg Lazarette Mappe I.

So hatten sie sich den Krieg nicht vorgestellt.[387] Kurz nach ihrer Ankunft 1914 bemerkte eine Schwester, dass der Krieg derart schrecklich in seinen Auswirkungen sei, dass niemand, der es nicht mit eigenen Augen vor Ort sehen würde, sich eine Vorstellung davon machen könne, und man könne nur hoffen, dass er bald vorbei sei.[388]

Nach einer langen Reise aus der Heimat an ihren Bestimmungsort – eine Diakonisse brauchte von Stuttgart nach Nordfrankreich 25 Stunden – wurden den neu angekommenen Schwestern und Pfleger die Quartiere zugewiesen. Nicht für alle waren Unterkünfte vorbereitet, so dass einige mitten in der Nacht auf Koffern ausharrten[389] oder auf dem Boden schliefen.[390] Eine Gruppe von Ordensschwestern musste nachts ihr neu zugewiesenes Zimmer wieder für Verwundete räumen.[391] Dies wurde klaglos ertragen, da es den Soldaten ihrer Meinung nach wesentlich schlechter ging. Die schlimmsten Eindrücke hinterließen daher die Verwundeten und Erkrankten, wenn sie in den notdürftig eingerichteten und noch sehr schmutzigen, provisorischen Lazaretten untergebracht waren. Vermutlich hatten die Pflegenden bessere Unterkünfte und Versorgungsmöglichkeiten für die Soldaten erwartet.

Zum Bild des Krieges, das sich den Neuankömmlingen zeigte, gehörte auch das hektische Treiben des Militärs mit seinen Panzern und Munitionswagen, die beständig über die Straßen rollten.[392] Doch schienen davon nicht alle gleich zu Anfang ihres Einsatzes überrascht worden zu sein. Eine Diakonisse war ein bereits ein dreiviertel Jahr in Frankreich, als sie sich mit durchziehenden Regimentern, dem unaufhörlichen Kanonendonner an der Front sowie den schlimm zugerichteten Menschen konfrontiert sah, was sie nie wieder in ihrem Leben vergessen wollte.[393] Eine Johanniter-Schwester, die im zweiten Kriegsjahr in die Etappe kam und in einem ruhigen Etappenabschnitt Leichtverwundeten zugeteilt war, äußerte sich überrascht über die

387 Vgl. hierzu z. B. die Erinnerungen einer Rot-Kreuz-Schwester. In: DTA, 92/1, S. 2.

388 Vgl. hierzu den Brief einer Schwäbisch Haller Diakonisse vom 13. November 1914. In: ArchDiakHall, 43/42. Vgl. hierzu auch die Feststellungen von Birgit Panke-Kochinke, nach denen der erste Eindruck der Schwestern schrecklich gewesen sei. In: Panke-Kochinke (2004), S. 53. Die gleichen Erfahrungen machten auch die Soldaten. Peter Knoch beschreibt dies als „Destruktionserfahrungen", die allerdings nicht auf die Ersterfahrung, beschränkt waren, sondern während der Kriegszeit bestehen blieben. In: Knoch (1996), S. 242. Zur Reaktion von Soldaten vgl. auch Ulrich/Ziemann (1994), S. 50 ff.

389 Vgl. hierzu z. B. die Aufzeichnungen von Schwester M. Alma Mack. In: ArchKBS, Erster Weltkrieg Lazarett Mappe I.

390 Vgl. hierzu z. B. den Brief einer Schwäbisch Haller Diakonisse vom 12. November 1914. In: ArchDiakHall, 43/79. Vgl. hierzu auch die Aufzeichnungen von Schwester M. Adelara. In: ZOW, Akten I. Weltkrieg. Anlagen zu Kriegschronik 1914–1918, S. 16.

391 Vgl. hierzu die Aufzeichnungen von Schwester M. Adelara. In: ZOW, Akten I. Weltkrieg. Anlagen zu Kriegschronik 1914–1918, S. 14.

392 Vgl. hierzu z. B. den Brief einer Schwäbisch Haller Diakonisse vom 18. November 1914. In: ArchDiakHall, 43/25.

393 Vgl. hierzu den Brief einer Schwäbisch Haller Diakonisse vom 4. Oktober 1915. In: ArchDiakHall, 43/108.

ruhige Lage.[394] Wenige Monate später räumte sie allerdings ein, dass die eigentliche Tragik des Krieges in der Lazarettabteilung für Schwerverwundete, in der sie inzwischen aushilfsweise arbeitete, zu Tage kommen würde.[395]

Entsprechend unterschiedlich waren die Reaktionen auf die ersten Eindrücke. Während einige ausharren wollten, um bei einem schnellen Sieg dabei zu sein,[396] oder der Meinung waren, dass der Einzelne mit seinem Empfinden und Leid hinter der großen Sache zurückzustehen hatte,[397] litten andere von Anfang an an Heimweh und wollten wieder nach Hause. Nicht alle waren, wie erwähnt, freiwillig in der Etappe, sondern von ihren Vorgesetzten dazu bestimmt worden. Wieder andere waren einfach nur gespannt auf die kommende Zeit, die sie hoffentlich in fremde Länder führen sollte.[398]

Psychische Belastungen

Die psychischen Belastungen, die vor allem durch das Mitleid mit den Kranken und Verwundeten ausgelöst wurden, waren nach ihren Erzählungen schlimmer für sie zu ertragen als die körperlichen.[399] Die Pflegenden beklagten „so viele Kopfschüsse, schreckliche Knochenzersplitterungen, Amputationen, Herausnehmen von Augen“[400] und andere schwerste Verletzungen. Während in der Öffentlichkeit davon zu lesen war, dass „das Amputieren in den deutschen Krankenhäusern eine vergessene Barbarei ist“, und die Versorgung eines verwundeten Soldaten ab dem Moment der Verletzung bis zum Ende der Operation in eineinhalb Stunden erledigt war, machten sie andere Beobachtungen.[401] Sie wussten, dass die Soldaten oft tagelang hilflos auf den Schlachtfeldern lagen, bis sie geholt werden konnten.[402] Die blutüberströmten, zerschossenen Menschen kamen zum Teil auf Leiterwagen und häufig in solchen Massen, dass man nicht jedem helfen konnte. Für die Schwestern und Pfleger waren solche Situationen „ein grenzenloser Jammer, der einem das Herz zerriss“.[403] Manche kämpften angesichts der schweren Verletzungen

394 Vgl. hierzu den Brief einer Johanniter-Schwester vom 25. Februar 1915. In: ArchDiakHall, 43/19.

395 Vgl. hierzu den Brief einer Johanniter-Schwester vom 18. April 1915. In: ArchDiakHall, 43/19.

396 Vgl. hierzu z. B. den Brief einer Schwäbisch Haller Diakonisse vom 30. März 1915. In: ArchDiakHall, 43/35.

397 Vgl. hierzu den Brief einer Schwäbisch Haller Diakonisse vom 10. September 1916. In: ArchDiakHall, 43/115.

398 Vgl. hierzu den Brief einer Rot-Kreuz-Schwester vom 14. November 1915. In: DTA, 588.

399 Vgl. hierzu z. B. den Brief einer Schwäbisch Haller Diakonisse vom 9. November 1915. In: ArchDiakHall, 43/40.

400 Vgl. hierzu den Brief einer Schwäbisch Haller Diakonisse vom 27. Februar 1915. In: ArchDiakHall, 43/57.

401 Vgl. hierzu den Zeitungsartikel in der „Post“ vom 11. August 1915. In: HStArchSt, M 1/11 Bü 867.

402 Vgl. hierzu den Brief einer Schwäbisch Haller Diakonisse vom 6. Oktober 1915. In: ArchDiakHall, 43/43.

403 Vgl. hierzu die Aufzeichnungen eines Jesuitenfraters. In: ADPSJ, 00/752 v1-2, S. 148.

und der Schmerzensschreie gegen die Tränen.[404] Selbst nach Kriegsende hieß es noch fast vorwurfsvoll, dass sich die Menschen in der Heimat kein Bild vom Krieg machen und somit auch keine Vorstellung davon haben konnten, wie die Soldaten an den Fronten gelitten hatten.[405] Gleichzeitig machten sich viele bewusst, welches Glück sie hatten, dass der Krieg nicht in ihrer Heimat stattfand.[406] Dort kursierten bereits im ersten Kriegshalbjahr Gerüchte über eine nicht ausreichende Sanitätsversorgung.[407] Die Reichsregierung reagierte darauf mit einer „Ausstellung für Verwundeten- und Krankenfürsorge im Kriege", die am 17. Dezember 1914 in Berlin eröffnet wurde.[408] Vorwürfe, wie z. B. „die verzögerte Versorgung von Verwundeten auf dem Schlachtfelde" oder „mangelhafte Einrichtung von Lazarettzügen" wurden relativiert,[409] die Leistungen des Roten Kreuzes, darunter auch die Bereitstellung von Automobilen für den zügigen Verwundetentransport, in weiteren Vorträgen aufgeführt und verteidigt.[410]

Auch die Schicksale der Angehörigen ihrer Patienten belasteten die Pflegenden. Eine Mutter mit acht Kindern erhielt am Heiligen Abend, gerade, als sie den Ehemann von der Front erwartete, die Nachricht, dass er im Lazarett seinen Verwundungen erlegen war.[411] In die Lazarette kamen noch Weihnachtswünsche von zu Hause, obwohl die Betreffenden schon tot waren.[412] Ihre Mitleidsfähigkeit zeigte sich vor allem, wenn sehr junge Soldaten oder Familienväter verstarben, und bei den schwer verletzten oder erkrankten Patienten, die wahrscheinlich nie wieder gesund werden würden oder an den Folgen der Amputationen zu leiden hatten.[413] Ihr volles Mitgefühl hatten auch diejenigen, die „ohne Verwundung" im Lazarett waren, deren Nerven aber Zerstörungen zeigten, da die Schwestern, wie erwähnt, wussten, wie die Situa-

404 Vgl. hierzu z. B. den Brief einer Schwäbisch Haller Diakonisse vom 10. Juni 1915. In: ArchDiakHall, 43/46.

405 Vgl. hierzu die Erinnerungen einer Rot-Kreuz-Schwester. In: DTA, 92/1, S. 26.

406 Vgl. z. B. hierzu die Aufzeichnungen von Schwester M. Adelara. In: ZOW, Akten I. Weltkrieg. Anlagen zu Kriegschronik 1914–1918, S. 27. Vgl. hierzu auch z. B. den Brief einer Schwäbisch Haller Diakonisse vom 11. November 1914. In: ArchDiakHall, 43/25.

407 Beil (2004), S. 130. Zu Gerüchten hinsichtlich einer unzureichenden Sanitätsversorgung in der Form, dass Schwerstverletzte in sogenannten „Geheimlazaretten" untergebracht worden seien, vgl. Ulrich (1996), S. 152 f.

408 Beil (2004), S. 130.

409 Beil (2004), S. 131.

410 Vgl. Moy (1915), S. 6 ff. oder Kimmle (1915), S. 44.

411 Vgl. hierzu den Brief einer Schwäbisch Haller Diakonisse vom 28. Dezember 1914. In: ArchDiakHall, 43/42.

412 Vgl. hierzu den Brief einer Schwäbisch Haller Diakonisse vom 28. Dezember 1914. In: ArchDiakHall, 43/42.

413 Vgl. hierzu z. B. die Briefe von Schwäbisch Haller Diakonissen vom 28. Dezember 1914, 11. Oktober 1915 oder 31. März 1915. In: ArchDiakHall, 43/42, 43/36 und 43/60. Vgl. hierzu auch die Aufzeichnungen eines Jesuitenfraters. In: ADPSJ, 00/752 v1-2, S. 139. Vgl. weiterhin den Brief einer Diakonisse vom 24. Oktober 1914 oder vom 2. Oktober 1914. In: DiakAugsburg, Akte 1. Weltkrieg E. Vgl. auch den Brief einer Rot-Kreuz-Schwester vom 21. Juni 1918. In: DTA, 588. Vgl. auch die Aufzeichnungen einer Rot-Kreuz-Schwester. In: DTA, 92/1, S. 6.

tion an der Front war.[414] Trotz fortschreitender Kriegsmüdigkeit wurde die Notwendigkeit des Krieges nicht in Frage gestellt,[415] da sich die Pflegenden in einem Verteidigungskrieg glaubten.[416]

Zweifel am Krieg kamen nur vereinzelt auf. So bezeichnete z. B. eine Schwester die Gefechte als „nur noch ein Menschenmorden".[417] Ein Jesuitenfrater schilderte in seinen Erinnerungen eindrucksvoll den belastenden Betrieb eines Nachtdienstes und flehte am Morgen zu Gott um eine Antwort nach dem „Warum?"[418]

Die Kriegsauswirkungen waren nicht in jedem Lazarett zu jeder Zeit gleich. Eine Diakonisse atmete in einem französischen Bauerndörfchen auf, weil ihr die Zeit hier im Vergleich zu ihrem vorigen unruhigen Lazarettstandort wie im Frieden vorkam.[419] Eine Schwester in Konstantinopel beschrieb ihren Arbeitstag, der lediglich darin bestand, nach den Verbänden zu schauen, die Aufsicht über die Wärter zu behalten, lange Pausen zu haben, um dann im gemütlichen Beisammensein mit den Kolleginnen ihren Feierabend zu genießen.[420] Die Jesuitenfratres waren sehr glücklich im sonnigen Serbien, in einem Land, dass sie mit den Abenteuergeschichte von Karl May in Zusammenhang brachten.[421] Doch blieben die meisten Pflegenden in der Regel nie über lange Zeit an einem Ort.

Wenn auch manche Schwester oder mancher Pfleger, wie erwähnt, der Meinung war, dass der Einzelne trotz allen Leides hinter der „großen Sache"[422] zurückzustehen hatte und „geduldig ausharren"[423] wollte, zeigte auch ihre Opferbereitschaft für den Krieg Grenzen. Besonders, wenn es um die eigenen Familienangehörigen ging, freuten sie sich, wenn der Bruder einen Platz in der sicheren Schreibstube in der Etappe erhielt[424] und nicht an der Front sterben sollte. In den meisten Fällen waren ihre Brüder und sonstige Familienangehörigen jedoch an gefährlichen Einsatzorten, so dass die Pflegen-

414 Vgl. hierzu z. B. die Briefe von Schwäbisch Haller Diakonissen vom 31. Oktober 1917 oder 28. September 1917. In: ArchDiakHall, 43/42 oder 43/27.

415 Vgl. hierzu die Briefe von Schwäbisch Haller Diakonissen vom 9. Mai 1915, 11. Oktober 1915, oder die einer Johanniter-Schwester vom 18. April 1915. In: ArchDiakHall, 43/22, 43/36 und 43/19.

416 Vgl. hierzu z. B. den Brief einer Schwäbisch Haller Diakonisse vom 7. September 1916. In: ArchDiakHall, 43/89. Vgl. hierzu auch Panke-Kochinke (2004), S. 53.

417 Vgl. hierzu den Brief einer Schwäbisch Haller Diakonisse vom 22.–23. Juni 1915. In: ArchDiakHall, 43/90.

418 Vgl. hierzu die Aufzeichnungen eines Jesuitenfraters. In: ADPSJ, 00/752 v1-2, S. 139.

419 Vgl. hierzu den Brief einer Schwäbisch Haller Diakonisse vom 16. September 1917. In: ArchDiakHall, 43/32.

420 Vgl. hierzu den Brief einer Rot-Kreuz-Schwester vom 23. März 1917. In: DTA, 588.

421 Vgl. hierzu die Aufzeichnungen eines Jesuitenfraters. In: ADPSJ, 00/752 t1-2, S. 4.

422 Vgl. hierzu den Brief einer Diakonisse vom 5. April 1916. In: DiakAugsburg, Akte 1. Weltkrieg E.

423 Vgl. hierzu den Brief einer Schwäbisch Haller Diakonisse vom 25. November 1914. In: ArchDiakHall, 43/24.

424 Vgl. hierzu z. B. den Brief einer Schwäbisch Haller Diakonisse vom 9. November 1915. In: ArchDiakHall, 43/40.

den immer um sie bangten.[425] Eine Schwester wartete verzweifelt über einen Monat auf eine Nachricht ihres Bruders. Als sie endlich einen Brief von ihm erhielt, in dem er mitteilte, er sei noch am Leben und sein einziger Wunsch wäre es, wieder nach Hause zu kommen, war sie überaus erleichtert. Doch die Freude dauerte nur kurze Zeit, dann erfuhr sie, dass ihr Bruder nur drei Tage, nachdem er die Karte an seine Schwester geschrieben hatte, im Gefecht gefallen war. Für ihre Eltern war es der vierte Sohn, den sie im Krieg verloren hatten. Die Diakonisse war der Verzweiflung sehr nahe, fügte sich dann aber, weil sie das Schicksal für Gottes Willen hielt.[426]

Eine weitere psychische Belastung war das Heimweh. Einige Schwestern fanden, dass sie nun lange genug in der Fremde waren und ihr Pfarrer sie nach Hause holen sollte.[427] Die Erlaubnis, die freiwillige Krankenpflege verlassen zu dürfen, konnte nur vom Militär gewährt werden. Besonders schwer fiel es vielen, wenn sie vom Urlaub wieder zurück in die Etappe mussten. Manche wollten zu Hause ihre kranken Familienmitglieder pflegen,[428] doch Nachurlaub zur Pflege Familienangehöriger wurde zu ihrem großen Bedauern nicht immer gewährt.[429] Selbst bei einem Todesfall in ihrer Familie erhielten sie nicht immer Urlaub, um zur Beerdigung reisen zu können.[430]

Einen großen Einfluss auf die Wahrnehmung des Krieges hatten die alltäglichen Umstände.[431] Die Unterkünfte waren zum Teil mangelhaft, und die Zusammenarbeit mit dem Militär, den Ärzten sowie den Kollegen und Kolleginnen war zeitweise von Spannungen geprägt, die eine zusätzliche Belastung bedeuteten. Zerwürfnisse unter Schwestern oder Pflegern sowie militärische Schikanen, denen hauptsächlich das männliche Personal ausgesetzt war, nahmen sie als eine zusätzliche und unnötige Last wahr.

An manchen schien der Krieg spurlos vorüberzugehen. Dies zeigte sich unabhängig davon, ob sie einem konfessionellen oder weltlichen Mutterhaus angehörten. So wunderte sich eine Diakonisse über eine Rot-Kreuz-Schwester, die sorglos mit dem männlichen Sanitätsperonal feierte und fröhlich sein konnte, obwohl ihr Bruder gefallen war.[432] Eine andere Diakonisse, die Nachtwache hatte, weil Verwundete erwartet wurden, hörte, wie sich ihre Kol-

425 Vgl. hierzu z. B. den Brief einer Schwäbisch Haller Diakonisse vom 23. Mai 1915. In: ArchDiakHall, 43/48.

426 Vgl. hierzu den Brief einer Schwäbisch Haller Diakonisse vom 26. Dezember 1914. In: ArchDiakHall 43/24.

427 Vgl. hierzu z. B. den Brief einer Schwäbisch Haller Diakonisse vom 18. November 1917. In: ArchDiakHall, 43/102.

428 Vgl. hierzu z. B. die Briefe von Schwäbisch Haller Diakonissen vom Januar 1918 oder 6. Juli 1917. In: ArchDiakHall, 43/26 und 43/25.

429 Vgl. hierzu z. B. den Brief einer Schwäbisch Haller Diakonisse vom 18. Juli 1917. In: ArchDiakHall, 43/25.

430 Vgl. hierzu z. B. den Brief einer Schwäbisch Haller Diakonisse vom 29. Dezember 1917. In: ArchDiakHall, 43/105.

431 Vgl. hierzu die Kapitel „4.1. Zusammenarbeit" und „4.4. Lebensbedingungen" dieser Arbeit.

432 Vgl. hierzu z. B. den Brief einer Schwäbisch Haller Diakonisse vom 10. Januar 1917. In: ArchDiakHall, 43/83.

leginnen – Diakonieschwestern – trotz der zu erwartenden Tragik mit den wachhabenden Ärzten in ihren Privatzimmern amüsierten.[433]

Körperliche Gefahren

Vor ihrer Reise in die Etappe war für die Jesuitenfratres ihre Vorstellung vom Krieg mit „Heldentodstimmung" verbunden, mit der sie tapfer an die Front ziehen wollten. Doch die größte Gefahr, als Pfleger bzw. Schwester in der Etappe zu Tode zu kommen, lag vermutlich darin, sich an einer Seuchen anzustecken und daran zu sterben. Das erkannten auch bald die Fratres.[434]

Wie erwähnt[435] lag die hohe Ansteckungsgefahr darin begründet, dass die Pflegenden unter schwierigsten hygienischen Bedingungen zu arbeiten hatten, dazu häufig überarbeitet und unterernährt waren, was sie sehr anfällig gegen Krankheiten machte.

Im Allgemeinen wurden die körperlichen Belastungen, soweit es die Kräfte aushielten, relativ gut ertragen. Solange sie gesund blieben, beklagten sie sich über große Abgespanntheit und Müdigkeit sowie über extreme Kälte, den Schmutz und das Ungeziefer.[436] Meist arbeiteten sie über ihre Kräfte, entweder, weil sie ihr Pflichtbewusstsein dazu trieb, oder weil es wegen Personalmangels keine andere Möglichkeit gab, weshalb sie in der Folge häufig sehr krank wurden.[437]

Doch der Aufenthalt im Feindesland war auch deshalb gefährlich, weil, wie erwähnt, überall gegnerische Soldaten lauern konnten. Beständige Bedrohungen gingen auch von den feindlichen Fliegern aus, die in den Etappen viele Menschen das Leben kosteten und viele von ihnen verletzten.[438] Vor allem für die hilflosen Schwerkranken, die bei einem Angriff nicht hätten flüchten können, waren die Angriffe schlimm.[439] Auch den Schwestern waren die Flieger unheimlich, Angst hatten jedoch nicht alle.[440] Eine Rot-Kreuz-Schwester ließ sich weder von den Fliegern noch von dem Donnergrollen stören und gab an, davon gänzlich unbeeindruckt zu sein.[441] Von ihren militärischen Vorgesetzten wurden die Schwestern und Pfleger angewiesen, wie sie sich bei Fliegerge-

433 Vgl. hierzu den Brief einer Schwäbisch Haller Diakonisse vom 1.–2. Mai 1915. In: ArchDiakHall, 43/90.

434 Vgl. hierzu die Aufzeichnungen eines Jesuitenfraters. In: ADPSJ, 00/752 t1-2, S. 70.

435 Vgl. hierzu Kapitel „4.2. Erkrankungen des Pflegepersonals" der vorliegenden Arbeit.

436 Zur Lage in den Quartieren vgl. Kapitel „4.4. Lebensbedingungen" der vorliegenden Arbeit.

437 Zur Situation des erkrankten Pflegepersonals vgl. Kapitel „4.2. Erkrankungen des Pflegepersonals" der vorliegenden Arbeit.

438 Vgl. hierzu z. B. die Meldungen von Sanitätsoffizieren über Fliegerangriffe auf Lazarette, Sammelstellen und Lazarettzüge. In: HStArchDres, 13425 Nr. 11.

439 Vgl. hierzu die Aufzeichnungen eines Jesuitenfraters. In: ADPSJ, 00/752 v1-2, S. 138. Vgl. hierzu auch den Brief einer Schwäbisch Haller Diakonisse vom 24. August 1917. In: ArchDiakHall, 43/108.

440 Vgl. hierzu z. B. die Aufzeichnungen von Schwester M. Adelara. In: ZOW, Akten I. Weltkrieg. Anlagen zu Kriegschronik 1914–1918, S. 82.

441 Vgl. hierzu den Brief einer Rot-Kreuz-Schwester vom 23. Juni 1918. In: DTA, 588.

fahr zu verhalten hatten.[442] Laut eines Lazarettbefehls sollten die Schwestern in den Keller von Haus III, während die gehfähigen Kranken in das untere Stockwerk bzw. in den Keller von Haus I zu flüchten hatten. Das männliche Pflegepersonal musste bei den nicht-gehfähigen und ängstlichen Kranken bleiben und ihnen Beistand leisten. Um einen eventuellen Druck auszugleichen, sollten die Fenster geöffnet bleiben.[443] Eine Diakonisse stand während eines nächtlichen Fliegerangriffs die halbe Nacht alleine in einer Nische im Hausflur. Obwohl sie sonst nicht ängstlich war und bei Fliegerangriffen sogar ruhig in ihrem Bett liegen blieb, fühlte sie in dieser Nacht eine große Hilflosigkeit.[444] Eine Gruppe von Ordensschwestern, die wegen der Fliegergefahr in eine andere Stadt sollte, verbrachte eine ganze Nacht in einem Munitionszug, der von Fliegern umkreist und bombardiert wurde. Die Franzosen hatten die Brücke gesprengt, weshalb der Zug nicht losfahren konnte. Die Schwestern beteten bis zum Morgen und kamen schließlich mit dem Schrecken davon.[445] Eine weitere Gruppe von Ordensschwestern, die einen Lazarettzug begleitete, wurde mehrmals auf ihren Fahrten beschossen und bombardiert.[446] Zwei Diakonissen fanden in einem Stall, in dem sie die Wäsche bürsteten, ein Schrappnell. Sie riefen sogleich nach einem Soldaten, der ihnen befahl, aus dem Stall zu gehen. Von einem Hauptmann und einem weiteren Soldaten wurde der Blindgänger auf offenem Feld gesprengt.[447] Die Schwestern wollten mit diesem Erlebnisbericht die Gefahr betonen, der sie auch in der Etappe ausgesetzt waren. Die dramatischsten Momente erlebten die Schwestern und Pfleger ihren Angaben nach während der letzten Kriegswochen 1918. Der schnelle Rückzug des eigenen Heeres und das bedrohliche Näherkommen des Trommelfeuers wurde als sehr unheimlich empfunden. Viele gaben an, den Krieg bis dahin nie so gespürt zu haben, wie in den letzten Wochen und betonten dabei, nicht alles schreiben zu können und dürfen.[448] Die Pflegenden bekamen nicht nur Angst vor der Bevölkerung in den besetzten Gebieten, die verständlicherweise aufgebracht war,[449] sondern auch vor den eigenen Soldaten, wenn diese führerlos durch die Gegend zogen und rebellierten.[450]

442 Vgl. hierzu den Brief einer Schwäbisch Haller Diakonisse vom 19. Juni 1915. In: ArchDiakHall, 43/108.

443 Vgl. hierzu den Lazarettbefehl vom 25. September 1918. In: GLAKa, 69 Badische Schwesternschaft Nr. 33.

444 Vgl. hierzu z. B. die Briefe einer Schwäbisch Haller Diakonisse vom 28. Dezember 1917 und 14. Mai 1916. In: ArchDiakHall, 43/90.

445 Vgl. hierzu die Aufzeichnungen von Schwester M. Magdalena. In: ArchKBS, Erster Weltkrieg Lazarette Mappe I.

446 Vgl. hierzu die Aufzeichnungen von Schwester Fintana. In: BSrhlVinz, Schwester Fintana, Lz. Zug „U", Januar 1917 (II Tagebuch), S. 9, 12 und 13.

447 Vgl. hierzu den Brief einer Schwäbisch Haller Diakonisse vom 13. Dezember 1914. In: ArchDiakHall, 43/79.

448 Vgl. hierzu z. B. den Brief einer Schwäbisch Haller Diakonisse vom 16. Oktober 1918. In: ArchDiakHall, 43/94.

449 Vgl. hierzu z. B. den Brief einer Schwäbisch Haller Diakonisse vom 11. November 1918. In: ArchDiakHall, 43/115.

450 Vgl. hierzu z. B. die Aufzeichnungen einer Rot-Kreuz-Schwester. In: DTA, 92/1, S. 32.

Bei dem rasanten Rückzug im Herbst 1918 konnten die Lazarette nicht immer so schnell geräumt werden, wie es notwendig gewesen wäre, zumal nicht alle Verwundeten und Erkrankten transportfähig waren. Im Osten bestand vor dem Waffenstillstand die Gefahr, durch das schnelle Vordringen der gegnerischen Heere in russische Gefangenschaft zu geraten. Für solche Fälle wurden Ärzte und männliches Pflegepersonal bestimmt, die gegebenenfalls den Franzosen bzw. den Russen in die Hände fallen sollten.[451] Die Gefangennahme von Sanitätspersonal widersprach der Genfer Konvention. Erlaubt war es dem feindlichen Militär allerdings, das Lazarettpersonal des Gegners solange zurückzuhalten, wie es für die Pflege der Verwundeten gebraucht wurde.[452] Einige Ärzte, Wärter und Schwestern meldeten sich freiwillig, doch wollte man die Schwestern diesen Gefahren vor allem während der letzten Kriegswochen nicht aussetzen.[453] Zu Beginn des Krieges wurde dies vom Militär noch erlaubt. Am 9. September 1914 blieben beispielsweise 28 Clemensschwestern und ihr Pater freiwillig bei den Nichttransportfähigen in den Lazaretten in Nordfrankreich. Als sie nach sieben Tagen nach Deutschland zurückkehren durften, erhielt ihre Oberin eine Notiz des französischen Arztes, der den Schwestern für ihre gute Pflege dankte. Der Malteserdelegierte schlug daraufhin der Ordensleitung vor, die Angelegenheit nicht zu Ehren der einzelnen Schwestern, wohl aber zu Ehren des Ordens und der katholischen Kirche bekanntzumachen.[454]

Eine Gruppe Königsberger Diakonissen, die etwa zur gleichen Zeit in Nordfrankreich in Gefangenschaft geraten war, berichtete, dass sie vom Militär und der Bevölkerung beschimpft wurde.[455] Einer unmittelbaren Gefahr durch das Militär des gegnerischen Heeres waren aber auch sie nicht ausgesetzt. Ähnlich erging es einer Rot-Kreuz-Schwester nach Kriegsende. Sie blieb ab Oktober 1918 für mindestens ein Jahr unter der britischen Herrschaft in Kairo. Sie schrieb, dass sie nach Hause möchte, wurde aber nicht schlecht behandelt.[456]

Verarbeitung traumatischer Erlebnisse

Die Verarbeitung der traumatischen Erlebnisse war sehr unterschiedlich. Einige Schwestern weinten viel, fragten immer wieder, wie lange es noch so weitergehen sollte und beteten beständig, dass dieses Elend ein Ende finden mö-

451 Vgl. hierzu die Aufzeichnungen eines Jesuitenfraters. In: ADPSJ, 00/752 v1-2, S. 56.

452 Vgl. hierzu die Paragraphen 9 und 12 der Genfer Konvention vom 6. Juli 1906. In: Kriegs-Sanitätsordnung (1907), S. 154f.

453 Vgl. hierzu die Aufzeichnungen von Schwester M. Adelara. In: ZOW, Akten I. Weltkrieg. Anlagen zu Kriegschronik 1914–1918, S. 157. Vgl. hierzu auch die Aufzeichnungen eines Jesuitenfraters. In: ADPSJ, 00/752 t1-2, S. 62.

454 Vgl. hierzu die Schreiben des Malteserdelegierten aus Lüttich vom 2. September und 1. Oktober 1914 und die Notiz des französischen Arztes. Ohne Datum. In: ArchClemensMü, Lazarette in 1914/1918. Kriegsberichte und Korrespondenz mit dem Mutterhaus und dem Malteserpräsident.

455 Borrmann, (1915), S. 17 und S. 22ff.

456 Vgl. hierzu die Briefe einer Rot-Kreuz-Schwester vom 21. Oktober 1918 bis zum 12. Oktober 1919. In: DTA, 588.

ge.[457] Für viele Pflegenden war es wichtig, ihr „Herz ausschütten“ zu können, sei es in Gesprächen, in Briefen oder Gebeten. Die konfessionellen Schwestern und Pfleger suchten ihren Trost zwar in Gott, doch genügte das vielen nicht immer. Sie gaben an, einen Menschen zu brauchen, dem sie alles erzählen konnten und der sie tröstete.[458] In ihren Briefen an ihre Oberin oder an Freundinnen fragten einige klagend, warum man sie hierher gebracht habe.[459]

Die Jesuitenfratres gaben in ihren Erinnerungen an, noch nach vielen Monaten in der Heimat das Röcheln der Kranken zu hören. Die vielen Toten lasteten auf ihnen, und Alpträume begleiteten sie auch noch nach dem Krieg.[460] Wenn die schlimmen Eindrücke überhand nahmen, blieb ihnen oft nur eine Möglichkeit: „[M]an wurde auf die Dauer abgestumpft, und es war auch nötig, wollte man nicht körperlich oder seelisch zusammenbrechen.“[461] Das ließ sie ihre Arbeit bewältigen, doch kamen immer wieder die verzweifelten Fragen, warum so viele Menschen sterben mussten, und warum es dieses unbeschreibliche Leid gab.[462]

Auch wenn das bewusste oder unbewusste Abstumpfen ein Mittel war, mit den Belastungen fertig zu werden, wollten es viele nicht soweit kommen lassen. Eine Diakonisse wehrte sich geradezu, „teilnahmslos und gefühllos“ zu werden.[463] Ein Pastor hingegen gab den katholischen Schwestern den Rat, nichts an sich herankommen zu lassen. Da sie es nicht schafften, sondern immer mit jedem litten, versuchte er sie davon überzeugen, dass sie nur dann, wenn sie sich konsequent zurücknahmen, stark für die Pflege der Soldaten sein konnten.[464]

Ein wichtiges Mittel, um den Druck des Krieges mildern zu können, schien der Humor gewesen zu sein. So veranstalteten die Jesuitenfratres regelmäßig „Bunte Abende“.[465] Um den Zustand kriegsmüder Soldaten positiv zu beeinflussen, organisierte die Militärverwaltung Aufführungen, die für Entspannung und Abwechslung sorgen sollten.[466] Hierzu waren auch die Sanitäter und die Mitglieder in der freiwilligen Krankenpflege eingeladen.[467]

457 Vgl. hierzu z. B. die Briefe von Schwäbisch Haller Diakonissen vom 8. September 1916 oder 2. Juli 1916. In: ArchDiakHall, 43/22.
458 Vgl. hierzu z. B. den Brief einer Schwäbisch Haller Diakonisse vom 16. Juli 1916. In: ArchDiakHall, 43/25.
459 Vgl. hierzu den Brief einer Schwäbisch Haller Diakonisse. Ohne Datum. In: ArchDiakHall, 43/22.
460 Vgl. hierzu die Aufzeichnungen der Jesuitenfratres. In: ADPSJ, 752 v1-2, S. 127, S. 136 und S. 148.
461 Vgl. hierzu die Aufzeichnungen eines Jesuitenfraters. In: ADPSJ, 752 v1-2, S. 122.
462 Vgl. hierzu die Aufzeichnungen eines Jesuitenfraters. In: ADPSJ, 752 v1-2, S. 139.
463 Vgl. hierzu den Brief einer Schwäbisch Haller Diakonisse vom 25. April 1915. In: ArchDiakHall, 43/110.
464 Vgl. hierzu die Aufzeichnungen von Schwester M. Adelara. In: ZOW, Akten I. Weltkrieg. Anlagen zu Kriegschronik 1914–1918, S. 28.
465 Vgl. hierzu die Aufzeichnungen eines Jesuitenfraters. In: ADPSJ, 00/752 s3-t3, S. 126 ff.
466 Vgl. zur Aufklärungs- und Propagandakampagne Lipp (2003), S. 11 und S. 82.
467 Vgl. hierzu z. B. die Aufzeichnungen von Schwester Rosa Bendit. In: CAHJP, Sammlung Gustav Feldmann, P 32/20, S. 38.

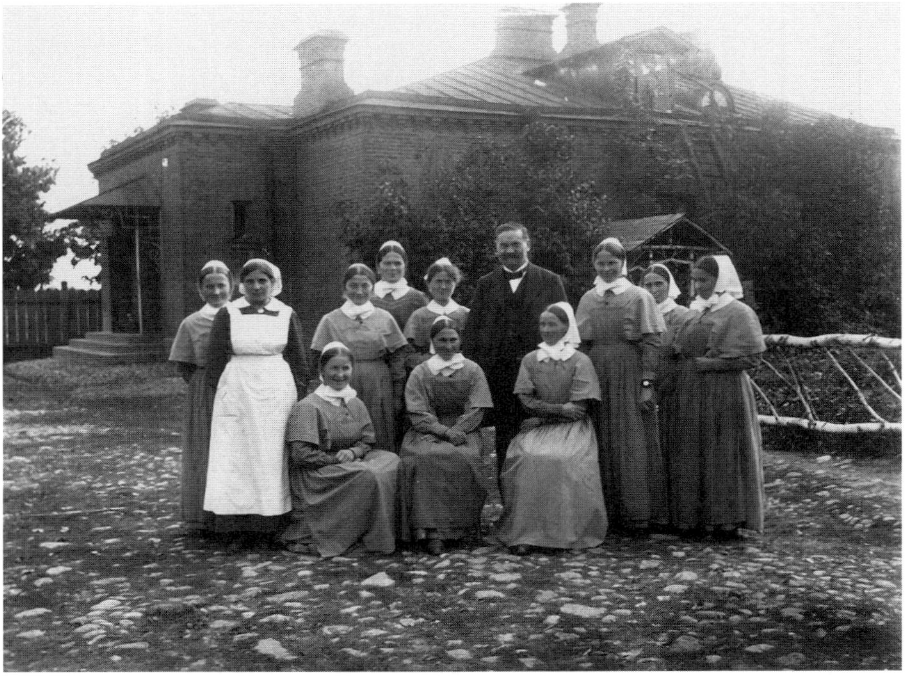

Quelle: Diakarchiv Schwäbisch-Hall. Schwäbisch Haller Diakonissen mit Pfarrer Weißer aus der Heimat

Neben den arrangierten Aufführungen diente auch der Witz in der Ausdrucksweise der Pflegenden als Ventil. Die Entlausungsstationen nannten sie, wie die Soldaten, „Lausoleum“[468], eine Schwester, wegen der sich bereits 20 Pfleger hatten versetzen lassen, war der „Sanitäterschreck“[469], aus der Arrestanstalt wurde ein „Erholungsheim“[470] und die sich im letzten Kriegsjahr offen breit machende Kriegsmüdigkeit wurde als ein „bisschen Kriegsphlegma“ bezeichnet.[471] Der Refrain eines Volksliedes, der „Fallerie, Fallera“ lautete, wurde nach Wochen harter Arbeit in der Cholerastation zu einem „Gemeinen Malteser-Seuchenlied“ umgedichtet in „Cholerie, Cholera“.[472] Auch im Umgang mit den verwundeten und erkrankten Soldaten war Humor wichtig. Die Patienten versuchten beispielsweise zur Belustigung aller, den schwäbischen Dialekt ihrer Schwester zu imitieren. Diese wusste, dass für die Soldaten der Spaß

468 Vgl. hierzu den Brief einer Schwäbisch Haller Diakonisse vom 30. November 1916. In: ArchDiakHall, 43/60.
469 Vgl hierzu den Brief eines Rot-Kreuz-Pflegers vom 25. Oktober 1915. In: Wolfangel (2003), S. 46.
470 Vgl. hierzu den Brief eines Rot-Kreuz-Pflegers vom 29. Juni 1918. In: Wolfangel (2003), S. 154.
471 Vgl. hierzu den Brief einer Rot-Kreuz-Schwester vom 17. August 1918. In: DTA, 588.
472 Vgl. hierzu die Aufzeichnungen eines Jesuitenfraters. In: ADPSJ, 00/752 t1-2, S. 95.

an der Front wieder vorbei sein würde und amüsierte sich mit ihnen.[473] Die Patienten, die aus verschiedenen Bundesstaaten kamen, versuchten gegenseitig, ihre Dialekte nachzuahmen.[474]

Grundsätzlich war die Freizeitgestaltung ein wichtiges Mittel, um den Durchhaltewillen zu stärken.[475] Eine große Freude bereitete es den Schwestern, wenn sie Besuch aus der Heimat erhielten, wie z. B. von den Pfarrern oder ihren Oberinnen, denen sie immer zeigen wollten, wie sie in den Etappen lebten.[476] Die wichtigste Verbindung zur Heimat blieben die Briefe.[477]

Umgang mit der Bevölkerung in gegnerischen Ländern

Das Feindbild richtete sich, wenn überhaupt, fast immer gegen die Soldaten der gegnerischen Heere und nicht gegen die Bevölkerung. Man fühlte für sie Bedauern, im Osten wie im Westen,[478] und man versuchte, ihnen zu helfen, indem man ihnen zu essen gab oder sie pflegte.[479] Es war zwar nicht erlaubt, die Bevölkerung zu speisen,[480] viele taten es trotzdem, weil sie großes Mitgefühl für die Menschen hatten, in dessen Land sich der Krieg abspielte.[481] Eine Diakonisse war besonders stolz, als sie erfuhr, dass auch umgekehrt die russischen Einwohner nichts gegen die Deutschen hatten, weil diese, wenn auch im eigenen Interesse, das zerstörte Land wieder aufbauten. Sie richteten Straßen her, bestellten die Felder und ließen der Zivilbevölkerung ärztliche Betreuung und Pflege zukommen.[482]

Vor allem im Osten boten die Flüchtlingsströme den Schwestern ein „Kriegsbild zum erbarmen".[483] Häufig wurde hier Mitleid mit den armen

473 Vgl. hierzu die Briefe von Schwäbisch Haller Diakonissen vom 16.–22. Februar 1915 oder 5. Januar 1916. In: ArchDiakHall, 43/35 und 43/53.

474 Vgl. hierzu den Brief einer Schwäbisch Haller Diakonisse vom 5. Januar 1916. In: ArchDiakHall, 43/53.

475 Vgl. hierzuKapitel „4.4. Lebensbedingungen" dieser Arbeit. Vgl. auch Panke-Kochinke (2004), S. 62.

476 Vgl. hierzu z. B. den Brief einer Schwäbisch Haller Diakonisse vom 18. September 1917. In: ArchDiakHall, 43/69. Vgl. hierzu auch den Brief einer Ordensschwester vom 22. Oktober 1914. In: ArchASAach, Nr. 4-014.

477 Vgl. hierzu z. B. den Brief einer Schwäbisch Haller Diakonisse vom 28. September 1918. In: ArchDiakHall, 43/56.

478 Vgl. hierzu z. B. den Brief einer Schwäbisch Haller Diakonisse vom 25. November 1914. In: ArchDiakHall, 43/24.

479 Vgl. hierzu z. B. die Briefe von Schwäbisch Haller Diakonissen vom 12. März 1916 aus Russland und vom 25. November 1914 aus Frankreich. In: ArchDiakHall, 43/39 und 43/24. Vgl. auch die Aufzeichnungen von Schwester M. Alma Mack. In: ArchKBS, Erster Weltkrieg Lazarette Mappe I.

480 Vgl. hierzu den Lazarettbefehl vom 10. Februar 1918. In: GLAKa, 69 Badische Schwesternschaft Nr. 33.

481 Vgl. hierzu z. B. den Brief einer Schwäbisch Haller Diakonisse vom 20. Dezember 1915. In: ArchDiakHall, 43/102.

482 Vgl. hierzu z. B. den Brief einer Schwäbisch Haller Diakonisse vom 12. März 1916. In: ArchDiakHall, 43/39.

483 Vgl. hierzu den Brief einer Schwäbisch Haller Diakonisse vom 2. Oktober 1918. In: ArchDiakHall, 43/56.

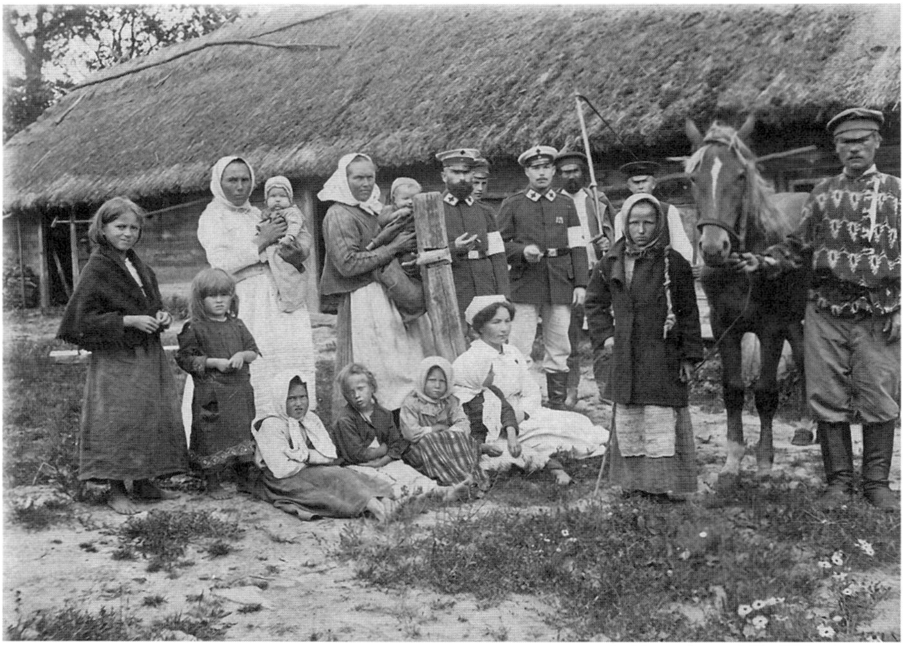

Quelle: Diakarchiv Schwäbisch Hall. Schwester und Sanitätspersonal bei Einheimischen

Bauern geäußert, die vom Krieg so überrascht wurden, dass sie nicht einmal ihre Felder bestellen konnten.[484] Eine Schwester beobachtete erschüttert eine Frau, die vor ihrem Haus stand, das nur noch ein Trümmerhaufen war.[485]

Während manche Schwestern der Meinung waren, dass die Zerstörungen im Osten nur von den Russen selbst ausgegangen sein konnten, wurde der Akteur der Zerstörungen im Westen nicht erwähnt.[486] Doch kam in der Regel kein Unrechtsbewusstsein gegenüber dem deutschen Vordringen auf, da sich die Pflegenden als Verteidiger ihres Vaterlandes sahen.[487] Auch den gegnerischen Heeren und der Bevölkerung wurde zugestanden, dass sie ihr Vaterland verteidigten und damit wurden auch eventuelle Anfeindungen gegen Deutsche verziehen.[488]

484 Vgl. hierzu den Brief einer Schwäbisch Haller Diakonisse vom Februar 1915. In: ArchDiakHall, 43/53.
485 Vgl. hierzu den Brief einer Schwäbisch Haller Diakonisse vom 9. September 1915. In: ArchDiakHall, 43/53.
486 Vgl. hierzu z.B. den Brief einer Schwäbisch Haller Diakonisse vom 3. August 1915. In: ArchDiakHall, 43/89.
487 Vgl. hierzu z.B. den Brief einer Ordensschwester, die zunächst vom Leid der Zivilbevölkerung spricht, dann aber davon, dass dieses Land schwer von deutschen Soldaten erkauft sei. In: ArchASAach, Nr. 2-014, S. 8.
488 Vgl. hierzu den Brief einer Schwäbisch Haller Diakonisse vom 25. April 1915. In: ArchDiakHall, 43/110.

Als sehr eindrucksvoll und ergreifend schilderten die Schwestern die Einweihungen von Massengräbern und Friedhöfen in Frankreich. Anwesend waren sowohl Deutsche als auch zivile Franzosen, wobei der französische Bürgermeister nach der Kranzniederlegung versprach, auch die deutschen Gräber in der Zukunft zu pflegen.[489] Als anderenorts die deutschen und französischen Gräber eingeweiht wurden, beteten Ordensschwestern nach der Feier auch an den französischen Gräbern. Sie waren allerdings die einzigen Deutschen, die an deren Gräber stehenblieben.[490]

Von den bereits erwähnten „Soldatenverbrüderungen" in Schützengräben ist sicherlich der „Weihnachtsfrieden" zwischen französischen, britischen und deutschen Soldaten am 24. und 25. Dezember 1914 an der Westfront der bekannteste.[491] Aber auch in den Etappen versuchten sich gegnerische Soldaten und Zivilisten zu verständigen. Ein Fronleichnamsfest wurde gemeinsam von Franzosen und Deutschen begangen. Die Soldaten beider Heere saßen nebeneinander in der Messe, die sowohl auf Französisch als auch auf Deutsch gehalten wurde.[492]

Die französische Bevölkerung wurde während des Krieges immer als freundlich bezeichnet.[493] Um sich etwas Geld zu verdienen, arbeiteten Französinnen in den deutschen Lazaretten im Wäschebetrieb, in der Nähstube oder sie versorgten die Quartiere der Schwestern.[494] Manchmal waren die Bewohner auch noch in ihren Häusern, bei denen die Pflegenden einquartiert wurden, und auch hier kamen beide Seiten miteinander aus.[495]

Dennoch wurde beispielsweise ohne Weiteres akzeptiert, dass aus einem Waisenhaus 900 Kinder zugunsten eines deutschen Lazaretts evakuiert wurden.[496] Viele Gebäude, in denen Quartiere eingerichtet wurden, waren von der Bevölkerung beschlagnahmte private Häuser. Manche der Pflegenden

489 Vgl. hierzu z.B. den Brief einer Schwäbisch Haller Diakonisse in Buzancy vom 31. August 1915. In: ArchDiakHall, 43/53. Der deutsche Soldatenfriedhof in Buzancy existiert, neben unzähligen anderen, bis heute.

490 Vgl. hierzu die Angaben im Brief einer Ordensschwester vom 22. Oktober 1914. In: ArchASAch, Nr. 2-014.

491 Zu der gemeinsamen Weihnachtsfeier der Soldaten vgl. Jahr: Weihnachten 1914 (2003), S. 957ff. Vgl. hierzu auch Jürgs (2005) oder auch die Verfilmung „Merry Christmas" aus dem Jahr 2005. Von den Annäherungen von Engländern und Deutschen in den nah gegenüberliegenden Schützengräben berichtete eine Johanniterin, die sich die Erlebnisse von ihren Patienten erzählen ließ. Die Soldaten beider Heere warfen sich gegenseitig Zigaretten, aber auch Briefe mit Schimpfwörtern, zu. In: DTA, 582/II, Tagebucheintrag vom 23. November [ohne Jahresangabe].

492 Vgl. hierzu die Aufzeichnungen eines Jesuitenfraters. In: ADPSJ, 00/752 s3-t3, S. 243.

493 Vgl. hierzu z.B. die Aufzeichnungen eines Jesuitenfraters. In: ADPSJ, 00/752 s3-t3, S. 242.

494 Vgl. hierzu z.B. den Brief einer Schwäbisch Haller Diakonisse vom 21. Januar 1915. In: ArchDiakHall, 43/108.

495 Vgl. hierzu z.B. den Brief einer Schwäbisch Haller Diakonisse vom 1. November 1915. In: ArchDiakHall, 43/34.

496 Vgl. hierzu den Brief einer Schwäbisch Haller Diakonisse vom 3. August 1915. In: ArchDiakHall, 43/89.

freuten sich über eine anständige Unterkunft, sie beschrieben ihre Zimmer und requirierten, was sie brauchten. Andere sinnierten, wer hier wohl vorher gewohnt haben mochte[497] und bedauerten die Menschen dafür, dass sie alles hergeben mussten.[498]

4.4 Lebensbedingungen

Der private Raum des Pflegepersonals, der sich sowohl in der Unterkunft, bei der Nahrungsaufnahme und Kleidung als auch in der frei verfügbaren Zeit manifestierte, wurde in den Etappen ebenfalls vom Militär bestimmt.[499] Was die Trachten betraf, entschieden auch weiterhin die Mutterhäuser in der Heimat darüber. Die konfessionellen Häuser hatten außerdem Einfluss auf das zur Verfügung stehende Gehalt der Pflegenden, da diese, bis auf ein Taschengeld, alles abgaben. Das wiederum beeinflusste das Freiheitverhalten.[500]

Kleidung

Die Anzahl der Ober- und Unterbekleidungsstücke für die ins Feld ziehenden Schwestern und Pfleger war von den jeweiligen Mutterhäusern bzw. dem Roten Kreuz genau vorgeschrieben. Es wurden Listen erstellt, auf denen jedes Wäschestück und jeder mitzunehmende Gegenstand aufgeführt waren.[501] Da die Kleidung beim Auszug des Pflegepersonals den jeweiligen klimatischen Verhältnissen angepasst war, schickten die Schwestern bei Saisonwechsel ihre Sachen in ihr Mutterhaus bzw. zu ihren Eltern und ließen sich die Sommer- bzw. Wintersachen zuschicken.[502] Als sich die Kleider und Schuhe mit der Zeit abnutzen und die Versorgung damit auch in der Heimat knapp wurde,[503] musste eine Entscheidung darüber getroffen werden, wer für die Kleider und

497 Vgl. hierzu z. B. den Brief einer Rot-Kreuz-Schwester vom 13. November 1915. In: DTA, 588. Vgl. hierzu auch die Aufzeichnungen einer Ordensschwester. In: ArchVPKö, Nr. 04-085.

498 Vgl. hierzu z. B. den Brief einer Ordensschwester vom 18. April 1917. In: ArchKBS, Erster Weltkrieg Lazarette Mappe II.

499 Dienstanweisung für die Delegierten der freiwilligen Krankenpflege (1914), S. 42.

500 Vgl. hierzu z. B. den Brief einer Schwäbisch Haller Diakonisse vom 14. Februar 1915. In: ArchDiakHall, 43/108.

501 Vgl. hierzu z. B. den Brief der Generaloberin des Badischen Frauenvereins vom 30. Juli 1917. In: GLAKa, 69 Badische Schwesternschaft Nr. 30. Vgl. hierzu auch den sogenannten „Packzettel“ mit den Angaben der Kleidungsstücke und Ausrüstungsgegenstände. Ohne Datum. In: ZOW, Kriegsdienste 1914/18. Eisenbahnerheime. Vgl. hierzu auch die Liste mit Kleidern und Ausrüstungsgegenständen der Speyrer Diakonissen, Beilage 9, Ziff. 67. In: ZarcheKSpey, Nr. 622.

502 Vgl. hierzu z. B. den Brief einer Ordensschwester vom 8. Oktober 1914. In: ArchASAach, Nr. 2-014. Vgl. hierzu auch den Brief einer Ordensschwester vom 28. September 1915. In: ArchKBS, Erster Weltkrieg Lazarette Mappe II.

503 Vgl. hierzu z. B. die Schreiben der Präsidentin vom Badischen Frauenverein vom 21. Juli 1916 oder vom 20. Juli 1915. In: GLAKa, 69 Badische Schwesternschaft Nr. 31 und Nr. 30.

Schuhe aufkommen sollte. Dies übernahmen entweder weiterhin die jeweiligen Mutterhäuser bzw. das Rote Kreuz oder die Militärmission, wobei sich Rot-Kreuz-Schwestern auch an die Militärmission wandten und Diakonissen an das Rote Kreuz.[504] Im Jahr 1916 entschied das Kriegsministerium, dass die Kleidungsstücke gegen Bezahlung aus den Kriegsbekleidungsämtern entnommen werden durften, sofern sie im freien Handel nicht zu beschaffen waren.[505] Im letzten Kriegsjahr wurden in einem Rundschreiben neue Regeln darüber bekannt gegeben, wer die Bekleidungskosten übernehmen sollte. „Bekleidung, Ausrüstung und Schuhzeug" sollten für alle Schwestern der freiwilligen Krankenpflege frei sein. Die Kosten übernahmen das Rote Kreuz für dasjenige Personal, welches dem Rot-Kreuz zugehörig war, der Johanniterorden für die Johanniter-Schwestern, der Malteserorden für die Angehörigen der geistlichen Orden und die Heeresverwaltung für die Diakonissen sowie für die Angehörigen der Berufsorganisation der Krankenpflegerinnen Deutschlands, der Laborantinnen und Köchinnen. Da ein Mangel an Stoff herrschte, sollte es, je nachdem, welcher Stoff verfügbar war, Einheitskleidung geben.[506]

Unterkunft

Die Unterkünfte des Pflegepersonals waren in beschlagnahmten Privathäusern oder öffentlichen Gebäuden.[507] Außerdem brachte man sie in Zelten, Baracken oder in den Lazaretten unter oder sie bekamen kurzfristig Patientenzimmer zugewiesen, wenn bei ihrer Ankunft noch keine Quartiere frei waren.[508] Wenn Zugänge kamen, mussten diese allerdings schnell geräumt werden.[509] Einer Gruppe Ordensschwestern blieb daher nichts anderes übrig, als ihre schön eingerichtete Villa, die ursprünglich für Patienten vorbereitet war, zu verlassen und sich eine neue Herberge zu suchen, weil die Militärverwaltung die Villa für Verwundete brauchte.[510]

504 Vgl. hierzu z. B. den Brief einer Rot-Kreuz-Schwester vom 15. März 1917. In: GLAKa, 69 Badische Schwesternschaft Nr. 155. Vgl. hierzu auch den Brief einer Rot-Kreuz-Schwester vom 2. Mai 1917. In: DTA, 588. Vgl. hierzu auch das Schreiben eines Delegierten vom 2. Januar 1917, der beim Badischen Landesverein vom Roten Kreuz Winterwäsche für seine Pfleger anforderte. In: GLAKa, 69 Badische Schwesternschaft Nr. 32.

505 Vgl. hierzu das Schreiben des preußischen Kriegsministeriums vom 23. November 1916. In: GLAKa, 456 F 116 Nr. 93.

506 Vgl. hierzu das Schreiben des stellvertretenden Militär-Inspekteurs der freiwilligen Krankenpflege vom 30. März 1918. In: ZarcheKSpey, Nr. 622.

507 Vgl. z. B. die Aufzeichnungen von Anna Fallscheer. In: ArchDiakSt, Kriegserinnerungen der Diakonisse Anna Fallscheer, S. 7.

508 Vgl. hierzu z. B. die Briefe einer Schwäbisch Haller Diakonisse vom 10. August 1915 und 25. März 1916. In: ArchDiakHall, 43/39. Vgl. hierzu auch z. B. die Aufzeichnungen von Schwester Rosa Bendit. In: CAHJP, Sammlung Gustav Feldmann, P 32/20, S. 35 und 53.

509 Vgl. hierzu z. B. den Brief einer Schwäbisch Haller Diakonisse vom 29. Oktober 1914. In: ArchDiakHall, 32/41.

510 Vgl. hierzu die Aufzeichnungen einer Ordensschwester. In: ArchASAach, Nr. 2-014, S. 3.

Die Schwestern bezogen Massenquartiere, in denen bis zu 30 und mehr Schwestern in einem Saal schliefen[511] oder kleinere Wohnräume, in denen sie jedoch nur selten ein Zimmer oder auch nur ein Bett für sich alleine beanspruchen konnten.[512] Eine Gruppe von 26 Ordensschwestern bekam nach ihrer Ankunft in einem neuen Lazarett zwei kleine Zimmer mit je einem Bett zugewiesen, so dass sie alle sehr dicht beieinander auf dem Boden schlafen mussten.[513] Ein anderes vorläufiges Notquartier für neu angekommene Ordensschwestern bestand aus einem Zelt ohne Bretterboden, einigen Betten und benutzten, schmutzigen und blutverschmierten Decken.[514]

Bei der Zuweisung der Unterkünfte blieben die Schwestern und Pfleger am liebsten zusammen und unter sich. Nach Möglichkeit wurde dies auch von der Militärverwaltung so gehalten.[515] Doch Quartiere waren knapp. Deshalb wurden die Schwestern mitunter zu ihrem Leidwesen entweder getrennt oder mit anderen Schwestern bzw. Pflegern gemischt. Die Ordensschwestern und -pfleger konnten scheinbar immer unter sich bleiben, wenn sie auch aus verschiedenen Orden und Kongregationen stammten.[516] Die Diakonissen hingegen teilten ihre Schlafunterkünfte auch mit Rot-Kreuz- und freien Schwestern.

Die Ausstattung der Quartiere war unterschiedlich. Vor allem bei Neueinzug und wenn das Lazarett gerade errichtet worden war, fanden die Schwestern und Pfleger einfache[517] bis katastrophale Zustände vor, so dass sogar die Ordensschwestern, die von Haus aus sicher nicht verwöhnt waren, darüber fast verzweifelten.[518] Die Räume waren zerschossen und zerstört. Der Wind pfiff durch die Ritzen, und Ungeziefer, wie Flöhe, Läuse, Wanzen und Fliegenschwärme, machte sich breit. Auch Ratten und Mäuse befanden sich in den Zimmern. Eine Gruppe von Ordensschwestern schlief auf tropfnasser Holzwolle, die sie auf blankem Boden als Lager benutzen sollte,[519] andere hatten

511 Vgl. hierzu z. B. den Brief einer Schwäbisch Haller Diakonisse vom 3. Januar 1917. In: ArchDiakHall, 43/40.

512 Vgl. hierzu z. B. den Brief einer Schwäbisch Haller Diakonisse vom 29. Oktober 1914. In: ArchDiakHall, 43/41.

513 Vgl. hierzu die Aufzeichnungen von Schwester M. Adelara. In: ZOW, Akten I. Weltkrieg. Anlagen zu Kriegschronik 1914–1918, S. 16.

514 Vgl. hierzu die Aufzeichnungen von Schwester M. Alma Mack. In: ArchKBS, Erster Weltkrieg Lazarette Mappe I.

515 Vgl. hierzu den Brief einer Schwäbisch Haller Diakonisse vom 12. Mai 1917. In: ArchDiakHall, 43/41. Vgl. hierzu auch den Brief eines Rot-Kreuz. Pflegers vom 26. April 1915. In: Wolfangel (2003), S. 26.

516 Vgl. hierzu den Brief einer Schwäbisch Haller Diakonisse vom 3. Januar 1917. In: ArchDiakHall, 43/40.

517 Vgl. hierzu den Brief einer Rot-Kreuz-Schwester vom 7. November 1915. In: DTA, 588.

518 Vgl. hierzu den Brief einer Ordensschwester vom 28. April 1916. In: ArchKBS, Erster Weltkrieg Lazarette Mappe II.

519 Vgl. hierzu den Brief einer Ordensschwester vom 26. Februar 1917. In: ArchKBS, Erster Weltkrieg Lazarette Mappe II. Vgl. hierzu auch z. B. die Aufzeichnungen von Schwester M. Alma Mack. In: ArchKBS, Erster Weltkrieg Lazarette Mappe I.

nur nasses Stoh.[520] Neben dem Schmutz und dem Ungeziefer bemängelten die meisten die Kälte, die von zerschossenen Bauten, feuchten und zu dünne Decken sowie dem Mangel an Öfen herrührte.[521] Auch Wasser fehlte mancherorts gänzlich.[522] In der Folge konnten sie nachts nicht schlafen, holten sich Erkältungen oder bekamen Durchfall.

Wäsche, Betten, Bettroste und Matratzen waren nach den kriegerischen Zerstörungen für alle sehr knapp. Daher schlief das Pflegepersonal auch in eingerichteten Lazaretten häufig auf Strohsäcken. Sechs Diakonissen, die sich nach ihrer Ankunft zwei Betten teilen sollten, verteilten sich immer zwei und zwei auf dem Rost, auf der Matratze und zwei eingerollt in ihren Decken auf dem Boden. In seltenen Fällen konnte eine Schwester ein Bett mit Rost und Matratze beanspruchen.[523] Zum Zudecken nahmen sie alles, was für sie verfügbar war: Decken, Unterröcke, Stickjacken oder Mäntel.[524]

Zur Verwunderung aller, die darüber berichten, fehlten hauptsächlich in Frankreich die Toiletten.[525]Als Ersatz nahmen sie den „ verhassten Gummitopf“[526] oder sie liefen im Dunkeln hinter das Haus bzw. suchten das freie Feld. Eine Franziskanerin berichtete glücklich, dass die Soldaten ihnen kurz nach ihrer Ankunft über „ein ganz unbeschreibliches Loch“ ein Toilettenhaus bauten.[527]

Mit der Zeit freuten sie sich auf Lager, die wenigstens aus Strohsäcken bestanden, wenn ansonsten alles sauber war. Vereinzelt wurde mit der Zeit sogar „ein bißchen Ungeziefer“ akzeptiert, weil jeder mit diesem Übel zu kämpfen hatte.[528] Allgemein wurden Mücken, Wanzen, Flöhe, Ratten und Mäuse als große Belastung angesehen.

Als sehr gute Wohnverhältnisse galten Einrichtungen, in denen es für jede Schwester ein Bett gab, außerdem einen Tisch und einen Stuhl, damit sie ihre

520 Vgl. hierzu den Brief einer Diakonisse vom 18. September 1914. In: DiakAugsburg, Akte 1. Weltkrieg E.

521 Vgl. hierzu z. B. die Aufzeichnungen von Schwester M. Alma Mack. In: ArchKBS, Erster Weltkrieg Lazarette Mappe I.

522 Vgl. hierzu z. B. die Aufzeichnungen eines Jesuitenfraters. In: ADPSJ, 00/752 s3-t3, S. 241 f.

523 Vgl. hierzu z. B. den Brief einer Schwäbisch Haller Diakonisse vom 29. Oktober 1914. In: ArchDiakHall, 43/41.

524 Vgl. hierzu z. B. den Brief einer Rot-Kreuz-Schwester vom 8. Dezember 1917. In: DTA, 588.

525 Vgl. hierzu z. B. den Brief einer Rot-Kreuz-Schwester vom 11. November 1915. In: DTA, 588. Vgl. hierzu auch die Aufzeichnungen einer Rot-Kreuz-Schwester. In: DTA, 92/1, S. 21.

526 Vgl. hierzu den Brief einer Schwäbisch Haller Diakonisse vom 5. Januar 1915. In: ArchDiakHall, 43/90.

527 Vgl. hierzu den Brief einer Ordensschwester vom 31. Oktober 1914. In: ArchASAach, Nr. 2-014.

528 Vgl. hierzu den Brief einer Ordensschwester vom 23. September 1915. In: ArchKBS, Erster Weltkrieg Lazarette Mappe II. Vgl. hierzu auch z. B. den Brief einer Schwäbisch Haller Diakonisse vom 22. März 1915. In: ArchDiakHall, 43/45.

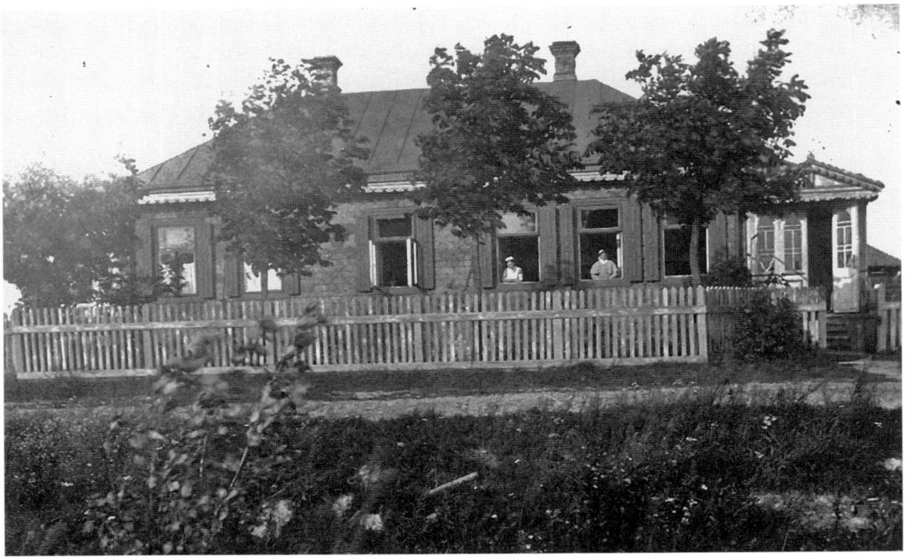

Quelle: Diakarchiv Schwäbisch Hall. Schwesternwohnhaus im Osten

Briefe schreiben, essen oder nähen konnten und vor allem einen wärmenden Ofen sowie Holz.[529]

Gut eingerichtete Lazarette verfügten in der Regel auch über ordentliche Quartiere, da die Soldaten mit der Zeit alles ausbesserten und auch Möbel schreinerten. Die Militärverwaltung organisierte außerdem Öfen und elektrisches Licht für sie. Sogar die Lazarettzüge waren unter Umständen mit einem Schwesternwaggon ausgestattet mit Betten für jede einzelne, mit Stühlen, einem Tisch, Ofen und Waschgelegenheit.[530] Außerdem halfen die Schwestern mit, sich ein gemütliches Heim zu schaffen.[531]

Die Ärzte und Delegierten hatten ein Interesse daran, dass ihre Schwestern wohlauf und damit arbeitsfähig waren und besuchten sie in ihren Quartieren, um sich davon zu überzeugen, dass sie gut untergebracht waren. Auch die Pfarrer und Prälaten kamen vorbei.[532] In einem Fall wurde den Schwestern von ihrem Inspektor angetragen, dass die jeweiligen Mutterhäuser für eine Renovierung mit elektrischem Licht aufzukommen hatten, was diese auch getan hätten. Der zuständige Arzt nahm die Anweisung jedoch zurück

529 Vgl. hierzu den Brief einer Schwäbisch Haller Diakonisse vom 16. März 1916. In: ArchDiakHall, 43/66.

530 Vgl. hierzu z.B. den Brief einer Rot-Kreuz-Schwester vom 10. Januar 1918. In: DTA, 588.

531 Vgl. hierzu z.B. den Brief einer Rot-Kreuz-Schwester vom 28. Juli 1916. In: GLAKa, 69 Badische Schwesternschaft Nr. 31.

532 Vgl. hierzu z.B. die Aufzeichnungen von Schwester M. Magdalena. In: ArchKBS, Erster Weltkrieg Lazarette Mappe I.

und übertrug die Kosten dem Militär.[533] Im Osten berichteten württembergische und Kaiserswerther Diakonissen unabhängig voneinander begeistert von einem gemeinsamen Schwesternhaus, das man für sie eingerichtet hatte. In dem Haus befanden sich viele Zimmer mit Betten für alle Schwestern, einer Küche und einem gemeinsamen Wohnzimmer.[534]

Auch anderenorts wurde von gemütlichen Wohnungen oder auch Villen berichtet, die die Schwestern, die alle Qualitäten von Quartieren durchgemacht hatten, sehr zu schätzen wussten.[535]

Nahrung

Das Essen entsprach in der Regel, wie auch die Art der Quartiere, dem Mannschaftsstatus.[536] Die Kosten waren für die Pflegekräfte vom Militär vorgegeben,[537] beispielsweise wurde der Tagessatz 1917 in den Reservelazaretten von 1,80 auf 2 Mark erhöht.[538] Für diesen Betrag erhielten sie Verpflegungsscheine.[539] Der Speisezettel war jedoch den einzelnen Lazaretten überlassen, zumal die Nahrungsbeschaffung an verschiedenen Orten unterschiedlich schwer war. Entsprechend variierte die Verköstigung in den Lazaretten und wurde unterschiedlich gut oder schlecht bewertet.[540] Meist war Butter sehr selten, einmal fehlten wochenlang Kartoffeln, dafür gab es täglich den unbeliebten „Drahtverhau", eine Suppe aus Dörrgemüse und Graupen.[541]

Die Brot- und Fleischrationen, sofern vorhanden, waren abgewogen.[542] Fleisch gab es entweder im Überfluss oder in nur geringen Mengen. In einem Lazarett besorgte ein Arzt Kühe, Schafe und einen Hahn, damit Fleisch und

533 Vgl. hierzu den Brief einer Schwäbisch Haller Diakonisse vom 7. September 1915. In: ArchDiakHall, 43/41.

534 Vgl. den Brief einer Kaiserswerther Diakonisse vom 16. Dezember 1917. In: ArchDiakKWerth, DA 992. Vgl. hierzu auch den Brief einer Haller Diakonisse vom 26. Dezember 1917. In: ArchDiakHall, 43/57.

535 Vgl. hierzu z. B. die Aufzeichnungen einer Rot-Kreuz-Schwester. In: DTA, 92/1, S. 3. Vgl. hierzu auch den Brief einer Diakonisse vom 24. Oktober 1914. In: DiakAugsburg, Akte 1. Weltkrieg E.

536 Vgl. hierzu den Brief einer Schwäbisch Haller Diakonisse vom 26. Dezember 1915, wonach eine Rot-Kreuz-Schwester Offizierskost beanspruchte, obwohl es ihr nicht zustand. In: ArchDiakHall, 43/57.

537 Vgl. hierzu ein Schreiben des Chefs des Feldsanitätswesens vom 8. November 1909. In: HStArchSt, M 1/8 Bü 170.

538 Vgl. hierzu ein Schreiben des preußischen Kriegsministeriums vom 10. April 1917. In: HStArchSt, M 1/8 Bü 173.

539 Vgl. hierzu z. B. den Brief einer Schwäbisch Haller Diakonisse vom 16. Oktober 1918. In: ArchDiakHall, 43/94.

540 Vgl. hierzu z. B. den Brief einer Schwäbisch Haller Diakonisse vom 16. Oktober 1918. In: ArchDiakHall, 43/94.

541 Vgl. hierzu die Aufzeichnungen von Schwester M. Adelara. In: ZOW, Akten I. Weltkrieg. Anlagen zu Kriegschronik 1914–1918, S. 34 und 104.

542 Vgl. hierzu z. B. die Aufzeichnungen von Schwester M. Adelara, wonach 1914 für jede Schwestern 1 ½ Pfund Brot täglich gerechnet wurde. In der Regel war es sehr viel weniger. In: ZOW, Akten I. Weltkrieg. Anlagen zu Kriegschronik 1914–1918, S. 14.

Milch vorhanden waren.[543] In einem anderen Lazarett musste jeden Tag in einem Rapport angegeben werden, wie vielen Ärzten, Schwestern und Kranken welche Lebensmittel und in welcher Menge sie ihnen zustanden.[544]

Zum Trinken gab es abgekochtes Wasser, dafür kauften sich manche einen Spirituskocher,[545] um Tee oder Kaffee zuzubereiten, wobei der Kaffee mit Milch und Zucker ein besonderer Luxus war.[546] Andere machten sich ein Kakaogetränk aus Kondensmilch.[547]

Die Mahlzeiten wurden meist in verschieden Küchen zubereitet: Die Ärzte erhielten ihr Essen aus der Ärzteküche, die Mannschaft aus der Mannschaftsküche und das Pflegepersonal aus der Personalküche.[548] Die Lebensmittel wurden importiert oder sie kamen aus dem jeweiligen Land, in dem ein Lazarett seinen Standort hatte. In den eroberten Gebieten wurden diese von der Bevölkerung beschlagnahmt, in den verbündeten Ländern wurde sie gekauft.[549]

Gegessen wurde entweder in den Casinos, im Wohnzimmer im Quartier oder auch alleine auf dem Zimmer.[550] Das Essen besorgte sich das Pflegepersonal selbst oder es wurde ihnen von Sanitätsleuten aus der Feldküche gebracht.[551] Manchmal bekamen sie auch Verpflegungsgeld und gingen in ein Gasthaus oder kochten sich selbst.[552] Die sogenannte „Tischwache", das war eine Schwester oder Pfleger, die in den langen Mittagspausen die Aufsicht im Lazarett führte, wurde im Lazarett verpflegt.[553]

Wie die Soldaten, so wurde auch das Pflegepersonal der freiwilligen Krankenpflege mit Liebesgaben aus der Heimat versorgt. Sie erhielten Pakete zu Weihnachten mit Gebäck, Honig und allerlei Sachen aus den Herrschaftshäu-

543 Vgl. hierzu den Brief einer Schwäbisch Haller Diakonisse vom 32. September 1915. In: ArchDiakHall, 43/43.
544 Vgl. hierzu z. B. die Aufzeichnungen einer Ordensschwester. In: ArchVPKö, Nr. 04-085.
545 Vgl. hierzu z. B. den Brief einer Schwäbisch Haller Diakonisse vom 22. September 1915. In: ArchDiakHall, 43/39.
546 Vgl. hierzu z. B. die Aufzeichnungen von Schwester M. Alma Mack. In: ArchKBS, Erster Weltkrieg Lazarette Mappe I.
547 Vgl. hierzu den Brief einer Rot-Kreuz-Schwester vom 24. November 1915. In: DTA, 588.
548 Vgl. hierzu z. B. den Brief einer Schwäbisch Haller Diakonisse vom 30. November 1916. In: ArchDiakHall, 43/60.
549 Vgl. hierzu z. B. den Brief einer Ordensschwester vom 4. Oktober 1915. In: ArchKBS, Erster Weltkrieg Lazarette Mappe II.
550 Vgl. hierzu z. B. den Brief einer Schwäbisch Haller Diakonisse vom 18. November 1917. In: ArchDiakHall, 43/56.
551 Vgl. hierzu z. B. den Brief einer Schwäbisch Haller Diakonisse vom 25. März 1916. In: ArchDiakHall, 43/39. Vgl. hierzu auch den Brief einer Rot-Kreuz-Schwester vom 24. November 1915. In: DTA, 588.
552 Vgl. hierzu den Brief einer Schwäbisch Haller Diakonisse vom Februar 1915. In: ArchDiakHall, 43/39.
553 Vgl. hierzu den Brief einer Diakonisse vom 16. Dezember 1917. In: ArchDiakKWerth, DA 992.

sern, Mutterhäusern oder aus privaten Spenden.[554] Manchmal hatten sie auch die Möglichkeit, einen Garten zu bepflanzen, wo sie Gemüse anbauten.[555]

Für die Organisation ihres eigenen Haushaltes hatten die Schwestern eine „Haushaltungsschwester"[556], die Pfleger hatten einen „Hausknecht"[557] bzw. einen „Hausdrachen"[558]. Die Pfleger bzw. Schwestern, die den Zimmerdienst hatten, waren entweder ganz oder teilweise von der Pflege befreit, um den Haushalt, d. h. das Essen der Kolleginnen und Kollegen zu besorgen, den Kaffee zu kochen und die Stuben in Ordnung zu halten.[559] Im Osten musste eine Gruppe Ordensschwestern eine Quartierschwester aus der Pflege abstellen. Sie sollte aufpassen, dass niemand während ihrer Abwesenheit einzog oder ihre Sachen stahl.[560] Für einen kleinen Haushalt waren in Frankreich zeitweise auch französische Frauen bereit, die Zimmer einzuheizen und für Essen zu sorgen.[561] In seltenen Fällen bekamen Schwestern einen Burschen. Dem Personal reichte das Essen nicht immer. Wenn allerdings ausreichend Nahrung zur Verfügung stand, schickten manche es auch nach Hause zu ihren Familien oder in ihr Mutterhaus.

Freizeit

Freizeit hatte das Pflegepersonal im Urlaub, ansonsten in den Pausen, an den freien Nachmittagen oder freien Tagen. Ein Urlaub von 14 Tagen stand den Schwestern und Pflegern frühestens nach sechs Monaten ununterbrochenem Dienst zu, wobei der Lohn weiter gezahlt wurde. Machten Erkrankungen eine Verlängerung notwendig, musste diese von einem Arzt attestiert werden.[562] Manche waren auch für länger als zwei Wochen zu Hause, ohne krank zu sein. Solange es der zuständige Arzt genehmigte, schien es in Ordnung gewesen zu

554 Vgl. hierzu z. B. den Brief einer Schwäbisch Haller Diakonisse vom 30. Dezember 1917. In: ArchDiakHall, 43/41.

555 Vgl. hierzu z. B. den Brief einer Schwäbisch Haller Diakonisse vom 15. Juli 1917. In: ArchDiakHall, 43/53.

556 Vgl. hierzu z. B. den Brief einer Schwäbisch Haller Diakonisse vom 3. März 1916. In: ArchDiakHall, 43/39.

557 Vgl. hierzu den Brief eines Rot-Kreuz-Pflegers vom 31. Januar 1916. In: Wolfangel (2003), S. 53.

558 Vgl. hierzu die Aufzeichnungen eines Jesuitenfraters. In: ADPSJ, 00/752 s3-t3, S. 122.

559 Vgl. hierzu z. B. die Aufzeichnungen von Schwester Rosa Bendit. In: CAHJP, Sammlung Gustav Feldmann, P 32/20, S. 40. Vgl. hierzu auch den Brief eines Rot-Kreuz-Pflegers vom 31. Januar 1916. In: Wolfangel (2003), S. 53. Vgl. auch die Aufzeichnungen eines Jesuitenfraters. In: ADPSJ, 00/752 s3-t3, S. 123. Vgl. hierzu auch den Brief einer Diakoniss vom 19. April 1915. In: DiakAugsburg, Akte 1. Weltkrieg E.

560 Vgl. hierzu den einer Ordensschwester vom 22. Dezember 1915. In: ArchKBS, Erster Weltkrieg Lazarette Mappe I.

561 Vgl. hierzu z. B. den Brief einer Schwäbisch Haller Diakonisse vom 3. August 1917. In: ArchDiakHall, 43/90. Vgl. hierzu z. B. auch die Aufzeichnungen von Schwester M. Adelara. In: ZOW, Akten I. Weltkrieg. Anlagen zu Kriegschronik 1914–1918, S. 108.

562 Vgl. hierzu das Schreiben des preußischen Kriegsministeriums vom 6. September 1915. In: HStArchSt, M 1/8 Bü 168.

sein, wenn eine Schwester oder Pfleger drei bis vier Wochen zu Hause blieb.[563] Es konnte auch passieren, dass sie über ein Jahr ohne einen Urlaubstag in der Etappe waren.[564]

Zum Leidwesen des Pflegepersonals wurde die Reisezeit auf den Urlaub mit angerechnet.[565] Die Ordensschwestern aus dem Westerwald brauchten bis Nordfrankreich zwischen drei und vier Tage. [566] Die Münchner Vinzentinerinnen waren allein von Dresden bis Fehertemplom in Serbien viereinhalb Tage unterwegs.[567] Damit bleiben ihnen nur sechs bis acht Tage zur Erholung in der Heimat.

Der Urlaub war zwar durchaus zur Erholung gedacht, er wurde allerdings von den Diakonissenanstalten auch dazu benutzt, die Urlaubsschwester in der heimatlichen Pflege einzusetzen.[568] Manche Schwester beantragte auch Urlaub, um ihrer Familien bei der Ernte zu helfen oder ihre Familienangehörigen zu pflegen.[569]

Den Antrag auf Urlaub stellte das Personal beim Kriegslazarettdirektor, der ihn im Einvernehmen mit den Delegierten bewilligte oder ablehnte.[570] Gründe, den Urlaub nicht zu gewähren, waren ein zu hohes Arbeitsaufkommen oder Urlaubssperre wegen zu erwartenden militärischen Aktionen. Da die Schwestern und Pfleger aus einem Mutterhaus höchstens zu zweit nach Hause durften, hatte der zuständige Arzt die Entscheidung zu treffen, wem er wann Urlaub gewährte, was in den Augen des Pflegepersonals, das zurückstehen sollte, dazu führte, dass sie sich ungerecht behandelt fühlten.[571] Bei plötzlich eingetretenden Militäraktionen wurde bereits beurlaubtes Pflegepersonal auch wieder von zu Hause angefordert. [572]

So groß die Freude über den Urlaub war, so schlimm war die Ernüchterung, wenn sie wieder in der Etappe waren. Wie „ein Traum“ kam er vielen

563 Vgl. hierzu z.B. den Brief einer Schwäbisch Haller Diakonisse vom 10. Oktober 1917. In: ArchDiakHall, 43/95. Vgl. hierzu auch den Brief eines Rot-Kreuz-Pflegers vom 9. Juni 1918. In: Wolfangel (2003), S. 152.

564 Vgl. hierzu z.B. den Brief einer Rot-Kreuz-Schwester vom 4. Juni 1917. In: DTA, 588.

565 Vgl. hierzu den Brief einer Schwäbisch Haller Diakonisse vom 1. Januar 1918. In: ArchDiakHall, 43/47.

566 Vgl. hierzu die Aufzeichnungen von Schwester M. Adelara. In: ZOW, Akten I. Weltkrieg. Anlagen zu Kriegschronik 1914–1918, S. 75.

567 Vgl. hierzu den Brief einer Ordensschwester vom 1. Oktober 1915. In: ArchKBS, Erster Weltkrieg Lazarette Mappe I.

568 Vgl. hierzu z.B. das Schreiben von Pfarrer Bodelschwingh vom 21. Mai 1915. In: Sarepta, 337.

569 Vgl. hierzu z.B. die Briefe von Schwäbisch Haller Diakonissen vom 11. Juli 1915 und 11. Januar 1918. In: ArchDiakHall, 43/41 und 43/95.

570 Vgl. hierzu z.B. den Brief einer Rot-Kreuz-Schwester vom 19. Juni 1917. In: DTA, 588. Vgl. hierzu auch den Lazarettbefehl vom 30. April 1917. In: GLAKa, 69 Badische Schwesternschaft Nr. 33.

571 Vgl. hierzu z.B. den Brief eines Rot-Kreuz-Pflegers vom 9. Juni 1918. In: Wolfangel (2003), S. 152.

572 Vgl. hierzu z.B. die Aufzeichnungen von Schwester M. Adelara. In: ZOW, Akten I. Weltkrieg. Anlagen zu Kriegschronik 1914–1918, S. 102 und 106.

vor, und das Heimweh plagte sie schlimmer als zuvor.[573] Einige Diakonissen wollten daher gar nicht mehr in den Heimaturlaub, weil es zu schlimm für sie war, wieder zurück zu müssen.[574]

Nach der Rückkehr an ihren Bestimmungsort mussten die Pflegenden, wenn viel zu tun war und sie gleich ihre Einteilung erhielten, sofort mit der Arbeit beginnen. Oft bekamen sie aber auch mindestens den Nachmittag,[575] manchmal auch den folgenden Tag nach ihrer Ankunft frei.

Außerhalb der Pflege gab es für die Schwestern und Pfleger in der Regel nur wenig freie Zeit, was sie bedauerten.[576] Sie hatten täglich zwei oder mehrere kurze Kaffee- und eine mehrstündige Mittagspause.

Eine Diakonisse beschrieb einen Samstag, der für das Pflegepersonal beinahe minutiös von ihren militärischen Vorgesetzten verplant war. Um 5.30 Uhr mussten sie aufstehen und um 6 Uhr zum Frühstück erscheinen. Eine viertel Stunde später wurden sie auf ihren Stationen erwartet. Der Mittagstisch war zeitlich versetzt, einer war um 12.30 Uhr und ein zweiter um 13.30. Uhr. Danach war frei bis 16 Uhr. Um 16.30 Uhr nahmen sie auf Station ihren Kaffee und um 19 Uhr bzw. 19.45 Uhr ihr Abendessen ein. Hier hatte bereits die Nachtwache einzutreffen, die ihren Dienst um 20.15 Uhr antrat und bis 10 Uhr den folgenden Tag arbeiten musste. Danach durfte sie schlafen und hatte den ganzen Tag frei. Die Nachtschwester, die sich bereits nach dem Frühstück um 6 Uhr hinlegte, musste am Nachmittag um 16 Uhr wieder auf Station sein.[577] Die Zeiten waren von Lazarett zu Lazarett unterschiedlich geregelt. So hatte eine Ordensschwester von 13.30 bis 15.30 Uhr Mittagspause.[578]

Die täglichen Pausen waren immer sehr willkommen, denn bei der schweren Arbeit war es notwendig, sich zwischendurch auszuruhen und gar nichts zu tun. Manche legten sich in die Sonne oder ruhten in ihrem Zimmer.[579] Eine Ordensschwester gab an, in der kurzen Pause ihre geistigen Übungen zu machen oder zu nähen.[580] In der Nachmittagspause nahmen sie die Gelegenheit wahr, um sich hinzusetzen und einen Kaffee zu trinken. Bei längeren Pausen über zwei oder drei Stunden schliefen manche, andere wurden recht aktiv.

573 Vgl. hierzu z. B. den Brief einer Rot-Kreuz-Schwester vom 4. Oktober 1917. In: DTA, 588. Vgl. hierzu auch die Aufzeichnungen einer weiteren Rot-Kreuz-Schwester. In: DTA, 92/1, S. 28.

574 Vgl. hierzu z. B. den Brief einer Schwäbisch Haller Diakonisse vom 9. April 1915. In: ArchDiakHall, 43/108.

575 Vgl. hierzu z. B. den Brief einer Schwäbisch Haller Diakonisse vom 3. März 1916. In: ArchDiakHall, 43/39.

576 Vgl. hierzu z. B. die Briefe von Schwäbisch Haller Diakonissen vom 31. August 1915 oder 18. Juni 1918. In: ArchDiakHall, 43/53 und 43/47.

577 Vgl. hierzu den Brief einer Schwäbisch Haller Diakonisse vom 19. Mai 1915. In: ArchDiakHall, 43/84.

578 Vgl. hierzu die Aufzeichnungen einer Ordensschwester. In: ArchVPKö, Nr. 04-085.

579 Vgl. hierzu z. B. die Aufzeichnungen von Schwester Rosa Bendit. In: CAHJP, Sammlung Gustav Feldmann, P 32/20, S. 35 f.

580 Vgl. hierzu die Aufzeichnungen einer Ordensschwester. In: ArchVPKö, Nr. 04-085.

Sie gingen baden, spazieren oder machten sogar mit ihrem Arzt in einer Freistunde kurze Ausflüge.[581]

Die kurze Zeit nach Feierabend war den Schwestern und Pflegern sehr wichtig, zumal sie meist in verschiedenen Lazaretten arbeiteten und sich sonst nicht sahen.[582] Hier war es notwendig, mit Kollegen zusammen zu sein, mit denen man sich gut verstand. Sie tranken zusammen Tee und erzählten über ihre Patienten und Ärzte oder das, was sie am Tag erlebt hatten.[583] Wenn eine einzelne Schwester einem Lazarett zugeteilt war, dann blieb sie entweder alleine oder sie wurde von einer Gruppe aufgenommen. Die Ordensschwestern luden häufig die Diakonissen zum Spaziergang und zum Kaffee ein, was diese sehr zu schätzen wussten.[584]

Freie Nachmittage oder ganze freie Tage waren nicht einheitlich geregelt. Manche hatten jede Woche einen freien Nachmittag, andere seltener. Eine Rot-Kreuz-Schwester hatte einen freien Nachmittag in der Woche, sonst bis 15 Uhr Dienst und sonntags ganz frei. Das empfand sie als reichlich freie Zeit.[585] Meistens machte sie Ausflüge, wenn jemand mit ihr gehen konnte und fotografierte die schöne Gegend.

Ansonsten wurde die freie Zeit zum Wäschewaschen, Ausbessern der Wäsche oder zum Strümpfe Stopfen genutzt. Männliches Personal vergnügte sich in Kantinen.[586] Weiterhin gab es zur Zerstreuung Kino, wenn auch scheinbar selten, oder die bereits erwähnten Theateraufführungen, die entweder vom Militär zu bestimmten Anlässen organisiert waren oder vom Trupp selbst.[587] Hier, wie auch bei militärischen Aufführungen, machte sich das Personal in seinen Auftritten gerne den Spaß, ernste Situationen, wie beispielsweise die gefürchtete Visitation durch den Etappenarzt, zu karikieren.[588]

Regelmäßiger waren die Gebets- oder Singstunden. Eine Schwester freute sich auf einen lustigen Lichtbildvortrag über „Max und Moritz“ und ging auch ansonsten gerne zu Vorträgen und Liederabenden, die in ihrem Lazarett veranstaltet wurden.[589] Weiterhin nutzen die Schwestern und Pfleger die freie

581 Vgl. hierzu den Brief einer Schwäbisch Haller Diakonisse vom 14. Februar 1915. In: ArchDiakHall, 43/106.

582 Vgl. hierzu z. B. den Brief einer Schwäbisch Haller Diakonisse vom 10. August 1915. In: ArchDiakHall, 43/39.

583 Vgl. hierzu z. B. den Brief einer Schwäbisch Haller Diakonisse vom Februar 1915. In: ArchDiakHall, 43/53. Vgl. hierzu z. B. auch die Aufzeichnungen von Schwester Rosa Bendit. In: CAHJP, Sammlung Gustav Feldmann, P32/20, S. 40. Vgl. auch die Aufzeichnungen eines Jesuitenfraters. In: ADPSJ, 00/752 t1-2, S. 56 und 71.

584 Vgl. hierzu z. B. den Brief einer Schwäbisch Haller Diakonisse vom 7. Februar 1915. In: ArchDiakHall, 43/40.

585 Vgl. hierzu die Briefe einer Rot-Kreuz-Schwester vom 23. März 1917 und vom 7. März 1917. In: DTA, 588.

586 Vgl. hierzu die Aufzeichnungen eines Rot-Kreuz-Pflegers. In: Wolfangel (2003), S. 16.

587 Vgl. hierzu die Aufzeichnungen eines Jesuitenfraters. In: ADPSJ, 00/752 s3-t3, S. 126 ff.

588 Vgl. hierzu z. B. die Aufzeichnungen von Schwester Rosa Bendit. In: CAHJP, Sammlung Gustav Feldmann, P 32/20, S. 38.

589 Vgl. hierzu z. B. den Brief einer Rot-Kreuz-Schwester vom 8. Mai 1917. In: DTA, 588.

Zeit zum Schwimmen im Fluss oder in einem Schwimmbad, oder sie nahmen Dampfbäder.[590]

Eine wichtige Freizeitbeschäftigung war das Briefeschreiben. Es war ihnen wichtig, zu Hause einen Ansprechpartner zu haben, dem sie sich mitteilen konnten. Manche von ihnen schrieben zeitweise täglich, andere nur ein- bis zweimal im Monat einen Brief oder mindestens eine Grußkarte. Eine Rot-Kreuz-Schwester, die die Briefe als Tagebuch aufheben wollte, schrieb alle paar Tage.[591] Die Briefe durften eine bestimmte Länge nicht überschreiten, da sie durch die Zensur mussten. In ihren Mitteilungen gingen sie auch auf die Sorgen der Mutterhäuser bzw. die Situation in der Heimat ein. Außerdem erzählten sie gerne von ihren Patienten, ihren Kolleginnen, ihren Ärzte, vom Essen und der Unterkunft. Das Leid, das durch den Krieg verursacht war, wurde ebenfalls häufig erwähnt, auch, dass sie gerne mehr erzählen wollten, aber nicht dürften.[592]

Die häufigste Art der Freizeitgestaltung waren Spaziergänge, entweder in der nahen Umgebung oder auch weiter weg, verbunden mit gegenseitigen Besuchen ihrer Kolleginnen in den umliegenden Lazaretten.[593] Dabei schien jeder jeden zu besuchen, und zwar nicht nur die Kolleginnen aus dem eigenen Mutterhaus, sondern auch solche, die man im Lazarett kennengelernt hatte und die dann versetzt wurden.[594] Für ihre Besuche legten sie mitunter lange Strecken zu Fuß zurück. Ein Pfarrer aus der Heimat, der gerade bei seinen Schwestern auf Besuch war und sich einen Wagen beim Stabsarzt auslieh, brauchte für 20 km drei Stunden. Die Schwestern nahmen sich dafür einen Tag Urlaub, versorgten aber morgens noch die Kranken.[595]

Neben den Besuchen von Pfarrern, Priestern oder Oberinnen, die die Schwestern immer sehr freuten, waren die Besichtigungen von Flugplätzen etwas Besonderes. Eine Diakonisse, die sogar das Innere eines Flugzeugs besichtigen durfte, wollte dieses Erlebnis „nie vergessen".[596] Eine Rot-Kreuz-Schwester durfte sogar eine Runde mitfliegen.[597]

590 Vgl. hierzu z. B. die Aufzeichnungen von Schwester Rosa Bendit. In: CAHJP, Sammlung Gustav Feldmann, P 32/20, S. 30. Vgl. hierzu z. B. auch die Aufzeichnungen eines Jesuitenfraters. In: ADPSJ, 00/752 s3-t3, S. 102.

591 Vgl. hierzu das Konvolut einer Rot-Kreuz-Schwester. In: DTA, 588.

592 Vgl. hierzu z. B. den Brief einer Schwäbisch Haller Diakonisse vom 16. Oktober 1918. In: ArchDiakHall, 43/94.

593 Vgl. hierzu z. B. die Aufzeichnungen von Schwester Rosa Bendit. In: CAHJP, Sammlung Gustav Feldmann, P32/20, S. 35 f. Vgl. hierzu z. B. auch den Brief einer Ordensschwester vom 7. Februar 1917. In: ArchKBS, Erster Weltkrieg Lazarette Mappe II.

594 Vgl. hierzu z. B. die Aufzeichnungen von Schwester Rosa Bendit. In: CAHJP, Sammlung Gustav Feldmann, P 32/20, S. 35 f.

595 Vgl. hierzu den Brief einer Schwäbisch Haller Diakonisse vom 26. Juli 1915. In: ArchDiakHall, 43/108.

596 Vgl. hierzu den Brief einer Schwäbisch Haller Diakonisse vom 2. Juni 1915. In: ArchDiakHall, 43/67. Vgl. hierzu auch den Brief einer Ordensschwester vom 28. April 1915. In: ArchASAach, Nr. 4-014.

597 Vgl. hierzu die Aufzeichnungen einer Rot-Kreuz-Schwester. In: DTA, 92/1, S. 29.

Da das Arbeitsaufgebot im Krieg unterschiedlich war, konnte es auch vorkommen, dass die Pflegenden über einen längeren Zeitraum nichts zu tun hatten, weil sie entweder gar keine oder nur sehr wenige Patienten hatten. Bei Lazarettwechsel konnte es passieren, dass die Patienten bereits abtransportiert und neue noch nicht da waren. Auch hier gab es Tage, an denen das Personal sich die Zeit mit Ausruhen, Spaziergängen oder sogar längeren Ausflügen vertrieb und abends bei einem Bier zusammensaß.[598]

Weiterhin war der Besuch von Kirchen bzw. Synagogen sehr wichtig für sie. Man empfing Besuche von Pfarrern, Priestern bzw. Rabbinern.[599] Außerdem fanden Verlobungs- und Kriegshochzeiten statt, von denen aber selten berichtet wurde.[600]

Religiöse Feste, wie Ostern, Weihnachten, Fronleichnam oder weltliche Feste, wie die Geburtstage von Kaiser und Königen oder Jahrestage der Lazarette wurden weitgehend vom Militär organisiert. Das Programm war in den Lazarettbefehlen festgehalten.[601] An Weihnachten erhielt das Personal, wie die Patienten, Geschenke aus der Heimat von seinen Mutterhäusern, seinen Familien oder von der Heimatregierung.[602] Zur Vorbereitung der Weihnachtsfeiern packten die Schwestern Hunderte von kleinen Paketen, bastelten Sternchen und anderen Schmuck, die Leichtkranken sammelten Tannenzweige im Wald, und die Militärverwaltung stellte Tannenbäume in die Zimmer der Kranken.[603] An der offiziellen Feier hielten Ärzte und das geistliche Personal Reden, dann wurde gesungen, der Tannenbaum angezündet und die Pakete verteilt.[604] Im Anschluss fand die Personalweihnachtsfeier statt oder sie gingen gleich in ihre privaten Zimmer. Die Diakonissen zündeten die Kerzen auf ihrem kleinen Bäumchen an, stellten alle Päckchen, die sie von zu Hause erhalten hatten, darunter und saßen einfach beisammen, immer in der Hoffnung, die letzte Kriegsweihnacht zu verbringen.

Geburtstage von Königen und Großherzogen wurden mit einer kleinen Feier begangen oder in Form von Gartenfesten für die Kranken und einer Spende für das Personal. Ein Pfleger und seine Kollegen erhielten einen Wassereimer Bier für das gesamte männliche Personal, das waren 400 Mann, und

598 Vgl. hierzu z. B. die Aufzeichnungen von Schwester Rosa Bendit. In: CAHJP, Sammlung Gustav Feldmann, P 32/20, S. 33.

599 Vgl. hierzu z. B. die Aufzeichnungen von Schwester Rosa Bendit. In: CAHJP, Sammlung Gustav Feldmann, P 32/20, S. 30. Vgl. hierzu z. B. auch den Brief einer Schwäbisch Haller Diakonisse vom 25. März 1916. In: ArchDiakHall, 43/39.

600 Vgl. hierzu den Brief einer Rot-Kreuz-Schwester vom 27. Februar 1917. In: DTA, 588.

601 Vgl. hierzu den Lazarettbefehl vom 25. Januar 1918. In: GLAKa, 69 Badische Schwesternschaft Nr. 33.

602 Vgl. hierzu z. B. die Aufzeichnungen von Schwester M. Adelara. In: Akten I. Weltkrieg. Anlagen zu Kriegschronik 1914–1918, S. 87.

603 Vgl. hierzu z. B. den Brief einer Schwäbisch Haller Diakonisse vom 9. Dezember 1915. In: ArchDiakHall, 43/39.

604 Vgl. hierzu z. B. den Brief einer Rot-Kreuz-Schwester vom 3. Januar 1917. In: DTA, 588.

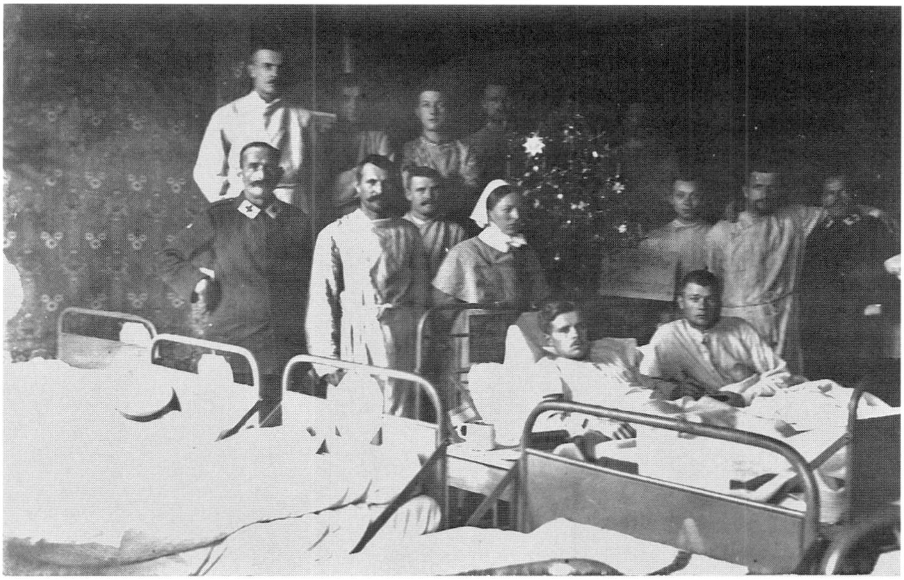

Quelle: Diakarchiv Schwäbisch Hall. Weihnachten 1915 in Dun an der Maas, Frankreich

10 Mark für die 80 freiwilligen Pfleger. Das Glas Bier kostete 25 Pfennig, so dass für jeden, nach Rechnung des Pflegers, nur ein Gläschen blieb.[605]

An den Geburtstagen der Kaiser, d.h. des deutschen oder den österreichischen, den das Personal im Osten mitfeierte, war das Programm umfangreicher mit Kirchgang und Festreden ausgestaltet. Die Betten und Häuser waren mit Fähnchen geschmückt, es gab Festessen für jedermann und reichlich Bier.[606] Ebenfalls aufregend waren die Besuche vom Kaiser. Einige Schwestern sahen ihn aus nächster Nähe und wurden ihm vom Delegierten sogar vorgestellt.[607] Eine kleine Gruppe von Franziskanerinnen stahl sich morgens auf den Marktplatz, wo der Kaiser zu einer unbestimmten Zeit erscheinen sollte und wartete geduldig auf sein Kommen. Eine Schwester von ihnen blieb mit den Jesuitenfratres auf der Station, für den Fall, dass der Professor Visite machen wollte.[608]

605 Vgl. hierzu den Brief eines Rot-Kreuz-Pflegers vom 26. Mai 1915. In: Wolfangel (2003), S. 31. Vgl. hierzu z.B. auch den Brief einer Schwäbisch Haller Diakonisse vom 26. Dezember 1917. In: ArchDiakHall, 43/60.

606 Vgl. hierzu den Brief eines Rot-Kreuz-Pflegers vom 31. Januar 1916. In: Wolfangel, (2003), S. 53f. Vgl. hierzu z.B. auch die Aufzeichnungen von Schwester Rosa Bendit. In: CAHJP, Sammlung Gustav Feldmann, P32/20, S. 38. Vgl. z.B. auch den Brief einer Rot-Kreuz-Schwester vom 25. Januar 1917 und vom 29. Januar 1917. In: DTA, 588.

607 Vgl. hierzu den Brief einer Rot-Kreuz-Schwester vom 13. August 1917. In: GLAKa, 69 Badische Schwesternschaft Nr. 32.

608 Vgl. hierzu den Brief einer Ordensschwester vom 24. März 1915. In: ArchASAach, Nr. 2–014.

Weiterhin wurden vom Militär Gartenfeste ohne besonderen Anlass und Sportwettkämpfe organisiert. Ärzte, Schwestern und Mannschaften waren hierzu willkommen.[609]

Das Pflegepersonal feierte auch die eigenen Geburtstage. Die Kolleginnen richteten dem Geburtstagskind ein Tischchen, auf das sie die Gaben und Kartengrüße stellten und sangen ein Lied.[610]

Einschränkungen in der Freizeitgestaltung waren entweder wetter- oder kriegsbedingt. Beispielsweise konnte der Regen die ohnehin zerstörten Straßen derart aufweichen, dass sie nicht fortkonnten, ohne bis zu den Knöcheln im Schlamm zu versinken.[611] Weiterhin waren das unterschiedliche Arbeitsaufkommen sowie militärische Vorschriften entscheidend. Bei Fliegergefahr musste das Licht zeitig gelöscht werden, so dass manche bereits ab 20 Uhr im Dunkeln saßen.[612] Selbst wenn sie noch munter waren, blieb ihnen nichts anderes übrig, als sich schlafen zu legen.[613]

Für alle Spaziergänge und besonders für die Ausflüge brauchte das Pflegepersonal die Genehmigung seines Arztes.[614] Während die Schwestern angaben, damit keine Schwierigkeiten zu haben, da die Ärzte ihnen sogar den Aufenthalt an der frischen Luft verordneten,[615] fanden es die Pfleger lästig, sich die Genehmigung holen zu müssen und entschieden sich daher in manchen Fällen fürs Ausruhen im Quartier.[616]

Die Freizeit hatte einen hohen Stellenwert beim Pflegepersonal. Den Jesuitenfratres boten ihre Bunten Abende die Möglichkeit, abzuschalten und zu lachen. Sie nannten sie einen „Beitrag zur Trupppsychose“, die sich in Überreizung ihrer Nerven äußerte. Die Auswirkungen einer „Psychose“ wurden nicht näher beschrieben, sondern nur die Gründe dafür. Sie gaben an, bei Offensiven wochenlang ohne Pausen von morgens bis abends psychisch wie physisch schwerer Arbeit ausgesetzt zu sein. Dazu kam der Ärger auf Stationen oder in den Quartieren, zudem stellten sich Krankheiten ein, und ab 1918 kam die schlechte Ernährungslage dazu. Verhasst war ihnen der tägliche schwerverdauliche „Drahtverhau“. Gleichzeitig wurde ihnen die Pflege, die

609 Vgl. hierzu den Lazarettbefehl vom 22. Juni 1918. In: GLAKa, 69 Badische Schwesternschaft Nr. 33.

610 Vgl. hierzu z. B. die Aufzeichnungen von Schwester Rosa Bendit. In: CAHJP, Sammlung Gustav Feldmann, P32/20, S. 31.

611 Vgl. hierzu z. B. die Aufzeichnungen von Schwester Rosa Bendit. In: CAHJP, Sammlung Gustav Feldmann, P 32/20, S. 30.

612 Vgl. hierzu z. B. den Brief einer Schwäbisch Haller Diakonisse vom 26. Februar 1915. In: ArchDiakHall, 43/61.

613 Vgl. hierzu z. B. den Brief einer Rot-Kreuz-Schwester vom 11. April 1918. In: DTA, 588. Vgl. auch die Aufzeichnungen von Schwester Rosa Bendit. In: CAHJP, Sammlung Gustav Feldmann, P 32/20, S. 33.

614 Vgl. hierzu die Briefe einer Rot-Kreuz-Schwester vom 23. März 1917 und vom 7. März 1917. In: DTA, 588.

615 Vgl. hierzu z. B. die Aufzeichnungen von Schwester M. Adelara. In: ZOW, Akten I. Weltkrieg. Anlagen zu Kriegschronik 1914–1918, S. 77.

616 Vgl. hierzu den Brief eines Rot-Kreuz-Pflegers vom 7. April 1918. In: Wolfangel (2003), S. 142f.

ihnen keine Abwechslung mehr bot, weil es jeden Tag dieselbe Arbeit war, langweilig. Nach ihren Angaben wunderten sich sogar Fachpsychologen darüber, dass die Fratres an ihren gemütlichen Abenden wie auf Kommando ausgelassen lachen und ihre Nerven entspannen konnten. Nach solchen Auszeiten gingen sie wieder mit mehr Freude an ihre Arbeit.[617]

Auch die Schwestern, die immer angaben, Arbeit haben zu wollen, fanden Auszeiten von der harten Pflegetätigkeit notwendig. Das wurde besonders in den Berichten aus den Erholungsheimen deutlich. Auch die aufopferungsvollsten Schwestern genossen es, einmal nichts zu tun, die Natur zu genießen und sich verwöhnen zu lassen. [618]

617 Vgl. hierzu die Aufzeichnungen eines Jesuitenfraters. In: ADPSJ, 00/752 s3-t3, S. 126ff.

618 Vgl. hierzu z.B. die Briefe einer Ordensschwester vom Mai 1918 und 20. Mai 1918. In: ArchClemensMü, Kriegsaufzeichnungen der Schwestern von den Seuchenlazaretten u.a. Vouzier sowie Ost- und Westfront.

5. Soziale Absicherung für das Pflegepersonal

5.1 Gehalt und Versorgung während des Krieges

5.1.1 Etappe

Nach der Besoldungsvorschrift von 1910 war das Etappenpersonal der freiwilligen Krankenpflege, wozu auch das Begleitpersonal in den Lazarettzügen gehörte,[1] „zum Empfang einer fortlaufenden Geldabfindung – Löhnung – berechtigt“[2]. Für die Krankenpflegerinnen war ein monatliches Gehalt von 30 Mark geplant, das am 19. September 1914 auf 33,50, im Dezember 1917 auf 50 Mark, im Januar 1918 für alle Schwestern auf 60 Mark und zuletzt am 21. September 1918 auf bis zu 135 Mark als „Mittel zum Durchhalten“[3] angehoben wurde.[4] Die Höhe der Löhnung richtete sich nach dem Dienstgrad des Etappenpersonals,[5] und, ab September 1918, zusätzlich nach den in der Etappe verbrachten Dienstjahren. Das Anfangsgehalt einer Krankenschwester betrug in den letzten drei Kriegsmonaten 75 Mark. Wenn sie bereits im zweiten Dienstjahr war, erhielt sie 90, im dritten 111 und im vierten Dienstjahr 135 Mark im Monat.[6] Voraussetzung für eine Eingruppierung in höhere Löhnungsätze war eine „nach dem Urteil der Chefärzte und zuständigen Delegierten“ zufriedenstellende Leistung und Führung.[7] Das höchste Gehalt

1 Vgl. das Schreiben des preußischen Kriegsministeriums vom 23. August 1914. In: HStArchSt, M 1/8 Bü 165.

2 Vgl die „Bestimmungen über die Besoldung des im Etappengebiet Verwendung findenden Personals der freiwilligen Krankenpflege.“ In: Kriegs-Besoldungs-Vorschrift (1904), S. 231.

3 Vgl. hierzu den Zeitungsartikel über die „Freiwillige Krankenpflege“. In: ZarchSpey, Nr. 622. Ohne Datum.

4 Vgl. hierzu die Angaben aus der Besoldungsvorschrift von 1910 mit den Änderungen vom 19. September 1914. Die Löhnung des Zugführers erhöhte sich von 57 auf 63 Mark; die des Zugführer-Stellvertreters von 49,50 auf 57 Mark; die des Sektionsführers von 36 auf 40 Mark; die der Krankenschwester von 30 auf 33,30 Mark und die der Krankenpfleger, Krankenträger, Kaufmänner, Schreiber, Diener, Köche, Köchinnen von 21 auf 23,40 Mark monatlich. In: Bestimmungen (1910), S. 245. Vgl. auch die „Änderung der Anlage 1 zum Anhang der Kriegs-Besoldungs-Vorschrift vom 19. September 1914.“ In: HStArchSt, M 1/8 Nr. 256. Zur Erhöhung auf 50 Mark im Dezember 1917 vgl. das Armee-Verordnungsblatt 1917 Nr. 01 und 02. In: ArchMalt 266 269. Weiterhin ist für die Etappenschwestern eine Erhöhung auf 60 Mark aus einem Schreiben von der Präsidentin des Badischen Frauenvereins vom 31. Januar 1918 bekannt. Von einer Staffelung nach Dienstjahren wird noch nicht gesprochen. In: GLAKa, 69 Badische Schwesternschaft Nr. 33. Zum Vergleich: Ein Assistenzarzt in der Heimat verdiente 1915 280 Mark monatlich. In: HStArchSt, M 1/8 Bü 217.

5 Kriegs-Besoldungs-Vorschrift (1904), S. 233.

6 Vgl. hierzu die „Löhnungsliste der Etappenschwestern“. In: ArchKBS, Erster Weltkrieg Lazarette Mappe I. Ohne Datum. Vgl. hierzu auch das Gehalt eines Oberstabsarztes, für ihn waren 865 Mark geplant, ein Oberarzt erhielt 300 Mark. In: Kriegs-Besoldungs-Vorschrift vom 29. Dezember 1887. Nachdruck 1914. Anlage 14, S. 193.

7 Vgl. hierzu das Schreiben zur „Einkommensverbesserung des weibl. Personals der freiwilligen Krankenpflege im Kriege vom 27. September 1918. In: ArchDiakN, G II 9.

erhielten die Zugführer, die Zugführer-Stellvertreter und die Sektionsführer.[8] Am wenigsten verdienten die männlichen Krankenpfleger, die Krankenträger, Kaufmänner, Diener, Köchinnen und Köche.[9] Ihr Lohn wurde von 21 Mark im dritten Kriegsjahr auf gerade 23,40 Mark erhöht. Das Bayerische Landeskomitee für freiwillige Krankenpflege im Kriege gewährte daher den Krankenpflegern und solchen Köchinnen, welche keine Schwesternlöhnung bezogen, [10] eine „Feldzulage" von 9 Mark monatlich.[11] Der Lohn eines Militärkrankenwärters lag nach der Kriegs-Besoldungs-Vorschrift von 1887 zwischen 21 und 36 Mark.[12]

Für die Krankenschwestern war das Gehalt in der Etappe, soweit es sich für den Badischen Frauenverein sagen lässt, höher als das der der zivil-beschäftigten Schwestern in der Heimat,[13] jedoch niedriger als das der Düsseldorfer Rot-Kreuz-Schwestern.[14] Möglicherweise wurde zur Festlegung des Militärgehalts ein Durchschnittswert errechnet. Die männlichen freiwilligen Krankenpfleger kamen aus den verschiedensten Berufen und verdienten im zivilen Leben meist mehr als eine Vollschwester. Allerdings bekamen auch diejenigen Pfleger, die im zivilen Beruf bereits Wärter oder Krankenpfleger waren, in den zivilen Einrichtungen der Heimat mehr, als ihnen als Angestellte der Heeresverwaltung zugestanden wurde.[15] Auch unter den Hilfs-

8 Die Positionen waren ausschließlich von Männern besetzt. Sie leiteten den Trupp bzw. die Sektion innerhalb eines Trupps.

9 Kriegs-Besoldungs-Vorschrift (1904), S. 231.

10 Vgl. hierzu das Schreiben des preußischen Kriegsministeriums vom 2. November 1915. Demnach erhielten Köchinnen mit höherer Ausbildung ab 1. November1915 eine Schwesternlöhnung. In: HStArchSt, M 1/8 Bü 168.

11 Vgl. hierzu das Informationsschreiben des Bayerischen Landeskomitees für freiwillige Krankenpflege im Kriege vom 17. Juli 1917 „An die einschlägigen Dienststellen". In: LASpeyer, T6 Nr. 108.

12 Vgl. die „Kriegs-Besoldungs-Liquidation" in Anlage 14 der Kriegs-Besoldungs-Vorschrift vom 29. Dezember 1887, S. 194.

13 Vgl. z. B. die allgemeine Aussage der Präsidentin des Badischen Frauenvereins vom 31. Januar 1918 an alle Schwestern im Etappengebiet. Hier heißt es wörtlich: „Es verbleiben hiernach jeder Schwester noch jährlich 600 M ohne einen Abzug für den Pensionsfond, mithin mehr als den ältesten Schwestern im Heimatgebiet[...]" In: GLAKa, 69 Badische Schwesternschaft Nr. 33.

14 Anja Faber beschäftigt sich in ihrer Dissertation „Pflegealltag im stationären Bereich von 1880 bis 1930" unter anderem mit den Gehältern der Rot-Kreuz-Schwesternschaften in Karlsruhe und Düsseldorf. Die Arbeit wird voraussichtlich im Jahr 2013 erscheinen.

15 Zum Verdienst der männlichen Pfleger siehe ein „Verzeichnis der dem internen Begleitzug 3 in Homburg (Pfalz) angehörenden Mitglieder der freiw. Sanitätskolonne Homburg (Pfalz)". Aufgeführt ist eine Liste der Tageslöhne unter anderem von einem Krankenpfleger mit 3,50 Mark, genausoviel erhielt ein Fabrikarbeiter. Zum Vergleich: Ein Gipsermeister bekam 6 Mark. In: LASpeyer, T6 Nr. 111. Vgl. auch die Untersuchung zur Geschichte der Sanitätskolonnen. Während einer Tagung ihrer Führer und Ärzte wurde eine Gehaltserhöhung der männlichen Pfleger angeregt, um den Beruf für Männer attraktiver zu machen, da für einen künftigen Krieg männliche Pflegekräfte gebraucht würden. In: Riesenberger (2002), S. 154.

dienstpflichtigen verdienten diejenigen, die sich für die Krankenpflege meldeten, am wenigsten.[16]

Neben dem Gehalt erhielt das Etappenpersonal, wie in der Heimat auch, freie Station, d.h. Unterkunft und Verpflegung. Außerdem stand ihnen freie Bahnfahrten der Klasse II in die Etappe bzw. bei Urlaubsfahrten in die Heimat zu.[17] Zudem durften sie Brief- und Paketsendungen portofrei verschicken. Zusätzlich stand ihnen kostenfrei „Bekleidung, Ausrüstung und Schuhzeug" zu, das vom Roten Kreuz, den Ritterorden und der Heeresverwaltung gestellt wurde.[18] Weiterhin war die ärztliche Behandlung im Krankheitsfall, die die Untersuchung, Medikamente und den Lazarettaufenthalt beinhaltete, frei. Das setzte voraus, dass sich das Personal in militärärztliche Dienste begeben musste. Zivilärztliche Behandlung wurde vom Militär nicht übernommen. Im Krankheitsfall erhielten sie, wie erwähnt, Krankengeld bis zur 26. Woche. Danach konnten sie eine Invaliditätsrente beantragen. Die Bemessungsgrundlage des Krankengeldes wurde im Einzelfall ermittelt.[19] Nur im Urlaub bezogen sie den vollen Lohn.[20] Außderdem war das Etappenpersonal von der Beitragspflicht in der Angestelltenversicherung bei vollem Versicherungsschutz befreit.[21] Für die spätere Rente wurden die Kriegsjahre doppelt angerechnet.[22] Sofern die Schwestern oder Krankenpfleger nicht in einen Pensionsfond beim heimatlichen Arbeitgeber einzahlten,[23] war das Gehalt von anfänglich 33,30 Mark mit Ausnahme des konfessionellen Krankenpflegepersonals frei verfügbares Geld für die Schwestern.

Inwieweit die Löhnung ausreichte, war abhängig von der Teuerung, dem Kriegsjahr und Einsatzort. In den eroberten Gebieten wurde „requiriert", was

16 Vgl. hierzu das Schreiben des württembergischen Kriegsministeriums betreffs „Freiwillige Meldung Hilfsdienstpflichtiger für den Dienst in der freiwilligen Krankenpflege", Punkt 5, Gebührnisse in der Etappe. Ohne Datum. Hier heißt es, dass nach den Zulagen „das Gesamteinkommen, wenn überhaupt, doch nur unwesentlich hinter dem der übrigen Hilfsdienstpflichtigen zurücksteht". In: HStArchSt, M 1/8 Bü 280.

17 Vgl. hierzu „Auszug aus den Bestimmungen über die Benützung der Eisenbahn durch Angehörige der freiwilligen Krankenpflege." Ohne Datum. In: GLAKa, 69, Badische Schwesternschaft Nr. 30.

18 Vgl. hierzu das Schreiben des stellvertretenden Militärinspekteurs der freiwilligen Krankenpflege in Berlin an die Herrn Territorialdelegierten, Zentralkomitee und Ritterorden vom 30. März 1918. In: GLA, 456 F 118 Nr. 773.

19 Vgl. hierzu das Schreiben des preußischen Kriegsministeriums vom 10. November 1916. In: HStArchSt, M 1/8 Bü 171.

20 Kriegs-Besoldungs-Vorschrift (1904), S. 234.

21 Vgl. hierzu ein Informationsschreiben zur Angestelltenversicherung vom 16. November 1916 mit einem „Merkblatt über die Versicherungspflicht der Krankenschwestern unter Berücksichtigung der Bundesratsverordnung vom 26. August 1915. In: GLAKa, 456 F 118 Nr. 66.

22 Vgl. hierzu das Schreiben der Präsidentin der Badischen Schwesternschaft an die Etappenschwestern vom 31. Januar 1918. In: GLAKa, 69 Badische Schwesternschaft Nr. 33.

23 Vgl. hierzu das Schreiben der Präsidentin der Badischen Schwesternschaft an die Etappenschwestern vom 31. Januar 1918. Die Etappenschwestern hatten für den Pensionsfond 10 Mark monatlich an den Badischen Frauenverein abzuliefern. In: GLAKa, 69 Badische Schwesternschaft Nr. 33.

gebraucht wurde. In den österreichisch-ungarischen Gebieten musste alles Nötige gegen Geld gekauft werden, weshalb besonders das im Osten stationierte Personal einen höheren Geldbedarf hatte.[24] Wieder anders waren die Verhältnisse, wenn das Personal an die Lazarette verbündeter Staaten abgegeben worden war. Eine Rot-Kreuz-Schwester beispielsweise verdiente in der türkischen Etappe zwischen 50 und 210 Mark, einschließlich des „Beköstigungsgeldes", d.h. sie war Selbstversorgerin. Da das Gehalt ihren Angaben nach nicht den Preissteigerungen angepasst wurde, kam sie damit leidlich bis gar nicht zurecht.[25]

Aber auch dann, wenn dem Personal völlig freie Station zustand, es also komplett vom Kriegslazarett versorgt wurde, brauchten es Geld für Verpflegung, denn diese war je nach Situation unzureichend, nachdem das Militär mit der Versorgung eines Millionenheeres in den besetzten Gebieten überfordert war. Über die Preise für die Dinge des alltäglichen Bedarfs, wie Eier, Brot, auch Bier, Wein, Zigaretten, Wäsche, Schreibmaterial, Petroleum, Kohle oder Kerzen machten die Schwestern und Krankenpfleger zwar genaue Angaben,[26] die waren jedoch je nach Einsatzort und Teuerung unterschiedlich, so dass sich kein gemeinsamer Nenner dafür finden lässt, was das Leben in der Etappe kostete und ob das Gehalt allgemein ausreichend war. Die Diakonissen und katholischen Ordensschwestern jedenfalls schickten ihr Gehalt abzüglich des Taschengeldes nach Hause an ihre Dienststellen[27] und kamen

24 Vgl. z.B. die Angaben in dem Brief einer Ordensschwester aus Fehertemplom (Österreich-Ungarn) vom 4. Oktober 1915. Hier heißt es wörtlich: „Die Lebensmittel sind sehr teuer, jetzt kann man nicht mehr requirieren, wie in Frankreich, jetzt heißt es zahlen." In: ArchKBS, Erster Weltkrieg Lazarette Mappe II.

25 Vgl. hierzu z.B. die Angaben in den Briefen einer Rot-Kreuz-Schwester in der türkischen Etappe vom 2. Februar 1917, 18. März 1917, 7. April 1917, 24. November 1917 und 21. Juni 1918. Sie erhielt zunächst 75 Mark, dann 50 Mark im Februar 1917 bei kostenpflichtiger Versorgung im Krankheitsfall als Angestellte beim deutschen Heer. Mit dem Übertritt in „türkische Dienste" erhielt sie 180 DM, damit musste sie sich selbst verpflegen, die Unterkunft wurde gestellt. Da sie alles zu Friedenpreisen kaufen konnte, kam sie damit zurecht. Im April 1917 erhielt sie 210 Mark mit Verpflegungsgeld und freier Station, d.h. Heizung, Licht, freie Wohnung, Seife und heißes Wasser wurden ihr gestellt. Im November 1917 reichte ihr dieses Geld nicht mehr, da das Gehalt nicht an die Teuerungsrate gebunden war. Im Juni 1918 erhielt sie, inzwischen in Anebta, ca. 120 Mark in Gold. In: DTA, 588.

26 Vgl. z.B. den Brief eines Jesuitenfraters aus Kevevara im heutigen Serbien am 29. Dezember 1915. Der Frater erzielt von seiner Pater 100 Mark für Weihnachtseinkäufe. Er kaufte davon zehn Kuchen aus feinem Mehl, zehn Kilo Wurst, zwei Dosen Bonbons, vier Flaschen Süßwein, ein paar Ansichtskarten von Kevevara und eine Hülse für Streichhölzchen. In: ADPSJ, 00/752 c.

27 Vgl. hierzu die Verordnung Pfarrer Bodelschwinghs in einem Rundschreiben vom 31. Dezember 1914. Er stellte jeder Etappenschwester 10 M für die Reise zur Verfügung, zudem das „gewöhnliche" Taschengeld und schließlich einen Betrag, den die leitende Schwester für weitere Wünsche verwahrte. In: Sarepta, 337. Vgl. hierzu auch das Schreiben des evangelischen Diakonievereins Zehlendorf vom August 1914. Hier heißt es, dass für die Schwestern „Kriegslöhnung" beim Kaiserlichen Kommissar beantragt worden sei.

weitgehend damit zurecht. Allerdings wurden sie auch von ihren Mutterhäusern mit den nötigsten Dingen versorgt, die sie nicht in der Etappe erwerben konnten.

In den Besoldungsbestimmungen für das Etappenpflegepersonal von 1910 waren die Gehälter für Laborantinnen noch nicht berücksichtigt. Um die entstandenen Unklarheiten über ihre Eingruppierung zu beseitigen, teilte das Kriegsministerium in Berlin Anfang 1915 mit, dass „die in das Etappengebiet entsandten Laborantinnen" zum Pflegepersonal gehörten und in der Besoldungsgruppe der Krankenpflegerinnen entlohnt werden sollten.[28] Im selben Jahr beschloss das preußische Kriegsministerium eine Anhebung ihres Gehalts auf 75 Mark ab dem 1. September 1915.[29] Die teure Ausbildung, die die Anwärterinnen selbst bezahlten, rechtfertigte nach Meinung des Kriegsministeriums diese Zulage. Im November 1915 erfuhren auch die „Köchinnen des Etappenpersonals mit höherer Ausbildung" eine Höhergruppierung in die Gehaltsklasse der Krankenpflegerinnen. [30]

5.1.2 Heimat

Die Dienstverhältnisse des Pflegepersonals in den Heimatlazaretten „bezüglich Wäsche, Krankenbehandlung und Vergütung" wurden in der Friedens-Sanitäts-Ordnung geregelt.[31] Diese sah ein monatliches Gehalt für die Schwestern im Heimatgebiet allerdings noch nicht vor.[32] Das Gehalt, das erst im September 1914 auf 30 Mark festgesetzt wurde,[33] stand nur den Vollschwestern zu. Als schon im ersten Kriegshalbjahr auch die Schwestern aus den Reservelazaretten in den Etappen gebraucht wurden, rückten Hilfs-

Sollten die Schwestern jedoch weiter gelöhnt werden, käme das Geld dem Verein für die Vertretungskosten der Reserveschwestern zugute. In: ArchDiakZehlen, H 369.

28 Vgl. hierzu das Schreiben des preußischen Kriegsministeriums an das Kriegsministerium in Stuttgart vom 28. Februar 1915. In: HStArchSt, M 1/8 Bü 166.

29 Vgl. hierzu das Schreiben des preußischen Kriegsministeriums vom 1. November 1915, wonach „bakteriologisch und im Röntgenwesen tätigen Laborantinnen [...] mit Rücksicht auf ihre wissenschaftlich und oft kostspielige Vorbildung" eine Zulage erhalten sollen. In: HStArchSt, M 1/8 Bü 168.

30 Vgl. hierzu das Schreiben des preußischen Kriegsministeriums vom 2. November 1915. In: HStArchSt, M 1/8 Bü 168.

31 Vgl. hierzu den Hinweis in der Dienstanweisung des württembergischen Territorialdelegierten vom 5. März 1917. In: HStArchSt, M 1/8 Bü 172.

32 Vgl. hierzu das Schreiben des Kaiserlichen Kommissars an den evangelischen Diakonieverein Zehlendorf vom 4. Januar 1913. Hier heißt es ausdrücklich, dass nur das Etappenpersonal „vom Fiskus entlöhnt wird". Das im Heimatgebiet verwendete Personal hätte der Verein unentgeltlich zur Verfügung zu stellen. Er könne sich aber in den entsprechenden Einrichtungen, in denen die Schwestern arbeiten, Unterstützung einholen. In: ArchDiakZehlen, H 369.

33 Vgl. hierzu die „Richtlinien für die Bemessung des etatsmäßigen weiblichen Pflegepersonals sowie der Zahl der ihm zur Unterstützung beizugebenden Helferinnen vom Roten Kreuz." Vom 25. September 1914. In: HStArchSt, M 1/8 Bü 165.

schwestern in Vollschwesternstellen auf, die bereits 1914 auf Beschluss des preußischen Kriegsministeriums wie Vollschwestern zu entlohnen waren. Grundsätzlich sollte den Hilfsschwestern und Helferinnen nach dem „Charakter der Freiwilligkeit“ kein Lohn zustehen.[34]

Im März 1915 schließlich gab das Zentral-Comitee des Preußischen Landesvereins vom Roten Kreuz zusammen mit dem Hauptvorstand des Vaterländischen Frauenvereins neue Bestimmungen hinsichtlich der „Gebührnisse“ heraus, die sowohl für die Schwestern in den Heimatlazaretten als auch für die Hilfsschwestern in Vollschwesterstellen eine „staatliche Vergütung“ von 33, 30 Mark vorsahen.[35] Damit war das Gehalt der Vollschwestern dem in der Etappe für kurze Zeit angeglichen. Eine nochmalige Anhebung erfolgte 1917 auf Beschluss des Reichsministeriums auf 45 Mark monatlich bei freier Station und beitragsfreier Aufnahme in die Invaliden- und Krankenversicherung, [36] während die Schwestern in den Etappen, wie erwähnt, 50 Mark erhielten. Mit der letzten Gehaltserhöhung im September 1918 bekamen sie bis zu 120 Mark, die Schwestern in den Etappen bis zu 135 Mark.[37] Da auch die Helferinnen in Vollschwesternstellen aufrücken mussten, beschloss im Sommer 1915 das Württembergische Sanitätsamt, auch diejenigen Helferinnen, die sich in Vollschwesternstellen befanden, wie Vollschwestern zu behandeln.[38] Während die Gehälter der Vollschwestern von der Heeresverwaltung bereit gestellt wurden, lagen die Zuwendungen der Hilfsschwestern und Helferinnen in diesen Positionen in der Verantwortung der Einrichtungen, für die sie arbeiteten. Auf Geld oder sonstige Unterstützung aus staatlichen Mitteln hatten Hilfsschwestern und Helferinnen keinen Anspruch.[39] Von Anfang an wurde vor allem

34 Vgl. das Schreiben des preußischen Kriegsministeriums vom 4. Dezember 1914 bezüglich „Gebührnisse des weiblichen Pflegepersonals in Reservelazaretten“. In: HStArchSt, M 1/8 Bü 167.

35 Vgl. hierzu die am 10. März 1915 vom Central-Komitee des Preußischen Landesvereins vom Roten Kreuz und vom Hauptvorstand des Vaterländischen Frauen-Vereins herausgegebene „Zusammenfasssung der für den Kriegszustand von jetzt an gültigen Bestimmungen über Ausbildung, Verwendung und Gebührnisse sowie Diensttracht der Helferinnen, Hilfsschwestern und Schwestern vom Roten Kreuz. In: HStArchSt, M 1/8 Bü 167.

36 Vgl. das „Merkblatt für die in den Reservelazaretten des Heimatgebiets tätigen Schwestern, Hilfsschwestern, Kriegshilfsschwestern“ vom 12. März 1918 mit Bezugnahme auf die Bestimmungen vom 27. Dezember 1917. In: GLAKa, 456 F 118 Nr. 61. Vgl. hierzu auch das Schreiben des Reichsministers vom 26. Februar 1920. Eine Schwester in der freiwilligen Krankenpflege erhielt, wenn sie seit 1915 in militärischen Diensten war, ein Höchstgehalt von 42,50 Mark monatlich. In: HStArchSt, M 1/8 Bü 176. Vgl. hierzu auch das Schreiben der stellvertretenden Intendantur des Ersten bayerischen Armeekommandos vom 22. März 1917. Hiernach erhielten auch Ordensschwestern in Vollschwesternstellen in den Reservelazaretten „nur“ 33,30 Mark bei freier Unterkunft und Verpflegung von der Militärverwaltung. In: BayHStArchMü, MKr 10606.

37 Vgl. hierzu den Zeitungsartikel von 1918. In: ZarcheKSpey, Nr. 622. Ohne Datum.

38 Vgl. das Schreiben des Sanitätsamts in Stuttgart vom 16. Juni 1915. In: HStArchSt, M 1/8 Bü 167.

39 Vgl. hierzu z.B. eine Aktennotiz vom 6. Februar 1915 von Pfarrer Bodelschwingh. Er vermerkte, dass das Rote Kreuz keinerlei Vergütung an das Diakonissenhaus bezahlen

von den Helferinnen erwartet, dass sie unentgeltlich ihren Dienst taten.[40] Für das Rote Kreuz und die religiösen Einrichtungen bedeutete das, dass sie denjenigen, die nicht in der Nähe wohnten, oder bedürftig waren, Unterkunft und Verpflegung stellen mussten. Einige Helferinnen erhielten auch ein Gehalt durch die Ritterorden[41] oder von den religiösen Einrichtungen selbst.[42] Das war jedoch freiwillig.

5.2 Situation und Versorgung nach Kriegsende

Wie viele Schwestern, Hilfsschwestern, Helferinnen und Krankenpfleger am Ende des Krieges aus der Etappe auf den heimatlichen Arbeitsmarkt zurückströmten, lässt sich nicht mehr bestimmen, da alle auffindbaren Zahlen die Gesamtsumme des Pflegepersonals, einschließlich des Ersatzes, darstellen. Es ist allerdings von einigen zehntausend Frauen und Männern auszugehen, die ab November 1918 nach und nach wieder ihre Beschäftigung in der Heimat suchten, wobei die wenigsten männlichen Pfleger im bürgerlichen Leben einem Krankenpflegeberuf nachgingen und somit nicht auf den Arbeitsmarkt der Pflegeberufe drängten. Im Gegensatz zu dem tatsächlich bestehenden Überangebot an Ärzten,[43] schien die erwartete Überzahl an Pflegepersonal zumindest teilweise ausgeblieben zu sein. Die wohl allgemein interessierende Frage, „wohin mit den aus der Etappe, aus Lazarettzügen und Vereinslazaret-

würde. Es würde erwartet, dass die Diakonie für die Beköstigung der Helferinnen aufkam. In: Sarepta, 338.

40 Vgl. dazu Punkt 5. „Helferinnen vom Roten Kreuz werden unentgeltlich betätigt" in den „Richtlinien für die Bemessung des etatmäßigen weiblichen Pflegepersonals [...]" vom 25. September 1914. In: HStArchSt, M 1/8 Bü 165. Vgl. außerdem das Schreiben des preußischen Kriegsministeriums vom 2. November 1914. Hier heißt es nochmals: „Hilfsschwestern und Helferinnen [...] werden unentgeltlich betätigt. Soweit möglich, kann jedoch die Verabreichung der Beköstigung gegen Bezahlung erfolgen." In: HStArchSt, M1/8 Bü 165.

41 Vgl. hierzu die Schreiben der Oberin der Armen Dienstmägde Jesu Christi und das Antwortschreiben des Malteserpräsidenten vom 27. November 1914 und vom 14. Dezember 1914. In: ADJC, Kriegskrankenpflege Verhandlungen 1898–1914.

42 Vgl. hierzu das Schreiben des preußischen Kriegsministeriums an alle königlichen Kriegsministerien vom 2. November 1914. Hier wird darauf hingewiesen, dass Verpflegungskosten nicht erstattet werden können. In: HStArchSt, M 1/8 Bü 165. Vgl. auch eine Aktennotiz vom 6. Februar1915 von Pfarrer Bodelschwingh. Demnach kam das Rote Kreuz nicht für die Beköstigung der Helferinnen auf. In: Sarepta, 338.

43 Der erhöhte Bedarf an Ärzten während des Krieges hatte in der Nachkriegszeit eine Vermehrung von Ärzten zur Folge. Unklar ist, wie hoch der Ärzteüberschuss war, doch trug er, neben anderen Gründen, dazu bei, den Konkurrenzkampf, wie etwa die um Kassenzulassung, zu schüren. In: Wolff (1997), S. 106f. Vgl. hierzu auch die Angaben eines zeitgenössischen, ehemaligen Krankenpflegers vom 8. Mai 1966. Hier heißt es wörtlich: „[...] Im November 1918 begann ich in Tübingen mit dem Medizinstudium [...]. Doch die politische Entwicklung machte einen Strich durch meine Pläne, außerdem wurde wegen hoffnungsloser Überfüllung des Arztberufs infolge Rückkehr der Militärärzte vor dem Medizinstudium dringend gewarnt". In: Wolfangel (2003), S. 177.

ten heimgekehrten Schwestern?“, beantwortete das Mutterhaus der Olgaschwestern sogar mit dem Hinweis auf einen Schwesternmangel. Offene Stellen gab es bei den Olgaschwestern dadurch, dass Abgänge durch Tod von Schwestern, die während des Krieges nicht ausgeglichen werden konnten, durch die Grippewelle 1918 noch verstärkt waren. Diese konnten jetzt wieder besetzt werden. Ebenso fanden sich freie Stellen in den „verwaisten“ Stationen der Krankenhäuser, in der Gemeindepflege und in neuen Bereichen der Krankenhäuser.[44] Auch beim Badischen Frauenverein in Karlsruhe war 1920 und damit noch in der Demobilmachungsphase von einem „empfindlichen Schwesternmangel zufolge zahlreicher Austritte und längeren Beurlaubungen wegen Familien- und Gesundheitsrücksichten“ die Rede. Der Verein beantragte daher sogar, die noch verbliebenen Schwestern aus den Reservelazaretten zurückzuziehen, da sie für „Dauerposten“ und „Privatpflege“ gebraucht würden.[45] Ähnlich erging es wohl den Diakonissen und Ordensschwestern, deren Mutterhäuser die während des Krieges geschlossenen wohltätigen Einrichtungen, wie Kindergärten, Krankenhäuser, Waisenhäuser und die eingestellte Gemeindepflege, nun wieder eröffneten bzw. die Gemeinden wieder besetzten. Zumindest für die Schwäbisch Haller Diakonissen ist anhand der Personalakten gesichert, dass alle Etappenschwestern wieder ihren Posten erhielten.[46] Schließlich relativierte auch die Berufsorganisation der Krankenpflegerinnen Deutschlands die schlechten Prognosen eines Artikels einer Tageszeitung, in der die bange Frage gestellt war: „Was wird aus dem Schwesternüberschuß nach dem Kriege?“ damit, dass es durchaus noch offene Stellen in der „Irrenpflege“ gäbe.[47] Das Zentralkomitee des Bayerischen Frauenvereins vom Roten Kreuz betonte 1919, dass die Kriegspflegerinnen „in keiner Weise überflüssig geworden“ seien, da sie „für die Werke des Friedens“ gebraucht würden.[48] Dennoch konnten sicher nicht alle Schwestern und Pfleger der freiwilligen Krankenpflege sofort wieder in ihrem Beruf bzw. in ihrer Stelle eingesetzt werden. Die Regelung der Wiedereingliederung in den zivilen Beruf übernahm der Stellvertretende Kaiserliche Kommissar kurz nach Ende des Krieges. Auf seinen Vorschlag errichtete Ende November 1918 das „Zentralkomitee der deutschen Vereine vom Roten Kreuz“ eine Zentralstelle, die zum Ziel haben

44 Vgl. hierzu die Angaben im „25. Jahresbericht des Vereins für Krankenpflegerinnen vom Roten Kreuz. Mutterhause der Olgaschwestern und Karl-Olga Krankenhaus in Stuttgart mit Rechnungsauszug für das Jahr 1918/19.“ Stuttgart 1919, S. 6f.

45 Vgl. hierzu das Schreiben des Badischen Frauenvereins an die Reservelazarett-Zentrale in Freiburg i. Br. vom 28. Februar 1920. In: GLAKa, 456 F 118 Nr. 287.

46 Vgl. hierzu die Personalakten im Diakarchiv Schwäbisch Hall, 54 I bis 76 I; 54 II bis 76 II; 25/5; 26/7; 26/8; 26/18; 53/7; 53/9; 53/10; 53/12.

47 Vgl. hierzu einen Artikel von Sanitätsrat Dr. Rau mit dem Titel: „Was wird aus dem Schwesternüberschuß nach dem Kriege?“ In: Rau (1918), S. 131ff.

48 Vgl. hierzu den Aufruf des Zentralkomitees des Bayerischen Frauenvereins vom Roten Kreuz vom 15. Februar 1919. In: BayHStArchMü, MKr 10596. Vgl. auch das Schreiben des Bayerischen Frauenvereins vom Roten Kreuz vom 4. Februar 1919, worin betont wird, dass aufgrund der Zunahme von Krankheiten im ländlichen Kreis Landkrankenpflegerinnen gebraucht würden. In: BayHStArchMü, MKr 10596.

sollte, das Personal der freiwilligen Krankenpflege in ihren Zivilschwesternstellen bzw. notfalls in einem anderen Beruf unterzubringen. Die Zentralstelle forderte die konfessionellen Einrichtungen, die Mutterhäuser des Roten Kreuzes und alle größeren Krankenpflegeverbände auf, die zurückkehrenden Krankenschwestern und -pfleger wieder in ihre bzw. seine alten Stellen einzusetzen. Dabei sollte darauf Rücksicht genommen werden, „dass keine Krankenpflegeperson von dem Platze verdrängt wird, den sie vor dem Kriege eingenommen hatte." Sollte eine Schwester bzw. ein Pfleger nach der Entlassung aus dem Heeresdienst innerhalb von sechs Tagen keine neue Anstellung gefunden haben, konnte sie bzw. er einen „Meldeschein" mit kurzen Angaben zur Person bei der Zentralstelle in Berlin abgeben, die sich dann um Vermittlung kümmern wollte.[49] Schließlich sollte arbeitslos gewordenes Personal der freiwilligen Krankenpflege nach einem Erlass vom 20. November 1918 „Gebührnisse" über den Entlassungstermin hinaus erhalten.[50] Zudem bekam jeder, der aus der freiwilligen Krankenpflege entlassen wurde, zunächst ein Entlassungs- und Marschgeld.[51] Als eine weitere Maßnahme, das aus dem Heeresdienst entlassene Etappenpersonal zu beschäftigen, wurden auf Anweisung des preußischen Kriegsministeriums die freiwilligen Pflegerinnen in der Heimat, die wirtschaftlich gut gestellt waren, aufgefordert, zugunsten des zurückkehrenden Etappenpersonals zu kündigen.[52] Nachdem der Zustrom von Verwundeten und Erkrankten aus der Etappe in die Reservelazarette abgeklungen war, fand sich in den inzwischen gering belegten Reservelazaretten genauso viel Personal wie Patienten, d.h. hier hatte noch kein Personalabbau stattgefunden. Der Reichsarbeitsminister reagierte darauf mit Zusammenlegungen und Schließungen der Lazarette und reduzierte das Personal einschließlich der Ärzte, Apotheker und Beamten von 50 auf 30 Prozent in den noch verbliebenen Lazaretten. Um Härtefälle zu vermeiden, sollten die Entlassungen nach einer bestimmten Reihenfolge erfolgen, wobei zuerst diejenigen entlassen werden sollten, die durch Nebeneinkünfte nicht auf ein Gehalt angewiesen waren und zuletzt diejenigen, die noch unterhaltsbedürftige Angehörige zu versorgen hatten. Dies galt jedoch ausdrücklich nicht für das Pflegepersonal, von dem opferwillige Bereitschaft im Dienst an den Kranken erwartet wurde. Hier sollten vor allem diejenigen weiterbeschäftigt werden, die ge-

49 Vgl. hierzu das Schreiben des Zentralkomitees der Deutschen Vereine vom Roten Kreuz, Tagebuchnummer IV Z. A. 9, vom 27. November 1918. In: HStArchSt, M 1/8, Bü 176.

50 Vgl. hierzu das Schreiben des preußischen Kriegsministeriums an sämtliche Sanitätsämter und stellvertretenden Intendanturen. In: LASpeyer, T6 Nr. 108. Vgl. hierzu auch das Schreiben des preußischen Kriegsministeriums vom 15. Januar 1919. In: BayHStArchMü, MKr 10597.

51 Vgl. das Schreiben des württembergischen Territorialdelegierten vom 24. Dezember 1918 an das württembergische Kriegsministerium in Stuttgart. Hier wurde bekräftigt, dass alle Mitglieder der freiwilligen Krankenpflege, auch die aus der Heimat entlassenen Personen, Entlassungs- und Marschgeld erhalten sollen. In: HStArchSt, M 1/8 Bü 176.

52 Vgl. hierzu das Schreiben des preußischen Kriegsministeriums vom 28. Februar 1919 an sämtliche Reservelazarettdirektoren. In: GLAKa, 456 F118 Nr. 67

sundheitlich und fachlich in der Krankenpflege einsetzbar waren.[53] Nach diesem Schema, das vorsah, erkrankte und gering ausgebildete und damit auch schwer zu vermittelnde Pflegerinnen zuerst zu entlassen, konnten für die Gruppe der Schwestern sogar Härtefälle erzeugt werden.

Von ernsthaften Problemen in der Unterbringung ehemaliger Kriegsschwestern mit Konsequenzen für die reichsdeutschen Schwestern berichtet das „Deutschösterreichische Staatsamt für Volksgesundheit". Berufsmäßige Krankenpflegerinnen und solche Hilfskrankenpflegerinnen, die den Pflegeberuf in der Zukunft ausüben wollten, sollten wieder in die zivile Krankenpflege eingegliedert werden. Für alle anderen Hilfsschwestern und Helferinnen kamen andere bzw. die früheren Berufe in Betracht. Für die Übergangszeit und für erkrankte Schwestern, die als „kriegsbeschädigt" galten, wollte man finanzielle Vorkehrungen treffen. Meldestellen für die betroffenen Schwestern waren das Rote Kreuz und die Sanitätsanstalten, die die Aufgabe hatten, das Personal zu zählen und in ihren Berufen unterzubringen.[54] Diese Vorkehrungen galten nur für die deutschösterreichischen Schwestern, was verständlich war. Doch hatten im Laufe des Krieges auch ca. 2.000 reichsdeutsche Schwestern, darunter einige Hundert Angehörige der Berufsorganisation der Krankenpflegerinnen Deutschlands,[55] ihren Heeresdienst in der ehemaligen österreichisch-ungarischen Monarchie geleistet. Sie wurden ohne Abfindung entlassen und auch für ihr verloren gegangenes Gepäck konnte keine Entschädigung bezahlt werden. So kamen sie mittellos in ihre Heimat zurück. Da man in Österreich Probleme hatte, die 6.000 eigenen „Armeeschwestern" unterzubringen, bat man, das Rote Kreuz in Deutschland möge den in Not geratenen Schwestern bevorzugt helfen, während man in Wien die Anträge auf Entschädigung rückwirkend behandeln wollte. Bei der großen Anzahl der Anträge ging die Bearbeitung und damit die Auszahlung der Gelder sehr schleppend voran.[56]

Ein weiteres Problem nach dem Krieg entstand durch die unterschiedliche Versorgungssituation des Pflegepersonals im Heimatgebiet. Während das Pflegepersonal aus der Etappe bei Erkrankung im Dienst als kriegsbeschädigt galt und auf die Invaliden- oder Angestelltenversicherung zurückgreifen konnte und Rente bezog, wurden entsprechende Anträge von erkranktem Heimat-

53 Vgl. hierzu das Schreiben des Reichsarbeitsministers vom 20. November 1920 an die Hauptversorgungsämter. In: GLAKa, 456 F 118 Nr. 60.

54 Vgl. hierzu das Schreiben vom deutschösterreichischen Staatsamt für Volksgesundheit vom 10. Jänner 1919, Betr. „Notstandsvorkehrungen für Kriegskrankenpflegerinnen". In: HStArchSt, M 1/8 Bü 176.

55 Vgl. den Artikel der Zeitschrift „Unterm Lazaruskreuz", wonach die Berufsorganisation im Jahr 1914 von 2.000 für den Krieg bereitzustellenden Schwestern bereits 460 Schwestern für Österreich zusagen konnte. In: Schwestern-Feldpostbriefe.(1914), S. 206.

56 Vgl. hierzu das Schreiben vom deutschösterreichischen Staatsamt für Volksgesundheit vom 10. Jänner 1919, Betreff: Notstandsvorkehrungen für Kriegskrankenpflegerinnen. In: HStArchSt, M 1/8 Bü 176.

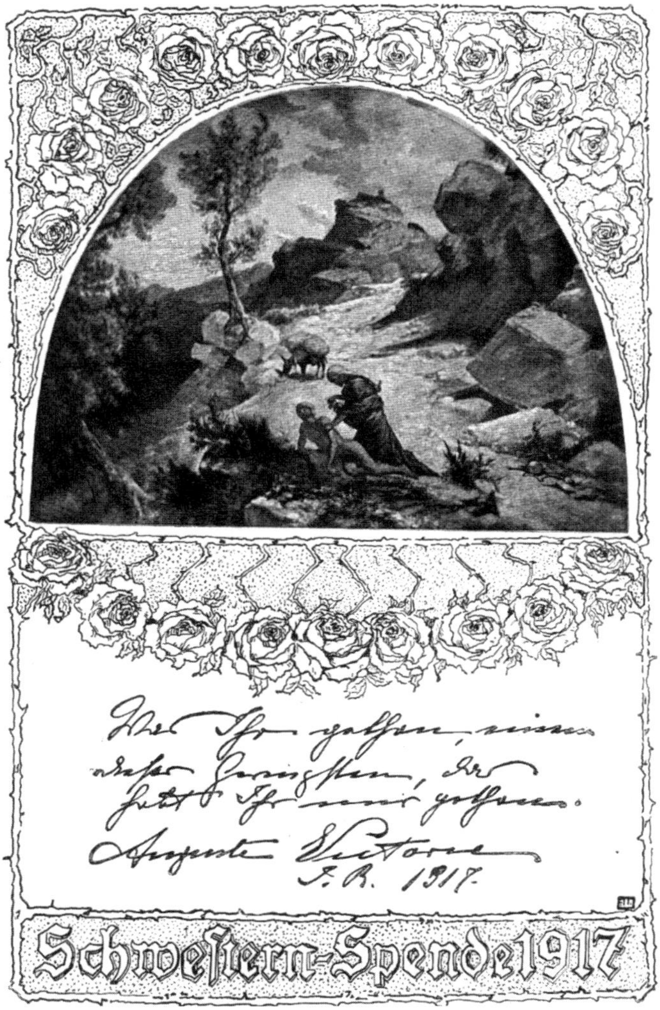

Quelle: Privat. Aufruf von Kaiserin Augusta Victoria zur Schwesternspende. Aufschrift: „Was Ihr gethan einem dieser Geringsten, das habt Ihr mir gehtan“

personal, auch wenn sie nachweislich in den Reserve- oder Vereinslazaretten geschädigt wurden, abgelehnt, da die Versicherungsklausel vorsah, dass nur das Personal auf dem Kriegsschauplatz „kriegsbeschädigt“ werden könne.[57] Derart in Not geratene Schwestern hofften zunächst auf Zuwendungen aus der

57 Vgl. hierzu die Korrespondenz des württembergischen Territorialdelegierten an den Kommissar und Militärinspekteur der freiwilligen Krankenpflege vom 8. Oktober 1919 und das bezugnehmende ablehnende Schreiben des Versorgungsamtes vom 2. März 1919. In: HStArchSt, M 1/8 Bü 176.

sogenannten „Schwesternspende“. Dieses bereits im März 1916 ins Leben gerufene „Wohlfahrtsunternehmen zugunsten deutscher Kriegs-Krankenpflegerinnen“ unterstützte Etappen- wie Heimatschwestern aller Organisationen durch finanzielle Zuwendungen für Kuren oder für den Lebensunterhalt. Neben der Fürsorge hauptsächlich des weiblichen Pflegepersonals war der Gedanke der, den Krankenpflegeberuf „begehrenswert“ zu machen, „damit sich ihm ethisch hochwertige Kräfte zuwenden“. Angesprochen zur Spende waren daher auch hauptsächlich Frauen. Man versuchte, eine gewisse Summe zinsträchtig anzulegen, mit dem Zinsertrag sollten die erkrankten Schwestern unterstützt werden.[58]

Zwei Jahre nach Kriegsende wurde ein „Reichsversorgungsgesetz“ erlassen, wonach alle Schwestern, Hilfsschwestern und Helferinnen, auch die im Heimatgebiet Tätigen, im Krankheitsfall Versorgungsansprüche stellten durften.[59]

58 Vgl. hierzu die „Leitsätze“. Ohne Datum. In: ADJC, Kriegs-Krankenpflege Verhandlungen 1915–1919. Vgl. hierzu auch die Artikel in der Zeitschrift „Das Rote Kreuz“ zur Schwesternspende. In: Schwesternspende (1918), S. 8. Die Abbildung eines Plakats mit dem Aufruf zur Schwesternspende vom 27. April 1918 findet sich im Anhang des Buches „Frauen im Kriegsdienst“. In: Gersdorff (1969). Ohne Seitenangabe. Ein Aufruf zur Schwesternspende ist z. B. in: BayHStArchMü, MKr 10597. Über die weitere Entwicklung der Schwesternspende ist derzeit nichts bekannt.

59 Vgl. hierzu das Schreiben des Bayerischen Landes-Komitees an alle Ritterorden vom 16. Februar 1921. In: ArchDiakN, G II d 9.

6. Zusammenfassung und Ausblick

Laut Berechnungen des „Sanitätsberichts über das deutsche Heer“ kamen rund 95 % der Verwundeten und Erkrankten des Ersten Weltkriegs wieder zurück zur Front.[1] Damit hatten auch die Schwestern und Pfleger der freiwilligen Krankenpflege ihre in der Kriegs-Sanitäts-Ordnung festgelegte Aufgabe, die Soldaten zu pflegen, um sie wieder einsatzfähig zu machen, erfüllt.[2] Die Führungsebenen der Wohlfahrtsverbände waren überzeugt davon, einen humanitären und politisch wichtigen Beitrag im Krieg geleistet zu haben. Sie hatten nicht nur in großem Maße ihr Krankenpflegepersonal zur Verfügung gestellt, sondern auch Geld- und Sachspenden aufgebracht und Lazarette sowie Lazarettzüge eingerichtet.

Der sich im Laufe des Krieges stetig steigernde Bedarf an Pflegepersonal ging freilich zu Lasten der Heimatpflege, so dass viele Gemeinden und wohltätige Einrichtungen in pflegerischer Hinsicht nicht versorgt werden konnten. Für das Personal, das bereits zu Beginn des Krieges in die Etappen gekommen war, bedeutete der Einsatz eine überraschende Mehrbelastung, nämlich statt der ursprünglich vorgesehenen drei Monate für eine immer unbestimmtere Zeit in den Lazaretten zu arbeiten. Um sie zum Durchhalten zu motivieren, wurde ihnen auf verschiedene Weise Anerkennung zuteil. Das Rote Kreuz und die einzelnen Bundesstaaten verliehen den Pflegenden Medaillen. Außerdem besuchten der Kaiser, die Könige, Prinzen und hochrangige Generäle die Schwestern und Pfleger in den Etappen, wo sie ins Gespräch mit einzelnen von ihnen traten. Schließlich wurden noch vor Ende des Krieges die Gehälter der Schwestern angehoben. Seitens der Staatsoberhäupter, Führungskräfte des Militärs, des Roten Kreuzes und der Vorstände der Mutterhäuser erfuhr das Pflegepersonal in den Etappen gesellschaftliche Anerkennung im internen Schriftverkehr[3], in vereinseigenen Zeitschriften[4] und in der Tagespresse[5]. Als nach dem Krieg Schwestern für die bis dahin vernachlässigte zivile Pflege gebraucht wurden, würdigte das Rote Kreuz die Leistungen, die

1 Von insgesamt 27.198.000 Verwundeten und Erkrankten wurden bis Juli 1918 25.827.000 wieder dienstfähig. Vgl. Bleker/Schmiedebach (1987), S. 261. Die dort angegebenen Zahlen wurden dem Sanitätsbericht entnommen.

2 Kriegs-Sanitäts-Ordnung (1878), S. 2.

3 Vgl. hierzu z. B. das Schreiben vom Chef des Feldsanitätswesens vom 25. August 1915. In: HStArchSt, M 1/8, Bü 168.

4 Vgl. hierzu z. B. die veröffentlichten Briefe und Berichte von Schwestern und Pflegern, Beiträge von Ärzten und Oberinnen, Veröffentlichungen über die Verleihung von Medaillen, auch das Eiserne Kreuz und ehrenvollen Anzeigen der im Dienst der Krankenpflege verstorbenen Schwestern. In: Das Rote Kreuz: Central-Organ für alle deutschen Wohlfahrts- und Wohltätigkeitsbestrebungen. 1914–1918. Vgl. auch die Blätter des Badischen Frauenvereins 1914–1918.

5 Vgl. hierzu z. B. die Zeitungsartikel in der Zeitungsausschnittsammlung, in denen „gefallene“ Schwestern und Pfleger geehrt wurden und die Arbeit des Pflegepersonals Anerkennung fand. In: HStArchSt, M 1/11 Bü 864, 865, 866, 874, und E 40/72 Bü 607.

sie im Krieg gezeigt hatten und schlug die vorrangige Einstellung von ehemaligen Kriegskrankenschwestern in der Landpflege vor.[6]

Auch in den Lazaretten betrachteten die Militärärzte die Arbeit der Schwestern, vereinzelt auch die der Pfleger, mehrheitlich als außerordentlich wertvoll. Aus der Sicht des weiblichen Pflegepersonals arbeiteten viele Ärzte gerne und lieber mit Schwestern als mit Pflegern zusammen, weil Erstere für saubere Stationen sorgten, fleißig waren und sich für die Patienten einsetzten. Kriegsbedingt zeigte sich auch im privaten Raum Anerkennung, die in der zivilen Krankenpflege vermutlich so nicht anzutreffen war. Dazu gehörten z.B. die unzähligen zwanglosen Unternehmungen von Ärzten mit ihren Schwestern.

Die Darstellung der Pflege und des Lazarettalltags in seinen unterschiedlichen Facetten aus der Sicht der Pflegenden war ein Hauptanliegen der vorliegenden Arbeit. Dabei erlaubten die Quellen zum Teil sehr detaillierte Angaben über die Pflegetätigkeiten, die die Einsetzung von Professionalisierungstendenzen im Hinblick auf die pflegerischen Tätigkeiten möglich machen. Im Gegensatz zu Hallett, die in ihrer Untersuchung der praktischen Arbeit von Schwestern besonders in der Chirurgie einen fließenden Übergang zu den Tätigkeiten der Ärzte feststellte,[7] blieb bei den deutschen Schwestern und Pflegern die Arbeitsteilung von Arzt und Pflegepersonal weitgehend bestehen. Ausnahmen bestanden darin, dass z.B. ein Pfleger die Triage für den Verwundetentransport vornahm, eine Diakonisse für die Unterbringung der neuen Patienten sorgte, und Schwestern und Pfleger für Blutabnahmen oder subkutane Infusionen herangezogen wurden oder die Narkose durchführten. An Tagen, an denen eine Offensive und daher keine Arztvisite stattfand, nahmen sie ohne Anordnungen Verbandswechsel vor. An die fachliche Kompetenz hauptsächlich der Schwestern wurden zwar große Anforderungen gestellt, die jedoch die Kriegslazarettdirektoren aus Personalmangel nicht immer umsetzen konnten. In den Kriegslazaretten mussten die Pflegenden je nach Bedarf und ohne Berücksichtigung ihrer Kenntnisse in Arbeitsbereiche wie Küche, Operationsraum oder Chirurgie eingeteilt werden. Die Ausbildung zur Schwester wurde während des Krieges nicht anspruchsvoller, die der Hilfskräfte sogar zu Beginn des Krieges verkürzt. Diese Anordnung wurde allerdings 1915 wieder aufgehoben.[8] Die Oberin Elsbeth von Keudell (1857–1953) schlug bereits im Jahr 1917 für die Vollschwestern vom Roten Kreuz eine Verlängerung der Ausbildungszeit um drei Jahre vor.[9] Diese Forderung sollte allerdings erst im Jahr 1965 erfüllt werden.[10]

6 Vgl. hierzu z.B. das Schreiben des Bayerischen Frauenvereins vom Roten Kreuz vom 4. Februar 1919. In: BayHStArchMü, Mkr 10569.

7 Hallett: Containing trauma (2009), S. 48.

8 Riesenberger (2002), S. 144. Vgl. auch das Schreiben des preußischen Innenministeriums in Berlin vom 30. Juni 1915. In: BayHStArchMü, MKr 10605.

9 Riesenberger (2002), S. 150. Der Vorschlag der Berufsorganisation der Krankenpflegerinnen Deutschlands, die Ausbildungsdauer auf drei Jahre zu erhöhen, wurde abgelehnt. In: Schmidbaur (2002), S. 101.

10 Seidler/Leven (2003), S. 265. Vgl. weiterhin die Examensarbeit von Agnes Prüfer. Demnach brachte das Kriegsende keinen vollkommenen Bruch mit den im Kaiserreich ange-

Inwieweit das Pflegepersonal zur psychischen Stabilisierung der verwundeten und erkrankten Soldaten beigetragen hat bzw. zeitlich dazu überhaupt imstande war, ist nicht zu bemessen. Zumindest erhielten die Patienten bei normaler Belegung ein hohes Maß an persönlicher Zuwendung. Sitzwachen bei Schwerkranken und die Tatsache, dass die Patienten in einem Saal nicht alleine gelassen werden sollten, waren Vorschrift, doch fanden die Schwestern und Pfleger neben den üblichen Pflegetätigkeiten Zeit, die Patienten über ihre Kriegserlebnisse an der Front oder Familien erzählen zu lassen. Der hohe Zeitanteil, den die Pflegenden mit Ausnahme von Zeiten militärischer Offensiven oder Epidemien für die Kranken aufwandten, sorgte möglicherweise für Erleichterung bei den Patienten.

Während vor allem das weibliche Pflegepersonal häufig bemängelte, nicht genug für die Patienten tun zu können, wurden sie in der Öffentlichkeit zu „Engeln" stilisiert. Elsa Brandström (1899–1948) wurde, nach Florence Nightingale (1820–1910), die als „Lady with the lamp" in die Geschichte einging, als „Engel von Sibirien"[11] bezeichnt und prägte wohl nachträglich den Mythos der Kriegsschwester. Zwar wurde auch das männliche Personal öffentlich gelobt, doch wurden Männer nicht mystifiziert. Eine größere Diskrepanz in der Bewertung von weiblichem und männlichem Pflegepersonal des Ersten Weltkriegs ist in der Weimarer Republik zu beobachten, als vor allem die Schwester zur „Frontschwester"[12] stilisiert wurde.

Das Ideal einer Kriegsschwester fand weiterhin seinen Niederschlag in gedruckten Schwesternbriefen, die die heimatliche Bevölkerung z. B. in der Zeitschrift vom Roten Kreuz „aus erster Hand" über die Arbeit in den Lazaretten informierte. Die Veröffentlichungen suggerierten dem Leser zwar hart arbeitende, aber auch überwiegend zufriedene Schwestern, die in kameradschaftlichem Verhältnis zu Pflegern und Ärzten innerhalb eines funktionierenden Sanitätswesens ebenfalls zufriedene Soldaten pflegen durften. Auch die männlichen Pfleger kamen zu Wort, die in ihren Berichten die Arbeit in den Lazarettzügen schilderten. In den Selbstzeugnissen der Schwestern und Pfleger wurde dagegen ein Stimmungsbild in die Heimat transportiert, das der öffentlichen Darstellung in weiten Teilen widersprach. Die Soldaten waren demoralisiert, und die Pflege war trotz hohem körperlichen Einsatz oft nicht ausreichend. Der „Sanitätsbericht über das deutsche Heer" hielt es für „wünschenswert", für 15 Schwerverwundete eine Schwester zu haben.[13] Diese Relation konnte häufig nicht eingehalten werden.

Sich selbst sahen die Pflegenden weder als rettende Engel noch fanden sie sich unentbehrlich. Ihre Selbstzeugnisse reflektierten eine Berufsethik, die da-

legten Strukturen in der Krankenpflege mit sich. In: Prüfer (1997), S. 99. Vgl. hierzu auch Seidler/Leven (2003), S. 239 f., und Riesenberger (2002), 221.

11 Panke-Kochinke/Schaidhammer-Placke (2002), S. 29 f.

12 Vgl. hierzu Panke-Kochinke/Schaidhammer-Placke (2002), S. 29. Vom komplementären Bild der Rot-Kreuz-Schwester und dem Frontsoldaten in der Weimarer Republik vgl. Hagemann: Kraft (2002), S. 87.

13 Sanitätsbericht (1934), Bd. I, S. 127.

von geprägt war, dem Arzt fachlich kompetent zur Seite stehen zu wollen und den verwundeten oder erkrankten Soldaten für dessen Gesundung oder auch nur zur Erleichterung jeden Dienst zu erweisen. Da die Patienten Soldaten waren, die sich selbstlos für das Vaterland einsetzten, verehrten vor allem die Schwestern sie als „Helden" oder sie sahen in ihnen das Kind oder den Bruder. Auch für die britischen und amerikanischen Schwestern waren die verwundeten und erkrankten Soldaten „boys" und „heroes".[14]

Die Wahrnehmung von Krieg und Gewalt war, wenn man beim Schreiben von der Rücksichtnahme auf die Zensur und den Adressaten der Briefe absieht, individuell verschieden. Dennoch kann anhand der ausgewerteten Ego-Dokumente festgehalten werden, dass der größte Teil der Pflegenden, unabhängig davon, ob es Männer oder Frauen waren, den Krieg zwar als Katastrophe ansah, ihn aber als Verteidigungskrieg akzeptierte. „Feindbilder" dabei wurden selten beobachtet. Sie galten, wenn überhaupt, den Soldaten der gegnerischen Heere, doch nie den Patienten.

Die Intensität der seelischen Erschütterungen war ebenfalls unterschiedlich. Auch hierzu konnte anhand der ausgewerteten Briefe nicht herausgefiltert werden, ob Geschlecht oder Alter, Stand und Religion ausschlaggebend war oder die momentane Briefsituation. Tatsache ist, dass es immer ruhige und kämpfende Frontabschnitte gab, und daher nicht alle zur selben Zeit dieselbe Dramatik erlebten. In ruhigen Zeiten konnten die Schwestern und Pfleger bei überschaubarer Belegung für jeden Patienten da sein und ihm so gut es ging helfen. An Gefechtstagen war dies nicht möglich. Aufgrund des hohen Patientenaufkommens konnte dann nicht für jeden gesorgt werden. Das vor allem ließ viele Pflegende verzweifeln. Einen großen Einfluss auf die Wahrnehmung und Verarbeitung der Kriegserlebnisse hatten die alltäglichen Umstände, wie die zum Teil sehr mangelhaften Unterkünfte oder die zeitweise von Spannungen geprägte Zusammenarbeit mit dem Militär, den Ärzten sowie den Kollegen und Kolleginnen.

Ausblick

Die vorliegende Arbeit konnte bei weiten nicht alle Fragen beantworten, die die Kriegskrankenpflege aufwirft. Mit Blick auf den Ersten aber auch Zweiten Weltkrieg wäre es interessant zu wissen, mit welchen Problemen die Heimatpflege, sowohl die militärische auch die zivile, zu kämpfen hatte. Das Pflegepersonal in den Vereins- und Reservelazaretten wurde in der Forschung bislang selten in den Blick genommen. Dies mag mit daran liegendass es schon während des Krieges nicht so stark in das gesellschaftliche Bewusstsein getreten war wie das in der Etappe. Dabei haben vermutlich gerade diese Schwestern oder Pfleger einen erheblichen Beitrag zur Kriegskrankenpflege wie auch zur zivilen Krankenpflege geleistet, weil der heimatliche Betrieb mit stark reduziertem Personalstand und überwiegend ehrenamtlich von Helferinnen und Hilfsschwestern bestritten werden musste. Zudem standen der Zivilbevölke-

14 Hallett (2009): Containing trauma, S. 226.

rung kaum noch Ärzte zur Verfügung. Insgesamt sind von rund 33.000 Ärzten des Deutschen Reichs lediglich rund 7.000 als zivile Ärzte in der Heimat geblieben.[15] Wie eingangs erwähnt, wurden die Schwestern zu assistenzärztlichen Diensten herangezogen, da viele Ärzte in die Front- und Kriegslazarette gerufen worden waren.[16]

Eine weitere Forschungslücke betrifft die jüdische Krankenpflege im Ersten Weltkrieg. Der vorliegenden Arbeit stand leider nur ein Tagebuch von Rosa Bendit aus Stuttgart zur Verfügung.[17] Doch auch andere jüdische Schwesternverbände stellten ihr gesamtes Personal für den Kriegsdienst frei[18] und leisteten, wie auch die christlichen Vereine, ihren Beitrag zur Kriegskrankenpflege sowohl in der Heimat als auch in den Etappen.

Für die Zeit nach dem Krieg drängen sich verschiedene Fragen auf, wie, was aus den Kriegsschwestern geworden ist, wie sie den Krieg psychisch verarbeitet haben, wie viele von ihnen durch die Kriegsarbeit krank oder gar invalide geworden sind oder ob sie als ehemalige Kriegsschwestern beruflich Vorteile hatten. Da zu den wenigsten Kriegsschwestern noch Personalakten vorliegen, war diese Frage nicht zu beantworten. Die noch vorhandenen Unterlagen, die mit Anamnesen, Krankenbefunden, Lebens- und Sterbedaten gefüllt sind, lassen in ihren Aussagen nichts über den vergangenen Krieg verlauten. Die Schwestern wurden in ihren ursprünglichen Positionen eingesetzt und waren nicht aufgrund der Erfahrungen in den Etappen bevorzugt gefördert worden.

Die freiwillige Krankenpflege wurde schließlich auch im Zweiten Weltkrieg eingesetzt. Zur Krankenpflege ist eine Dissertation am Institut für Geschichte der Medizin der Robert Bosch Stiftung in Stuttgart in Arbeit, deren Ergebnisse nach Abschluss mit denen der vorliegenden Arbeit verglichen werden können.

15 Vgl. hierzu die Zahlen bei Bleker/Schmiedebach (1987), S. 262.
16 Riesenberger (2002), S. 149.
17 Vgl. hierzu das Tagebuch der Rosa Bendit. In: CAHJP, Sammlung Gustav Feldmann, P 32/20.
18 Steppe (1996), S. 215.

7. Quellen und Literatur

7.1 Archivalien

Staats- und Landesarchive

Bayerisches Hauptstaatsarchiv Abteilung IV Kriegsarchiv in München

MKr 10592, MKr 10593, MKr 10596, MKr 10597, MKr 10605, MKr 10606, MKr 10607

Generallandesarchiv Karlsruhe

456 F 113 Nr. 13, 96
456 F 114 Nr. 195
456 F 116 Nr. 7, 63, 64, 93, 94
456 F 118 Nr. 60, 61, 66, 67, 287, 746, 773
456 F 147 Nr. 101, 102, 173
69 Badische Schwesternschaft Nr. 30, 31, 32, 33, 77, 79, 80, 155

Hauptstaatsarchiv Stuttgart

M 1/8 Bü 165, 166, 167, 168, 169, 170, 171, 172, 173, 174, 175, 176, 217, 280
M1/11 Bü 864, 865, 866, 867, 868, 870, 874
E40/72 Bü 606, 607
P7/1 Bü 237

Hauptstaatsarchiv Dresden

13425 Nr. 11

Landesarchiv Speyer

T6 Regierung der Pfalz, Rot-Kreuz-Akten Nr. 18, 26, 43, 52, 59, 62, 93, 108, 111, 113, 149

Hessisches Staatsarchiv Darmstadt

G 15 Heppenheim, G 94

Vereinsarchive

Deutsches Tagebucharchiv Emmendingen

Sig. 582/II
Sig. 588
Reg. Nr. 92/1

Archiv des Verbandes der Schwesternschaften vom Roten Kreuz e. V. in Berlin

Nr. 525

Archiv des Deutschen Caritasverbandes e. V. in Freiburg

R 318

Vereinigte Westfälische Adelsarchive e. V. in Münster

Darfeld Avm 274, 275

Archive der Ritterorden

Archiv der Deutschen Malteser Assoziation in Ehreshoven

Nr. 266 269

Archiv zur jüdischen Geschichte

The Central Archives for the History of the Jewish People (CAHJP) Jerusalem

Nachlass Gustav Feldmann P 32/20 (1899–1946)

Archive der Diakonien

Archiv der Diakonie Augsburg – Diakonisches Werk Augsburg

Akte 1. Weltkrieg E

Archiv der Diakonie Neuendettelsau

G II d 1, G II d 2, G II d 3, G II d 5, G II d 6, G II d 7, G II d 8, G II d 9, G II d 10, G II d 12, G II d 14
E III c 2

Archiv der Fliedner-Kulturstiftung Kaiserswerth

DA 633, 821, 992, 997

Archiv des evangelischen Diakonievereins Berlin-Zehlendorf e. V.

H 369

Archiv der Westfälischen Diakonissenanstalt Sarepta in Bielefeld

Briefe verschiedener Schwestern vornehmlich I. Weltkrieg 1914–1918 (Ringbuch, ohne Signatur)
332, 337, 338

Archiv des evangelischen Diakoniewerkes Schwäbisch Hall e. V.

43/13 bis 43/115 (Briefe)
54 I bis 76 I; 54 II bis 76 II; 26/5; 26/7; 26/8; 26/18; 53/2; 53/5; 53/7; 53/8; 53/9; 53/10; 53/12 (Personalakten)

Archiv der evangelischen Diakonissenanstalt Stuttgart

Kriegserinnerungen der Diakonisse Anna Fallscheer (Typoskript). (Ohne Signatur)

Königsberger Diakonissen-Mutterhaus der Barmherzigkeit auf Altenberg in Wetzlar

Diakonisse Marta Grabowski. „Meine Lebensgeschichte. Dem lieben Mutterhause der ‚Barmherzigkeit' gewidmet. Ostern 1972." (Ohne Signatur)

Zentralarchiv der evangelischen Kirche der Pfalz in Speyer

Evangelische Diakonissenanstalt Speyer Nr. 622, 628, 728, 3315

Ordensarchive

Archiv der Kongregation der Barmherzigen Schwestern vom hl. Vinzenz von Paul München

Erster Weltkrieg Lazarette Mappe I: Aufzeichnungen über die Etappen Lazarettpflege von Schwester M. Berchmana; Schwester M. Magdalena, Schwester M. Alma Mack
Erster Weltkrieg Lazarette Mappe II: (Briefe)

Archiv der Deutschen Provinz der Jesuiten in München

00/7526, 00/752 c, 00/752 e, 00/752 s3-t3, 00/752 t1-2, 00/752 u1-3, 00/752 v1-2

Archiv der Clemensschwestern Barmherzige Schwestern von der allerheiligsten Jungfrau und schmerzhaften Mutter Maria in Münster

Lazarette in 1914/1918. Kriegsberichte und Korrespondenz mit dem Mutterhaus und dem Malteserpräsident
Kriegsaufzeichnungen der Schwestern von den Seuchenlazaretten u. a. Vouziers sowie Ost/ und Westfront

Archiv der Vereinigung der Vinzentinerinnen, Provinzialat in Köln

Vinzentinerinnen Köln, Provinzarchiv Nr. 04-085, 04-086

Archiv der Armen-Schwestern vom heiligen Franziskus in Aachen

Mutterhaus-Archiv Nr. 2-012, 2-014

Archiv der Armen Dienstmägde Jesu Christi in Dernbach

Kriegskrankenpflege. Verhandlungen 1898–1914
Kriegskrankenpflege. Verhandlungen 1915–1919

Archiv der Schwestern vom heiligen Geist Mutterhaus Marienhof in Koblenz

Erster Weltkrieg. Kriegserinnerungen
Erster Weltkrieg. Schriftverkehr 1914–1919

Archiv der Franziskanerinnen von der ewigen Anbetung e. V. in Olpe

Auszug aus der Abschrift der Chronik der Franziskanerinnen von der Ewigen Anbetung zu Olpe

Archiv des Mutterhauses der Barmherzigen Schwestern vom hl. Vinzenz von Paul in Untermachtal

Schwester Fintana, Laz. Zug „U", Januar 1917 (II. Tagebuch). Ohne Signatur
Aus der handschriftlich geführten Chronik des Mutterhaus Untermachtal. Ohne Signatur
Fotos. Ohne Signatur

Mutterhaus der Franziskanerinnen in Salzkotten

Anfrage des Gouvernement vom 4. Feburar 1914 nach Schwestern
Antwort der Generaloberin vom 11. Februar 1914
(Jeweils ohne Signatur)

Archiv der Kongregation der Arenberger Dominikanerinnen in Koblenz-Arenberg

„Unsere Kriegserlebnisse". Ohne Signatur

Provinzarchiv von der Kongregation von der Heiligen Elisabeth in Berlin

MH 796 Currenden (Rundschreiben der Generalleitung) 1913–1952
MH 724/3 St. Elisabeth 1911–1920
HAL 506 Schreiben des Mutterhauses 1892–1942

Zentrales Ordensarchiv der Waldbreitbacher Franziskanerinnen in Waldbreitbach

Akten I. Weltkrieg. Anlagen zu Kriegschronik 1914–1918 von Schwester M. Adelara Becker
Kriegsdienste 1914/18 Eisenbahnerheime: Caritasverband/Berichte; Rotes Kreuz, Kriegsdienste, Korrespondenz 1887–1890/1914, Betr. Mainz, Seuchenlazarett; Reichsarchiv Potsdam; Dankbriefe, 1914 (18); allgemeines und Berichte 1887–1918, Maltesergenossenschaft/Kriegskrankenpflege 1887/1899–1918

Bibliothek

Württembergische Landesbibliothek Stuttgart

Nachlass Margarete Josephson N 99,1

7.2 Gedruckte Quellen

Amtliches Unterrichtsbuch des Deutschen Roten Kreuzes für die Sanitätskolonnen, Pflegerschaften und Samaritervereine vom Roten Kreuz. Berlin 1930.
„An unsere Schwestern!". In: Unterm Lazaruskreuz. Mitteilungen der Berufsorganisation der Krankenpflegerinnen Deutschlands 16 (1914), S. 189.

Becker, Daniel: Im Seuchenlazarett der 5. Armee: Kriegserinnerungen. Düsseldorf 1919.

Bingel, Adolf: Über die Messung des diastolischen Blutdruckes beim Menschen. Mit Demonstration eines neuen Sphygmomanometers. In: Münchener medizinische Wochenschrift 53 (1906), Nr. 26, S. 1246–1248.

Boethke, Wilhelm: Das Rote Kreuz: seine Entstehung, sein Wesen und seine Einrichtungen. Leipzig 1916.

Borrmann, August: In Frankreich gefangen: Arbeit und Leiden ostpreußischer Diakonissen nach Berichten herausgegeben von August Borrmann. Berlin-Lichterfelde 1915.

Borrmann, August: Die Diakonissen des Kaiserswerther Verbandes im Weltkriege. Gütersloh 1936.

Brinkmann, Wilhelm: Die freiwillige Krankenpflege im Kriege. Mit besonderer Berücksichtigung ihrer Leistungen im Jahre 1866. Berlin 1867.

Cramer, Hermann: Amtliches Unterrichtsbuch für die Sanitätskolonnen, Genossenschaften freiwilliger Krankenpfleger und Samaritervereine vom Roten Kreuz. Im Auftrage des Hauptvorstandes des Deutschen Roten Kreuzes. 4. verbesserte und vermehrte Auflage. Berlin 1927.

Criegern-Thumitz, Friedrich von: Lehrbuch der freiwilligen Kriegs-Krankenpflege beim Heere des Deutschen Reiches. Bearbeitet und herausgegeben im Auftrag des Centralcomitees der deutschen Vereine vom Roten Kreuze. Leipzig 1890.

Dunant, Henry J.: Eine Erinnerung an Solferino. In: Müller, Rudolf: Entstehungsgeschichte des Roten Kreuzes und der Genfer Konvention mit Unterstützung ihres Begründers J. H. Dunant. Stuttgart 1897, S. 1–63.

Eberle, Robert (Hg.): Taschenbuch der Krankenpflege für Krankenpflegeschulen, für Ärzte und für die Familie. 8. verbesserte Auflage. Weimar 1916.

Dienstanweisung für die Delegierten der freiwilligen Krankenpflege vom 1. März 1898. Mit Genehmigung des Kriegsministers zusammengestellt im Auftrag des Kaiserlichen Kommissars und Militär-Inspekteurs der freiwilligen Krankenpflege. Berlin 1898.

Dienstanweisung für die Delegierten der freiwilligen Krankenpflege. Ausgabe vom 22. Oktober 1907. Berichtigt August 1914. Berlin 1914.

Dienstvorschrift für die freiwillige Krankenpflege vom 12. März 1907. Berlin 1907.

Dienstvorschrift für die freiwillige Krankenpflege vom 21. März 1908. München 1908.

Etwas über die Krankenpflege im Krieg. In: Blätter aus dem Diakonissenhaus Stuttgart 29 (1914), S. 58.

Flesch, Max: 1870–1871 und 1914–1918. Von der Verwundeten- und Krankenpflege in zwei Kriegen. Aus eigener Erinnerung. Frankfurt a. M. 1930.

Friedens-Sanitäts-Ordnung (F. S. O.). Berlin 1891.

Freiwillige Krankenpflege. Aus: Kriegs-Sanitäts-Ordnung, Teil 6. München 1904.

Hansen, Fritz: Die Organisation der Röntgen-Assistentinnen für das Etappengebiet. In: Das Rote Kreuz. Central-Organ für alle deutschen Wohlfahrts- und Wohltätigkeitsbestrebungen. Organ des Central-Komitees der Deutschen Vereine vom Roten Kreuz 16 (1916), S. 556

Hirschfeld, Magnus; Gaspar, Andreas (Hg.): Sittengeschichte des Ersten Weltkrieges. Nachdruck der 2. neubearbeiteten Auflage. 1. Auflage 1929. Hanau 1981.

His, Wilhelm: Die Front der Ärzte. Berlin 1931.

Hoffmann, Wilhelm: Die wichtigsten Kriegsseuchen. In: Die deutschen Ärzte im Weltkriege. Ihre Leistungen und Erfahrungen. Mit zahlreichen Abbildungen, Kurven und Tabellen. Hrgs. von Wilhelm Hoffmann. Berlin 1920, S. 97–181.

Hrouda, Eveline: Barmherzigkeit. Als freiwillige Malteser-Schwester im Weltkrieg. Graz 1935.

25. Jahresbericht des Vereins für Krankenpflegerinnen vom Roten Kreuz (Mutterhause der Olgaschwestern und Karl-Olga Krankenhaus in Stuttgart). Mit Rechnunsauszug für das Jahr 1918/19. Stuttgart 1919.

Kimmle, Ludwig: Die freiwillige Krankenpflege. In: Die sanitäre Kriegsrüstung Deutschlands. Vierzehn Vorträge gehalten in der Ausstellung für Verwundeten- und Kranken-Fürsorge im Kriege. Berlin 1914/1915. Berlin 1915, S. 37–53.

Kimmle, Ludwig: Das Deutsche Rote Kreuz im Weltkrieg. Berlin 1919.

Körting, Georg F.: Unterrichtsbuch für die weibliche freiwillige Krankenpflege. Im Auftrage des Zentralkomitees des Preußischen Landesvereins vom Roten Kreuz bearbeitet von Dr. Körting. 3. durchgearbeitete Auflage. Berlin 1913.

Krankenpflege-Lehrbuch. Hrsg. von der Medizinalabteilung des Preußischen Ministeriums für Volkswohlfahrt. 9. Auflage. Berlin 1920.

Kriegs-Besoldungs-Vorschrift. Bestimmungen über die Besoldung des im Etappengebiet Verwendung findenden Personals der freiwilligen Krankenpflege. München 1904.

Kriegs-Besoldungs-Vorschrift vom 29. Dezember 1887. Neudruck 1914. Berlin 1914.

Kriegs-Sanitäts-Ordnung vom 10. Januar 1878. Berlin 1878.

Kriegs-Sanitätsordnung (K. S. O.) vom 28. September 1907. München 1907.

Kühn, Wilhelm: Reine Hände. In: Das Rote Kreuz. Central-Organ für alle deutschen Wohlfahrts- und Wohltätigkeitsbestrebungen. Organ des Central-Komitees der Deutschen Vereine vom Roten Kreuz 20 (1916), S. 684–685.

Lazarett-Zug 2 der freiwilligen Krankenpflege. Nürnberg 1910.

Liese, Wilhelm: Die katholischen Orden Deutschlands und der Völkerkrieg 1914/15, veranstaltet vom Caritasverband für das katholische Deutschland, e. V. und bearbeitet von Prof. Dr. Wilhelm Liese in Paderborn. Freiburg i. Br. 1915.

Löffler, Friedrich Berthold: Das Preussische Militär-Sanitätswesen und seine Reform nach der Kriegserfahrung von 1866. Berlin 1868.

Mierisch, Helene: Kamerad Schwester 1914–1918. Leipzig 1934.

Mitteilungen aus dem Diakonissenaus. In: Blätter aus dem Diakonissenhaus in Schwäbisch Hall 18 (1914), S. 3.

Moy, Max von: Unter Rotes Kreuz im Felde. Vortrag gehalten von Max von Moy am 29. Dezember 1914. München 1915.

Müller, Rudolf: Entstehungsgeschichte des Roten Kreuzes und der Genfer Konvention. Stuttgart 1897.

Ochsenknecht, Ingeborg: „Als ob der Schnee alles zudeckte." Eine Krankenschwester erinnert sich, Kriegseinsatz an der Ostfront. München 2004.

Penkert, Brigitte: Briefe einer Rotkreuzschwester von der Ostfront. Hrsg. von Jens Ebert und Sibylle Penkert. Göttingen 2006.

Plugk-Harttung, Julius: Krieg und Sieg: 1870–71. Kulturgeschichte. Bd. 2. Berlin 1896.

Plagge, Wenzel; Schumburg, Wilhelm: Beiträge zur Frage der Trinkwasserversorgung. 1900.

Rau: Was wird aus dem Schwesternüberschuß nach dem Kriege? In: Unterm Lazaruskreuz. Mitteilungen der Berufsorganisation der Krankenpflegerinnen Deutschlands 17 (1918), S. 131–133.

Ruediger, Wilma: Frauen im Dienst der Menschlichkeit: Erlebtes im „Deutschen Roten Kreuz" von 1914 bis Friedland. München 1962.

Ruff, Cheryl Lynn: Ruffs War. A Navy Nurse on the Frontline in Iraq. Annapolis 2005.

Rupprecht, Paul: Die Krankenpflege im Frieden und im Kriege: zum Gebrauch für jedermann, insbesondere für Pflegerinnen, Pfleger und Ärzte. Leipzig 1890.

Sanitätsbericht über das Deutsche Heer im Weltkriege 1914/1918. Bearbeitet in der Heeres-Sanitätsinspektion des Reichskriegsministeriums. Gliederung des Heeressantitätswesens im Weltkriege 1914/18. Bd. I. Berlin 1935.

Sanitätsbericht über das Deutsche Heer im Weltkriege 1914/1918. Bearbeitet in der Heeres-Sanitätsinspektion des Reichskriegsministeriums. Der Sanitätsdeinst im Gefechts- und Schlachtenverlauf. Bd. II. Berlin 1938.

Sanitätsbericht über das Deutsche Heer (Deutsches Feld- und Besatzungsheer) im Weltkriege 1914/1918. Bearbeitet in der Heeres-Santiätsinspektion des Reichskriegsministeriums. Die Krankenbewegung bei dem Deutschen Feld- und Besatzungsheer. Bd. III. Berlin 1934.

Schade-Bartkowiak, Elfriede: „Sag mir, wo die Blumen sind…". Unter der Schwesternhaube. Kriegserinnerungen einer DRK-Schwester im Zweiten Weltkrieg an der Ostfront. Hamburg 1989.

Schwestern-Feldpostbriefe. In: Unterm Lazaruskreuz. Mitteilungen der Berufsorganisation der Krankenpflegerinnen Deutschlands 19 (1914), S. 206.

Schwesternspende. In: Das Rote Kreuz. Central-Organ für alle deutschen Wohlfahrts- und Wohltätigkeitsbestrebungen. Organ des Central-Komitees der Deutschen Vereine vom Roten Kreuz 26 (1918), S. 8.

Spier: Die Rückkehr zur offenen Wundbehandlung. In: Das Rote Kreuz. Central-Organ für alle deutschen Wohlfahrts- und Wohltätigkeitsbestrebungen. Organ des Central-Komitees der Deutschen Vereine vom Roten Kreuz 24 (1916), S. 817.

Stein, Edith: Aus dem Leben einer jüdischen Familie. Das Leben Edith Steins: Kindheit und Jugend. Hrsg. von Lucy Gelber und Romaeus Leuven. Freiburg i. Br. 1965.

Witthauer, Kurt: Leitfaden für Krankenpflege im Krankenhaus und in der Familie. 4. Auflage. Halle a. S. 1911.

Unterrichtsbuch für freiwillige Krankenpfleger. Auszug aus dem Unterrichtsbuch für Sanitätsmannschaften vom 27. September 1902. Mit Genehmigung des Königlich Preußischen Kriegsministeriums herausgegeben auf Veranlassung des Kaiserlichen Kommissars und Militärinspekteurs der freiwilligen Krankenpflege. Berlin 1903.

Unterrichtsbuch für Lazarethgehülfen. Berlin 1886.

Unterrichtsbuch für Sanitätsmannschaften (U. F. S.): vom 27.09.1902. Berlin 1902.

Üxküll, Alexandrine von: Aus einem Schwesternleben. Stuttgart 1956.

Wolfangel, Ottmar: Kriegsjahre zählen doppelt. Feldpost aus den Jahren 1914–1918. Herausgegeben von Margit Gill. Oberpfaffenhofen 2003.

7.3 Sekundärliteratur

Angetter, Daniela Claudia: Dem Tod geweiht und doch gerettet. Die Sanitätsversorgung am Isonzo und in den Dolomiten 1915–18. Wien 1995.

Bauer, Franz: Geschichte der Krankenpflege. Handbuch der Entstehung und Entwicklung der Krankenpflege von der Frühzeit bis zur Gegenwart. Kulmbach 1965.

Bauer, Werner: Geschichte des Marinesanitätswesens bis 1945. Berlin 1958.

Baumgartner, Georg; Seelig, Lorenz: Der Bayerische Hausritterorden vom Heiligen Georg (1729–1979). Ausstellung in der Residenz München, 21. April – 24. Juni 1979. Der Königlich-Bayerische Hausritterorden vom Heiligen Georg. München 1979.

Bautz, Friedrich Wilhelm: Bea, Augustinius. In: Biographisch-Bibliographisches Kirchenlexikon. Bd. I. Hamm 1990, Spalten 434–437.

Beck, Wolfgang: Zur Geschichte der Militärlazarette im nördlichen Deutschland. Köln 1980.

Becker, Helmut: Äskulap zwischen Reichsadler und Halbmond. Sanitätswesen und Seuchenbekämpfung im türkischen Reich während des Ersten Weltkrieges. Herzogenrath 1990.

Beil, Christine: Der ausgestellte Krieg. Präsentation des Ersten Weltkriegs 1914–1939. (= Untersuchungen des Ludwig-Uhland-Instituts der Universität Tübingen im Auftrag der Tübinger Vereinigung für Volkskunde 97) Tübingen 2004.

Berger, Michael: Eisernes Kreuz und Davidstern. Die Geschichte jüdischer Soldaten in deutschen Armeen. Berlin 2006.

Berghahn, Volker: Der Erste Weltkrieg. 3. Auflage. München 2006.

Biwald, Brigitte: Von Helden und Krüppeln: das österreichisch-ungarische Militärsanitätswesen im Ersten Weltkrieg. (= Militärgeschichtliche Dissertationen österreichischer Universitäten 14) Wien 2002.

Bleker, Johanna; Schmiedebach, Heinz-Peter (Hg.): Medizin und Krieg: vom Dilemma der Heilberufe 1865–1985. Frankfurt a. M. 1987.

Bradford, Ernie; Dusgate, Selby: Johanniter und Malteser. Die Geschichte des Ritterordens. 3. Auflage. München 1996.

Brauch, Claus; Fuchs, Joachim; Nellinger, Klaus: Die Krankenpflege im Kriegs- und Katastrophenfall in Deutschland. (Vortrag des Berufsbildungswerks des Deutschen Roten Kreuzes) Frankfurt a. M. 1983.

Braylay, Martin: World War II allied nursing services. Oxford 2002.

Buchholz, Andreas: Die deutsche freiwillige Krankenpflege im Ersten Weltkrieg und ihre Spiegelung in der Deutschen und Münchener Medizinischen Wochenschrift. Diss. med. Heidelberg 2003.

Buschmann, Nikolaus; Carl, Horst: Zugänge zur Erfahrungsgeschichte des Krieges: Forschung, Theorie, Fragestellung. In: Buschmann, Nikolaus; Carl, Horst (Hg.): Die Erfahrung des Krieges. Erfahrungsgeschichtliche Perspektiven von der Französischen Revolution bis zum Zweiten Weltkrieg. (= Krieg in der Geschichte 9) Paderborn 2001, S. 15–21.

*Campbell, D'*Ann: Women in Combat: The World War II Experience in the United States, Great Britain, Germany and the Soviet Union. In: The Journal of Military History 57 (1993), S. 301–323.

Carden-Coyne, Ana: Der Körper des Soldaten in der Kriegsmaschinerie. Triage, Propaganda und militärmedizinische Bürokratie, 1914–1918. In: Larner, Melissa; Peto, James; Schmitz, Colleen M.: (Hg.): Krieg und Medizin. Göttingen 2009, S. 79–95.

Casavant Telford, Jennifer: The American Nursing Shortage during World War I: The Debate over the Use of Nurses'Aids. In: Canadian Bulletin of Medical History/Bulletin canadien d'histoire de la medicine. Volume 27,1. (2010), S. 85–99.

Clodius, Mathias: Die Lazarettstadt Freiburg i. Br.: 1870–1945. Ein Beitrag zum Kriegslazarettwesen in Deutschland. Freiburg i. Br. 1992.

Crofton, Eileen: The Women of Royaumont. A Scottish Women's Hospital on the Western Front. East Linton 1997.

Dauber, Robert L.: Johanniter-Malteser-Ritter unter kaiserlichen Fahnen 1523–1918. Gnas 2007.

Dinges, Martin (Hg.): Neue Wege in der Seuchengeschichte. (= Medizin, Gesellschaft und Geschichte, Beiheft 6). Stuttgart 1995.

Dommann, Monika: Durchsicht, Einsicht, Vorsicht. Eine Geschichte der Röntgenstrahlen, 1896–1963. Zürich 2003.

Dommann, Monika: Röhren, Platten, Röntgenschwestern: Soziotechnische Verbindungen im Röntgenlabor (1896–1963). In: Pflege-Räume, Macht und Alltag. Internationaler Kongress zur Geschichte der Pflege. Beiträge zur Geschichte der Pflege. Hrsg. von Sabine Braunschweig. Zürich 2006, S. 107–119.

Dorffner, Gabriele: Männer und Frauen in der Krankenpflege. In: Seidel, Elisabeth; Ilsemarie, Walter (Hg.): Rückblick für die Zukunft. Beiträge zur historischen Pflegeforschung. Wien 1998, S. 98–114.

Eckart, Wolfgang U.; Gradmann, Christoph (Hg.): Die Medizin und der Erste Weltkrieg. (= Neuere Medizin- und Wissenschaftsgeschichte 3) 2. Auflage. Herbolzheim 2003.

Eckart, Wolfgang, U.: „Der größte Versuch, den die Einbildungskraft ersinnen kann" – Der Krieg als hygienisch-bakteriologisches Laboratorium und Erfahrungsfeld. In: Eckart, Wolfgang U.; Gradmann, Christoph (Hg.): Die Medizin und der Erste Weltkrieg. (= Neuere Medizin- und Wissenschaftsgeschichte 3) 2. Auflage. Herbolzheim 2003, S. 299–319.

Eckart, Wolfang U.; Gradmann, Christoph: Medizin. In: Hirschfeld, Gerhard; Krumeich; Gerd; Renz, Irina: Enzyklopädie Erster Weltkrieg. Paderborn 2003, S. 210–219.

Eckart, Wolfgang U.: Medizin, Krieg und Gesellschaft: Deutschland 1914–1918. 1. Auflage. Paderborn 2007.

Eckart, Wolfgang U.; Jütte, Robert: Medizingeschichte. Eine Einführung. Köln 2007.

Fessler, Diane Burke: No time for fear: voices of American military nurses in World War II. East Lansing 1996.

Fries, Helmut: Die große Katharsis. Die Kriegsbegeisterung von 1914: Ursprünge, Denkweisen, Auflösung. Bd. 1. Konstanz 1994.

Friese, Matthias: Das Sanitätswesen des ehemaligen württembergischen Heeres in der Zeit von 1805 bis 1870/71. Diss. med. Bochum 1984.

Gardemann, Joachim: Die Bedeutung der Pflege für die humanitäre Hilfe bei Natur- und Gewaltkatastrophen. In: Beiträge zum Fortbildungstag 2005, Fachbereich Pflege, Fachhochschule Münster. Hrsg. von Marcello Bonato. Aachen 2005, S. 21–30.

Gersdorff, Ursula von: Frauen im Kriegsdienst: 1914–1945. (= Schriftenreihe des Militärgeschichtlichen Forschungsamtes, Beiträge zu Militär- und Kriegsgeschichte 11) Stuttgart 1969.

Grüneisen, Felix: Das Deutsche Rote Kreuz in Vergangenheit und Gegenwart. Unter Mitarbeit von Friedrich Wilhelm Brekenfeld. Vorwort von Ernst Robert Grawitz. Potsdam-Babelsberg 1939.

Grundhewer, Herbert: Die Kriegskrankenpflege und das Bild der Krankenschwester im 19. und 20. Jahrhundert. In: Bleker, Johanna; Schmiedebach, Heinz-Peter (Hg.): Vom Dilemma der Heilberufe 1865 bis 1985. Frankfurt a. M. 1987, S. 135–152.

Guth, Ekkehart (Hg.): Sanitätswesen im Zweiten Weltkrieg. Mit Beiträgen von Wolfgang U. Eckart und Bildmaterial von Karl Bringmann. Herford 1990.

Hähner-Rombach, Sylvelyn: Sozialgeschichte der Tuberkulose vom Kaiserreich bis zum Ende des Zweiten Weltkrieges. Unter besonderer Berücksichtigung Württembergs. (= Medizin, Gesellschaft und Geschichte, Beiheft 14) Stuttgart 2000.

Hähner-Rombach, Sylvelyn : Kommentar Quelle I,7. In: Quellen zur Geschichte der Krankenpflege. Mit Einführungen und Kommentaren. Hrsg. von Sylveyln Hähner-Rombach unter Mitarbeit von Christoph Schweikhardt. Frankfurt a. M. 2008, S. 100–103.

Hähner-Rombach, Sylvelyn : Kranke Schwestern. Umgang mit Tuberkulose unter dem Pflegepersonal 1890–1930. In: Hähner-Rombach, Sylvelyn (Hg.): Alltag in der Krankenpflege: Geschichte und Gegenwart. Everyday Nursing Life: Past and Present. (= Medizin, Gesellschaft und Geschichte 32) Stuttgart 2009, S. 201–219.

Hagemann, Karen (Hg): Heimat-Front. Militär und Geschlechterverhältnisse im Zeitalter der Weltkriege. (= Geschichte und Geschlechter 35) Frankfurt a. M. 2002.

Hagemann, Karen: „Jede Kraft wird gebraucht". Militäreinsatz von Frauen im Ersten und Zweiten Weltkrieg. In: Thoß, Bruno; Volkmann, Hans-Erich (Hg.): Erster Weltrieg. Zweiter Weltkrieg. Ein Vergleich. Krieg, Kriegserlebnis, Kriegserfahrung in Deutschland. Im Auftrag des Militärgeschichtlichen Forschungsamtes. Paderborn 2002, S. 79–106.

Hallett, Christine E.: Containing trauma. Nursing work in the First World War. Manchester 2009.

Hallett, Christine E.: Russian Romances: Emotionalism and Spirituality in the Writings of „Eastern Front" Nurses, 1914–1918. In: Nursing History Review 18 (2009), S. 85–129.

Helmerichs, Jutta: Krankenpflege im Wandel (1890 bis 1933): sozialwissenschaftliche Untersuchung zur Umgestaltung der Krankenpflege von einer christlichen Liebestätigkeit zum Beruf. Diss. rer. soc. Göttingen 1992.

Hess Houser, Lucinda: Male army nurses. Ann Arbor 2000.

Higonnet, Margaret R. (Hg.): Behind the lines. Gender and the two world wars. New Haven 1987.

Hirschfeld, Gerhard; Krumeich, Gerd; Renz, Irina (Hg.): Enzyklopädie Erster Weltkrieg. 1. Auflage. Paderborn 2003.

Höß, Johannes: Geschichte der Militärlazarette in den südlichen deutschen Staaten: (1631–1870). Diss. med. Köln 1995.

Hofer, Hans-Georg: Nervenschwäche und Krieg. Modernitätskritik und Krisenbewältigung in der österreichischen Psychiatrie (1880–1920). Wien 2004.

Hofer, Hans Georg; Prüll, Cay-Rüdiger; Eckart, Wolfgang U. (Hg.): War, Trauma and Medicine in Germany and Central Europe (1914–1939). Freiburg i. Br. 2011.

Hoffmann, Susanne: Gesunder Alltag im 20. Jahrhundert? Geschlechterspezifische Diskurse und gesundheitsrelevante Verhaltensstile in deutschsprachigen Ländern. (= Medizin, Gesellschaft und Geschichte, 36) Stuttgart 2010.

Hummel, Eva-Cornelia: Krankenpflege im Umbuch (1876–1914). Ein Beitrag zum Problem der Berufsfindung „Krankenpflege". (= Freiburger Forschungen zur Medizingeschichte 14) Freiburg i. Br. 1986.

Jahr, Christoph: Soldatenverbrüderung. In: Hirschfeld, Gerhard; Krumeich, Gerd; Renz, Irina (Hg.): Enzyklopädie Erster Weltkrieg. 1. Auflage. Paderborn 2003, 846–847.

Jahr, Christoph: Weihnachten 1914. In: Hirschfeld, Gerhard; Krumeich, Gerd; Renz, Irina (Hg.): Enzyklopädie Erster Weltkrieg. 1. Auflage. Paderborn 2003, S. 957–959.

Jörgs, Michael: Der kleine Frieden im Großen Krieg. Westfront 1914: Als Deutsche, Franzosen und Briten gemeinsam Weihnachten feierten. München 2005.

Jütte, Robert; Hoppe, Jörg; Scriba, Peter C.: Placebo in der Medizin. Hrsg. von der Bundesärztekammer auf Empfehlung ihres Wissenschaftlichen Beirats. Köln 2011.

Jones, Vera: A time to remember. A record of nursing experiences, impressions and travels during World War II contained in letters sent home from the east. London 2005.

Kapp, Philipp Christian: Die Medizin im Ersten Weltkrieg im Spiegel der Münchener Medizinischen Wochenschrift. Diss. med. Heidelberg 2004.

Kienitz, Sabine; Ognois, Laure: Tagungsbericht Kriegserfahrungen – Krieg und Gesellschaft in der Neuzeit". 11. Dezember 2008–13. Dezember 2008, Tübingen. In H-Soz-u-Kult, 11. März 2009, http://hsozkult.geschichte.hu-berlin.de/tagungsberichte/id=2543.

Kirchhoff, Rainer M. (Hg.): Triage im Katastrophenfall. Ärztliche Sofortmaßnahmen im Katastrophengebiet. Erlangen 1984.

Kliche, Christian: Die Stellung der deutschen Militärärzte im Ersten Weltkrieg. Diss. med. Berlin 1968.

Knoch, Peter: Erleben und nacherleben. Das Kriegserlebnis im Augenzeugenbericht und im Geschichtsunterricht. In: Hirschfeld, Gerhard; Krumeich, Gerd; Renz, Irina (Hg.): „Keiner fühlt sich hier mehr als Mensch…". Erlebnis und Wirkung des Ersten Weltkriegs. Frankfurt a. M. 1996, S. 235–259.

Kolmsee, Peter: Unter dem Zeichen des Äsqulap. Eine Einführung in die Geschichte des Militärsanitätswesens von den frühesten Anfängen bis zum Ende des Ersten Weltkrieges. Bonn 1997.

Lamprecht, Gerald: Feldpost und Kriegserlebnis. Briefe als historisch-biographische Quelle. Innsbruck 2001.

Larner, Melissa; Peto, James; Schmitz, Colleen M. (Hg.): Krieg und Medizin. Ein Gemeinschaftsprojekt des Deutschen Hygiene-Museums und der Wellcome Collection. Göttingen 2009.

Latzel, Klaus; Maubach, Franka; Satjukow, Silke: Soldatinnen in der Geschichte: Weibliche Verletzungsmacht als Herausforderung. In: Latzel, Klaus; Maubach, Franka; Satjukow, Silke: Soldatinnen. Gewalt und Geschlecht im Krieg vom Mittelalter bis heute. (= Krieg in der Geschichte 60) Göttingen 2011, S. 11–49.

Lee, Janet: War Girls. The First Aid Nursing Yeomanry in the First World War. Manchester 2005.

Lipp, Anne: Meinungslenkung im Krieg. Kriegserfahrungen deutscher Soldaten und ihre Deutung 1914–1918 (= Kritische Studien zur Geschichtswissenschaft 159) Göttingen 2003.

Lutzer, Kerstin: Der Badische Frauenverein 1859–1918: Rotes Kreuz, Fürsorge und Frauenfrage. Stuttgart 2002.

McEwen, Yvonne: „It's a Long Way to Tipperary". British and Irish Nurses in the Great War. Dumfermline 2006.

Mertens, Johannes: Geschichte der Kongregation der Schwestern von der heiligen Elisabeth 1842–1992. Bd. 1. Berlin 1998.

Michl, Susanne: Im Dienste des „Volkskörpers". Deutsche und französische Ärzte im Ersten Weltkrieg. (= Kritische Studien zur Geschichtswissenschaft 177) Göttingen 2007.

Müller, Jürgen: Die Spanische Influenza 1918/19. Der Einfluß des Ersten Weltkrieges auf Ausbreitung, Krankheitsverlauf und Perzeption einer Pandemie. In: Eckart, Wolfgang U.; Gradmann, Christoph (Hg.): Die Medizin und der Erste Weltkrieg. 2. Auflage. Herbolzheim 2003, S. 321–342.

Neumann, Alexander: „Arzttum ist immer Kämpfertum". Die Heeressanitätsinspektion und das Amt „Chef des Wehrmachtsanitätswesens" im Zweiten Weltkrieg (= Schriften des Bundesarchivs 64) Düsseldorf 2005.

Nitschke, Anja: Helfen im Menschenschlachthaus? Tätigkeit und Selbstverständnis des deutschen Sanitätspersonals im Ersten Weltkrieg. Berlin 2003.

Nöldeke, Harmut; Schmidt, Johann (Hg.): Sanitätsdienst in der Königlich-Preussischen Marine. Herford 1993.

O'Lynn, Chad E.; Tranbarger, Russel E.: Men in Nursing. History, Challenges, and Opportunities. New York 2007.

Panke-Kochinke, Birgit: Unterwegs und doch daheim: (Über-)Lebensstrategien von Kriegskrankenschwestern im Ersten Weltkrieg in der Etappe. Frankfurt a. M. 2004.

Panke-Kochinke, Birgit; Schaidhammer-Placke, Monika: Frontschwestern und Friedensengel: Kriegskrankenpflege im Ersten und Zweiten Weltkrieg; ein Quellen- und Fotoband. Frankfurt a. M. 2002.

Pfaff, Anne Elisabeth: Krankenpflege im Nationalsozialismus – Die Kriegskrankenpflege und der Einsatz von Schwesternhelferinnen und Schwestern. Marburg a. d. L. 1997.

Prüfer, Agnes: Vom Liebesdienst zur Profession? Krankenpflege als weiblicher Beruf 1918–1933. Hagen 1997.

Prüll, Cay-Rüdiger: Die Sektion als letzter Dienst am Vaterland. Die deutsche „Kriegspathologie" im Ersten Weltkrieg. In: Eckart, Wolfgang U.; Gradmann, Christoph (Hg.): Die Medizin und der Erste Weltkrieg. 2. Auflage. Herbolzheim 2003, S. 155–182.

Prüll, Cay-Rüdiger: Medizin am Toten oder am Lebenden? Pathologie in Berlin und in London, 1900–1945. Basel 2003.

Reznick, Jeffrey S.: Healing the Nation. Soldiers and the culture of caregiving in Britain during the Great War. Manchester 2004.

Riener, Karoline: Medizin und moderner Krieg: Walter und Elisabeth von Oettingen im Dienst des Roten Kreuzes (Russisch-Japanischer Krieg 1904/05 und Erster Weltkrieg 1914–1918). Düsseldorf 2004.

Riesenberger, Dieter: Das Deutsche Rote Kreuz: eine Geschichte 1864–1990. Paderborn 2002.

Riesenberger, Dieter: Im Dienst des Kreiges – im Dienst des Friedens: Zur Geschichte der Krankenschwestern vom Roten Kreuz 1864–1919, S. 23–43.

Roberts, Mary M.: American Nursing: history and interpretation. New York. 1954.

Rüller, Horst (Hg.): 3000 Jahre Pflege: von den ersten Schritten zum Pflegeprozess. 2. neubearbeitete und erweiterte Auflage. Brake-Unterweser 1995.

Rueß, Susanne; Stölzle, Astrid (Hg.): Das Tagebuch der jüdischen Kriegskrankenschwster Rosa Bendit, 1914 bis 1917. (= MedGG-Beiheft 43). Stuttgart 2012.

Schalscha, Bailli von Ehrenfeld, Alexander: Handbuch des Vereins der Schlesischen Malteser-Ritter. Sigmaringen 1956.

Schlich, Thomas: „Welche Macht über Tod und Leben!" Die Etablierung der Bluttransfusion im Ersten Weltkrieg. In: Eckart, Wolfgang U.; Gradmann, Christoph (Hg.): Die Medizin und der Erste Weltkrieg. 2. Auflage. Herbolzheim 2003, S. 109–130.

Schmidbaur, Marianne: Vom „Lazaruskreuz" zu „Pflege aktuell". Professionalisierungs-diskurse in der deutschen Krankenpflege 1903–2000. Königstein i. T. 2002.

Schmidt, Jutta: Beruf: Schwester. Mutterhausdiakonie im 19. Jahrhundert. (= Reihe Geschichte und Geschlechter 24) Frankfurt a. M. 1998.

Schneider, Dorothy; Schneider, Carl J.: Into the Breach: American Women overseas in World War I. New York 1991.

Schmuhl, Hans-Walter; Winkler, Ulrike: Auf dem Weg ins 20. Jahrhundert : die Diakonissenanstalt Neuendettelsau unter den Rektoren Hermann Brezzel (1891–1909) und Wilhelm Eichhorn (1909–1918). Neuendettelsau 2009.

Schneider-Janessen, Karlheinz: Arzt im Krieg: wie die deutschen und russischen Ärzte den Zweiten Weltkrieg erlebten. 2. Auflage. Frankfurt a. M. 1994.

Schönberger, Birgit: Mütterliche Heldinnen und abenteuerlustige Mädchen. Rot-Kreuz-Schwestern und Etappenhelferinnen im Ersten Weltkrieg. In: Hagemann, Karen (Hg.): Heimat-Front. Militär und Geschlechterverhältnisse im Zeitalter der Weltkriege. (= Geschichte und Geschlechter 35) Frankfurt a. M. 2002, S. 108–127.

Schollen, Annette: Münchener Reservelazarette im Ersten Weltkrieg. Diss. med. München 2003.

Schulte, Regina: Die Schwester des kranken Kriegers. Krankenpflege im Ersten Weltkrieg als Forschungsproblem. In: BIOS, Zeitschrift für Biographieforschung und oral history 1 (1994), S. 83–100.

Schweikhardt, Christoph: Die Entwicklung der Krankenpflege zur staatlich anerkannten Tätigkeit im 19. und frühen 20. Jahrhundert. Das Zusammenwirken von Modernisierungsbestrebungen, ärztlicher Dominanz, konfessioneller Selbstbehauptung und Vorgaben preußischer Regierungspolitik. München 2008.
Schweig, Nicole: Gesundheitsverhalten von Männern. Gesundheit und Krankheit in Briefen, 1800–1950. (= Medizin, Gesellschaft und Geschichte, Beiheft 33) Stuttgart 2010.
Seidler, Eduard; Leven, Karl-Heinz: Geschichte der Medizin und der Krankenpflege. 7. überarbeitete und erweiterte Auflage. Stuttgart 2003.
Senftleben, Eduard; Foerster, Wolfang; Liesner, Gerhard (Hg.): Unter dem Roten Kreuz im Weltkriege. Das Buch der freiwilligen Krankenpflege. Berlin 1934.
Starns, Penny: Nurses at war: women on the frontline 1939–45. Stourd 2000.
Steppe, Hilde: „...den Kranken zum Troste und dem Judenthum zur Ehre...". Zur Geschichte der jüdischen Krankenpflege in Deutschland. 8. Auflage. Frankfurt a. M. 1996.
Sundahl, Alexander: Das Rote Kreuz im Königreich Württemberg. Diss. med. Heidelberg 2002.
Thoss, Bruno: Etappe. In: Hirschfeld, Gerhard; Krumeich, Gerd; Renz, Irina (Hg.): Enzyklopädie Erster Weltkrieg. 1. Auflage. Paderborn 2003, S. 465.
Toman, Cynthia: An officer and a lady. Canadian military nursing and the Second World War. Vancouver 2007.
Ulrich, Bernd: „...als wenn nichts geschehen wäre". Anmerkungen zur Behandlung der Kriegsopfer während des Ersten Weltkriegs. In: Hirschfeld, Gerhard; Krumeich, Gern; Renz, Irina (Hg.): „Keiner fühlt sich hier als Mensch...". Erlebnis und Wirklichkeit des Ersten Weltkriegs. Frankfurt a. M. 1996, S. 140–156.
Ulrich, Bernd: Die Augenzeugen. Deutsche Feldpostbriefe in Kriegs- und Nachkriegszeit 1914–1933. (= Schriften der Bibliothek für Zeitgeschichte – Neue Folge. Hrsg. von Gerhard Hirschfeld 8) Essen 1997.
Ulrich, Bernd; Ziemann, Benjamin (Hg.): Frontalltag im Ersten Weltkrieg. Wahn und Wirklichkeit; Quellen und Dokumente. Frankfurt a. M. 1994.
Vasold, Manfred: Grippe, Pest und Cholera. Eine Geschichte der Seuchen in Europa. Stuttgart 2008.
Vasold, Manfred: Die Spanische Grippe. Die Seuche und der Erste Weltkrieg. Darmstadt 2009.
Vuic, Kara Dixon: „Officer, nurse, woman". Defining gender in the U. S. Army Nurse Corps in the Vietnam War. Ann Arbor 2006.
Witte, Wilfried: Erklärungsnotstand. Die Grippe-Epidemie 1918–1920 in Deutschland unter besonderer Berücksichtigung Badens. Herboldzheim 2006.
Winkle, Stefan: Geißeln der Menschheit. Kulturgeschichte der Seuchen. 2. verbesserte und erweiterte Auflage. Düsseldorf 1997.
Wolff, Eberhard: Mehr als nur materielle Interessen: Die organisierte Ärzteschaft im Ersten Weltkrieg und in der Weimarer Republik 1914–1933. In: Geschichte der deutschen Ärzteschaft: organisierte Berufs- und Gesundheitspolitik im 19. und 20. Jahrhundert. Hrsg. von Robert Jütte. Köln 1997, S. 97–142.
Zinecker, Wolfgang: Lazarettstadt Braunschweig 1914–1918. 1. Auflage. Mammendorf 2006.

Nachschlagewerke

Duden Fremdwörterbuch. 5. neu bearbeitete und erweitere Auflage. Bd 5. Mannheim 1990.
Pschyrembel Klinisches Wörterbuch. 258., neu bearbeitete Auflage mit 2052 Abbildungen und 250 Tabellen. Berlin 1998.

Internetadressen:

www.juedische-pflegegeschichte.de, letzter Zugriff: 24. Juni 2013.
http://de.wikipedia.org/wiki/Carl_Klieneberger, letzter Zugriff: 5. Dezember 2012
http://hsozkult.geschichte.hu-berlin.de/tagungsberichte/id=2543, letzter Zugriff: 10. Januar 2013.
http://www.sonderarchiv.de/, letzter Zugriff: 2. Mai 2013.

Register

A
Armee/n 31, 51, 52, 58
Armeekommando 158
Armeekorps 31, 36, 49, 50, 52
Armeeschwestern vgl. Pflegepersonal
Arzt, Ärzte 47, 57, 61, 62, 63, 66, 70, 76, 81, 134
– Armeearzt 40, 51, 125, 140
– Armeepathologe 58, 152
– Chefarzt 32, 36, 37, 40, 140, 141, 147, 148
– Chirurg, Chirurgen 70, 80, 82
– Etappenarzt, Etappenärzte 40, 51, 56, 58, 97
– Feldarzt, Feldärzte 145, 146
– Garnisonsarzt 49, 160
– Generalarzt 40
– Generaloberarzt 41
– Kriegslazarettdirektor 31, 32, 36, 51, 59, 140, 182
– Militärarzt, Militärärzte 118, 120
– Oberstabsarzt, Oberstabsärzte 24, 78, 106, 135, 140, 143
– Psychiater 154
– Stabsarzt, Stabsärzte 126, 140, 141, 147
– Zahnärzte 86, 152, 157
– Zivile Ärzte 35
Arztvisite vgl. Visite/n
Ausbildung (Pflege) 40, 101, 102, 119, 133, 203

B
Badischer Frauenverein vgl. Verein/e
Badische Schwesternschaft vgl. Rot-Kreuz-Schwesternschaft
Bahnhof, Bahnhöfe 84
Baracke, Baracken 58, 60, 77, 92, 93
Bayern, Königreich 29
Bea, Pater 51
Beecher, Henry K. 71
Begleitpersonal vgl. Pflegepersonal
Begleittrupp vgl. Trupp
Beobachtungsstation/en 63, 82
Berlin 33, 38, 44, 101, 163, 198
Berufsorganisation der Krankenpflegerinnen Deutschlands 33, 35, 38, 45, 197, 199
Besoldungsbestimmungen 194
Bevölkerung, Zivilbevölkerung (gegnerische Gebiete) 58, 59, 64, 75, 82, 99, 100, 117, 119, 171, 193, 180
Bevölkerung (Deutsches Reich) 46
Binnenschiffe 35
Blut (Bluttransfusion) 81
Blutabnahme 88, 203
Blutdruck 88
Blutdruckkontrolle 87
Blutdruckmessung 87, 88
Blutprobe/n 88, 151
Blutdruckwerte 87
Blutung/en 91, 94
Blutverlust 93
Borrmann, August 38
Briefe 59, 91, 96, 106, 110, 111, 114, 115, 169, 171, 185
– Schwesternbriefe 89, 143, 204

C
Chefarzt vgl. Arzt
Chef des Feldsanitätswesens 29, 40, 71
Chirurg, Chirurgen vgl. Arzt
Chirurgie, chirurgische Abteilung, chirurgisch Stationen 68, 72, 203
Chirurgische Schwestern vgl. Pflegepersonal
Cholera vgl. Seuche/n
Choleraimpfung vgl. Impfung/en
Cholerastation vgl. Seuchenstation/en

D
Dauernarkose vgl. Narkose
Dekubitus, Dekubiti, Wundliegen 61, 65, 71, 74, 76, 88
Delegierter, Delegierte 29, 30, 31, 32, 35, 39, 54
– Delegierte beim Kriegslazarettdirektor 31, 32, 36, 51, 178, 182
– Etappendelegierte/r 31, 32, 39, 40, 51, 52
– Korpsdelegierter 31
– Kreisdelegierte 54
– Malteserdelegierte 168
– Territorialdelegierte/r 30, 31, 33, 34, 39, 40, 44, 49, 51, 52
Demobilmachung 53, 54
Demobilmachungsphase 53, 54, 197
Depot, Depotverwaltung 19, 31, 33, 130
Depotpersonal 35
Depression, Gemütsdepression 92, 154
Deutscher Krieg vgl. Krieg
Deutsch-Französischer Krieg vgl. Krieg
Diakonie/n 36, 50
Diakonieschwester/n vgl. Pflegepersonal
Diakonieverein/e vgl. Verein/e
Diakonische Einrichtungen 148
Diakonisse/n vgl. Pflegepersonal

Diakonissenanstalten 182
Diakonissenmutterhaus vgl. Mutterhaus
Dienstanweisung 31, 133
Dienstverordnung 33
Dienstvorschrift 24, 28, 31, 34, 134
Dunant, Henry 13, 42
Durchfall, Durchfallerkrankungen vgl. Seuche/n
Durchfallstation 61

E

Erster Weltkrieg vgl. Krieg
Etappe/n, Etappengebiet 29, 31, 32, 35, 37, 38, 39, 40, 46, 47, 48, 50, 67, 72, 84, 85, 114, 115, 120, 127, 134, 141, 156, 160, 166, 167, 190, 191, 194, 195, 199, 201
- westliche Etappe, Westen 49, 56, 103, 109, 159, 171, 172
- östliche Etappe, Osten 51, 56, 59, 103, 107, 113, 151, 159, 168, 171, 172, 178, 179, 181, 187, 193
- türkische Etappe 155, 193

Etappenarzt vgl. Arzt
Etappendelegierte vgl. Delegierte
Etappenhauptort 51, 52
Etappenhelferin 101
Etappeninspektion/en 31
Etappenpflegepersonal vgl. Pflegepersonal

F

Feldarzt vgl. Arzt
Feldheer vgl. Heer
Feldlazarett/e vgl. Lazarett/e
Feste 186
- Fronleichnamsfest 173
- Gartenfest 186, 188
- Weihnachten (Kriegsweihnacht) 34, 86, 173, 180, 186, 187
- Weihnachtsfriede 173

Fieber 144, 148, 149, 150, 151, 152, 153, 156
Fiebermessen 63, 78
Fiebertafel 87
Fieberthermometer 147
Fleckfieber, Flecktyphus vgl. Seuche
Fleckfieberkranke, Fleckfieberpatienten vgl. Patient/en
Fleckfieberpflege 117
Fleckfieberstationen 59
Flieger 94, 116, 166, 167
Fliegerangriff 94, 167
Fliegergefahr 90, 94, 116, 188
Formationsort 48, 49, 50, 56
Französinnen 100, 173
Französische/r
- Arzt 168
- Bevölkerung 173
- Bürgermeister 173
- Frauen 108, 181
- Patienten 110
- Schwestern 108

Franzosen 71, 107, 109, 173
Frauenverein/e vgl. Verein/e
Freiwillige Krankenpflege 28, 29, 31, 33, 34, 35, 36, 37, 38, 39, 42, 45, 54, 55, 69, 80, 116, 119, 130, 132, 133, 165, 190, 191, 198
Freizeit 141, 159, 181, 188
Freizeitbeschäftigung 185
Freizeitgestaltung 171, 185, 188
Fronleichnamsfest vgl. Feste

G

Garnisonsarzt vgl. Arzt
Gartenfest vgl. Feste
Gehalt, Gehälter, (Kriegs-)Löhnung 32, 46, 77, 103, 133, 136, 137, 174, 190, 191, 192, 193, 194, 195, 196, 198
Gehaltserhöhung 191, 195
Gemütsdepression vgl. Depression
Generalarzt vgl. Arzt
Generaloberarzt vgl. Arzt
Genfer Konfession 108, 168
Genossenschaften freiwilliger Krankenpfleger im Kriege 32, 132
Georgsritterorden vgl. Ritterorden
Geschlechtskranke, geschlechtskranke vgl. Patient/en
Großkampftage 70, 81
Gummihandschuhe 56, 57, 76, 80

H

Hauptquartier 29, 30
Hauptverbandsplätze 68
Heer, Feldheer 37, 49, 68, 102, 107, 173
- gegnerisches Heer 85, 94, 107, 110, 114, 168, 171
- Heeresverwaltung 55, 175, 191, 192, 195

Heimat, Heimatgebiet 31, 32, 35, 37, 38, 39, 46, 47, 48, 50, 52, 158, 159, 170, 191, 194, 199, 201
Heimatlazarett/e vgl. Lazarett/e
Heimatpersonal vgl. Pflegepersonal
Helfer, freiwillige vgl. Pflegepersonal
Helferin, Helferinnen vgl. Pflegepersonal
Hilfsschwester/n vgl. Pflegepersonal
Herbstschlacht 68, 69
Hygiene vgl. Seuchenhygiene

I
Impfaktionen 56
Impfungen 56, 72, 149, 151, 155, 156, 157
– Choleraimpfung 156
– Pockenschutzimpfung 56
– Tetanusimpfung 72
– Typhusimpfung 50, 56, 151
Infektionskranke vgl. Patienten
Infektionskrankheit/en 58 siehe auch Seuche
– Mischinfektion 58, 62
– Neuinfektion 64
Infektionsrisiko 59
Infusion/en 63, 134
– Infusionsständer 62
– Kochsalzinfusion 81
– subkutane Infusionen 62, 75
Injektion/en 62, 88, 93, 134
Intrige, Intrigen 126, 127
Inor 58, 60, 92, 120, 123

J
Jesuiten, Jesuitenfrater, Jesuitenfratres, Jesuitenpfleger vgl. Pflegepersonal
Jesuitenorden vgl. Orden, katholische
Juden (Verband der Deutschen Juden) 45 siehe auch Vereine
Jüdische Feldrabbiner 104
Jüdische Krankenpflege 206
Jüdische Krankenpflegevereine vgl. Verein/e
Jüdische Patienten 104
Jüdische Schwester/n, jüdische Rot-Kreuz-Schwester vgl. Pflegepersonal
Jüdische Schwesternschaft 121
Jüdischer Arzt 144
Johanniterorden vgl. Ritterorden
Johanniter-Schwester vgl. Pflegepersonal

K
Kaiserliche Kommissar und Militärinspekteur 28, 30
Kaiserliche Kommissar 29, 30, 31, 44, 51
Kamerad/en 105, 113
Kameradin 104, 105, 113
Kameradschaft 130
Kameradschaftlichkeit 71
Karpaten 51
Katholische Orden vgl. Orden
Kimmle, Ludwig 38
Kinder 59, 64, 75, 82, 102
Kochsalzinfusion vgl. Infusion/en
Köchin/nen 51, 85, 97, 120, 191, 194
– Lazarettköchin 78
Königlicher Commissar und Militär-Inspecteur 28
Kongregationen vgl. Orden
Korpsdelegierte vgl. Delegierte
Kopftafeln 76, 77, 118, 139
Krankenbeförderung 33
Krankenbeobachtung 76, 87, 88
Krankengeld 159, 192
Krankenhaus, Krankenhäuser 41, 58, 67, 124, 133, 162, 197
Krankenträger, Träger 35, 36, 70, 72, 130, 131, 191
– weibliche Hilfskrankenträger 131
Krankenpfleger, Wärter (zivile) vgl. Pflegepersonal
Krankenschwester vgl. Pflegepersonal
Krankentransport/e 68
Krankentransportabteilung 31, 53
Kreisdelegierte vgl. Delegierte
Krieg
– Deutscher Krieg 28
– Deutsch-Französischer Krieg 28
– Erster Weltkrieg 28, 30, 56, 60
– Zweiter Weltkrieg 30, 34, 71
Kriegsauswirkungen 164
Kriegsbeginn 56, 135, 158
Kriegsbekleidungsämter 175
Kriegsbeschädigt 199, 200
Kriegs-Besoldungs-Vorschrift 158. 191
Kriegsdienstfähigkeit 132
Kriegsdiensttauglich 131
Kriegsende 163, 168, 201
Kriegserfahrungen 66
Kriegserinnerungen 66
Kriegshochzeiten 186
Kriegskrankenpflege 38, 40, 57, 88, 110, 133, 148
Kriegslazarett/e vgl. Lazarett/e
Kriegslazarettabteilung 30, 31, 36, 52, 53, 67
Kriegslazarettdirektor vgl. Arzt
Kriegslöhnung vgl. Gehalt
Kriegsministerium, Kriegsministerien 30, 32, 39, 40, 41, 44, 46, 51, 53, 54, 120, 133, 156, 174, 194, 195, 198
Kriegsmüdigkeit, kriegsmüde (Soldaten) 114, 164, 169, 170
Kriegs-Sanitäts-Ordnung 28, 30, 37, 43, 116
Kriegsseuchen vgl. Seuche/n
Kriegsweihnacht vgl. Feste
Küche 66, 97, 98
Küchenarbeit 98, 99
Küchenschwester vgl. Pflegepersonal

L

Laborantin/nen 51, 52, 62, 101, 102, 121, 194
Laboratorium, Labor 36, 77, 62, 82, 87, 101, 102
Laborwerte 87, 88
Landesverein/e (vom Roten Kreuz) vgl. Vereine
Landsturmpflicht, landsturmpflichtig 42, 131
Lazarettköchin vgl. Köchin/nen
Lazarette
- Feldlazarett/e 35, 53, 69, 124, 134, 140
- Heimatlazarett/e 46, 133, 134, 158, 194, 195
- Kriegslazarett/e 35, 39, 41, 46, 51, 53, 54, 58, 44, 48, 66, 67, 68, 72, 73, 88, 116, 131, 133, 134, 158, 193, 194, 195
- Lazarettzug, Lazarettzüge 34, 35, 54, 76, 85, 86, 140, 157, 163, 167, 178, 190
- Reservelazarette 39, 46, 55, 179, 194, 195, 197
- Vereinslazarette 47, 200
- Vereinslazarettzug, Vereinslazarettzüge 35, 40, 55

Lazarettbrand, Lazarettbrände 94, 135
Lazarettgehilfe, Stationsaufseher vgl. Pflegepersonal
Lazaretttrupp vgl. Trupp
Lazarettverwaltung 72, 117. 124
Lazarettzug, Lazarettzüge vgl. Lazarette
Leichtkranke vgl. Patient/en
Leichtkrankenabteilung 63
Leichtverwundete vgl. Patient/en
Liebesgaben 31, 34, 35 180
Löhnung vgl. Gehalt

M

Malteserdelegierte vgl. Delegierte
Malteserorden vgl. Ritterorden
Marine 32, 37
Medizinalabteilung 40
Militär 31, 43, 47, 59, 108, 114, 115, 116, 117, 118, 131, 135, 165, 179, 184, 186, 192
Militärarzt vgl. Arzt
Militärfrei 42
Militärgerichtsbarkeit, militärische Gerichtsbarkeit 37, 43, 50, 119
Militärische Eingangsuntersuchung 49
Militärischer Befehl 43, 118, 126, 154, 158
Militärischer Ton 114
Militärische Schikane 139, 165
Militärische Vorgesetzte 40, 114, 119, 123, 127, 138, 183
Militärkrankenwärter, militärische Krankenwärter vgl. Pflegepersonal
Militärmission 175
Militärseelsorge 104
Militärverwaltung 32, 108, 169, 175, 176, 178, 186
Mischinfektion vgl. Infektionskrankheit
Mobilmachung 44, 48
Mobilmachungsfall 44
Mobilmachungsphase 45
Mobilmachungspläne 48
Mobilmachungstag/e 44, 48
Mutterhaus, Mutterhäuser 32, 37, 46, 47, 48, 50, 104, 114, 120, 121, 126, 127, 128, 137, 139, 174, 175, 194
- Diakonissenmutterhaus 48

N

Nachtdienst, Nachtwache, Wache 63, 72, 90, 92, 94, 96, 109, 136, 137
Nachtschwester, Nachtwachenschwester, Wache vgl. Pflegepersonal
Nähstube/n 36, 100, 173
Narkose 79, 80, 81, 105
- Dauernarkose 74
- Narkosemittel 97

Narkoseschwester vgl. Pflegepersonal
Nervenabteilung/en, Nervenstation 83, 86
Nervenkranke vgl. Patient/en
Neuinfektion vgl. Infektionskrankheiten
Neuendettelsau (Diakonissenmutterhaus) 48

O

Oberschwester vgl. Pflegepersonal
Oberstabsarzt vgl. Arzt, Ärzte
Offensive/n 68, 70, 95, 188
Offizierspflege 88, 89
Offizierspfleger, Offizierspflegerin vgl. Pflegepersonal
Offiziersstation 88, 89
Operation (chirurgische) 69, 79, 80, 81, 85, 102, 105
Operationsgebiet (militärisches) 35, 52, 53, 75
Operationsgruppe (chirurgische) 78, 79
Operationsraum, Operationssaal 36, 67, 70, 78, 81, 82, 94, 101, 102, 162
Operationsschwester vgl. Pflegepersonal
Orden, katholische (und Kongregationen) 33, 38, 39, 43, 44, 45, 50 118, 121, 132, 148
- Jesuitenorden 51

Orden (Auszeichnung) 138

Ordensbrüder, -pfleger, -schwestern vgl. Pflegepersonal
Ordensritter 48, 50
Ordensvorstand, Ordensvorstände 43, 44, 48
Ortskrankenstube 35, 85
Osten, östliche Etappe vgl. Etappe

P
Pathologie 82, 84
Pathologiewärter vgl. Pflegepersonal
Patient/en
- Fleckfieberkranke, Fleckfieberpatienten 57, 59, 117
- Geschlechtskranke, geschlechtskranke 82, 83, 139
- Infektionskranke 56, 57, 80, 84
- Leichtkranke 62, 63, 64, 72, 85, 152
- Leichtverwundete 70
- Nervenkranke, Nerven 60, 82, 83, 86, 154, 163
- Ruhrkranke 63
- Schwerverwundete 47, 69, 70, 72, 74, 103, 162
- Schwerstverwundete 70
- Seuchenkranke, Infektionskranke 51, 56, 57, 63, 80, 84, 109
- Verwundete, verwundete (Soldaten) 41, 47, 66, 68, 69, 70, 72, 74, 76, 82

Pflegepersonal
- Armeeschwestern 199
- Begleitpersonal 35, 76, 85, 123, 131
- Chirurgische Schwester 80
- Diakonisse/n 37, 38, 41, 46, 48, 65, 104, 121, 122, 129, 135, 139, 145, 159, 168, 170, 175, 193, 197
- Diakonieschwester/n 124, 125, 166
- Etappenpflegepersonal, Etappenpersonal, Etappenschwester 34, 41, 50, 148, 158, 190, 192, 194, 197, 198
- Heimatpersonal, Heimatschwestern 41, 201
- Helfer, freiwillige 132
- Helferin, Helferinnen, 41, 47, 125, 133, 135, 195, 196, 199
- Hilfsschwester/n 42, 46, 47, 195, 199, 201, 205
- Jesuiten, Jesuitenfrater, Jesuitenfratres, Jesuitenpfleger 51, 75, 101, 117, 132, 134, 141, 148, 151, 164, 169, 188
- Johanniter-Schwester 78, 113, 173, 175
- jüdische Schwester/n, jüdische Rot-Kreuz-Schwester 108, 121, 124
- Küchenschwester 97, 99, 117, 119
- Krankenpfleger, Pfleger, Krankenwärter, Wärter (zivile) 36, 60, 61, 63, 67, 72, 77, 79, 83, 90, 91, 97, 110, 119, 130, 131, 132, 133, 134, 135, 136, 137, 138
- Krankenschwester 104, 113, 130, 135, 190, 191
- Militärkrankenwärter, militärische (Kranken-)wärter 77, 130, 131, 132, 133, 134, 135, 136, 191
- Nachtschwester, Nachtwachenschwester, Wache 57, 91, 92, 94, 95, 183
- Narkoseschwester 81
- Oberschwester 36, 127, 128, 129, 142
- Offizierspfleger, Offizierspflegerin 88, 89
- Ordensbrüder 83
- Ordenspfleger 38, 104, 113
- Operationsschwester 80, 81, 82, 125, 140, 155
- Ordensschwester/n 37, 38, 43, 54, 56, 58, 89, 101, 104, 111, 118, 138, 148, 193
- Pathologiewärter 84
- Quartierschwestern 181
- Rot-Kreuz-Schwester/n 37, 42, 122, 126, 135, 150, 168, 184, 191, 193
- Sanitätspersonal 36, 53, 168, 172
- Stationsaufseher, Lazarettgehilfe 61, 70, , 72, 77, 133, 134
- Wundschwester 78, 79

Placebo-Effekt 71
Pockenschutzimpfung vgl. Impfung/en
Psychiater vgl. Arzt

Q
Quartier/re 32, 94161, 173, 175, 176, 178, 179, 180
Quartierschwestern vgl. Pflegepersonal

R
Reservelazarett/e vgl. Lazarett/e
Rethel 69
Ritterorden 29, 30, 31, 33, 34, 43, 44, 192, 196
- Georgsritterorden 29, 32
- Johanniterorden 28, 32, 45, 47, 48, 52, 175
- Malteserorden, Westfälischer, Schlesischer 29, 43, 51

Röntgenabteilung, Röntgen 89, 101, 102
Röntgenassistentin 102
Rote Kreuz 32, 24, 28, 40, 42, 43, 55, 175, 196, 199
Rot-Kreuz-Schwester/n vgl. Pflegepersonal

Rot-Kreuz-Schwesternschaft, Badische Schwesternschaft 37, 40, 127, 128
Ruhr, Ruhrinfektion vgl. Seuche/n
Ruhrkranke vgl. Patienten
Russen 71
Russische
- Einwohner 171
- Gefangene 107
- Gefangenschaft 168
- Verwundete 197

S
Sachsen 44
Samaritervereine vgl. Vereine
Sammelstelle, Sammelstellen 35, 83, 84, 85
Sanitätsdienst, militärischer Sanitätsdienst 29, 31, 32, 33, 81
Sanitätskolonne/n 32, 35, 132
Sanitätspersonal vgl. Pflegepersonal
Schlesischer Malteserorden vgl. Ritterorden
Schreiber 51, 61, 78, 79, 101
Schreibstube 36, 67, 79, 84, 101, 140, 164
Schützengraben, Schützengräben 79, 103, 104, 160, 173
Schweigepflicht 114, 115
Schwesternbriefe, vgl. Briefe
Schwesternmangel 197
Schwerverwundete vgl. Patient/en
Schwerstverwundete vgl. Patient/en
Seuche/n, Seuchenkrankheit/en siehe auch Infektionskrankheiten
- Cholera 56, 58, 59, 61, 148, 156
- Durchfall, Durchfallerkrankungen 60, 64, 71, 76, 149, 150, 151, 156, 177
- Fleckfieber, Flecktyphus 56, 148, 155
- Kriegsseuchen 56
- Ruhr, Ruhrinfektion 56, 60 148, 150
- Typhus, Typhusinfektion 56
Seuchenhygiene, Hygiene 65, 66
Seuchenkranke, Infektionskranke vgl. Patient/en
Seuchenlazarett/e 58, 63, 64, 92, 109, 118, 120, 123, 151, 157
Seuchenstation/en, Seuchenabteilung/en 56, 57, 60, 62, 64, 93, 117
- Cholerastation 151, 170
Seuchenzug 85
Seuchenzulage 57
Sichtung,Triage 70, 79
Sichtungskriterien 70
Soldatenerholungsheime 35
Soldatenverbrüderungen 108, 173
Spionagegefahr 102
Sportwettkämpfe 188
Stabsarzt vgl. Arzt
Stationsaufseher, Lazarettgehilfe vgl. Pflegepersonal
Stellenschlüssel 40, 131
Stellungskrieg 39
Subkutane Infusionen vgl. Infusionen

T
Tagesablauf 59, 74
Territorialdelegierte vgl. Delegierte
Tetanusimpfung vgl. Impfung/en
Typhus, Typhusinfektion vgl. Seuche
Typhusimpfung vgl. Impfung/en
Träger vgl. Krankenträger
Transport vgl. Krankentransport
Triage vgl. Sichtung
Trupp
- Begleittrupp 36, 52, 131
- Lazaretttrupp 35, 51, 131
- Transporttrupp 36, 52, 130, 131
Trupppsychose 188
Türkische Etappe vgl. Etappe

U
Ungeziefer 65, 67, 96, 100, 150, 166
Unterricht 133
Unterrichtsbücher 57, 60, 74, 80, 84, 133
Urlaub 32, 177, 140, 147, 154, 158, 165, 181, 182
Urlaubsperre 114

V
Valkenburg (Westfalen) 51
Vaterländischer Hilfsdienst 53, 42, 132
Verbandswechsel, Verbände wechseln 49, 71, 76, 78, 80
Vereine
- Badischer Frauenverein 40, 52, 191, 197
- Diakonieverein/e 193, 194
- jüdische Krankenpflegevereine 45 siehe auch Juden
- Frauenverein/e 32, 35
- Landesverein/e (vom Roten Kreuz) 32, 33, 38, 44, 48, 52, 95
- Samaritervereine 35
- Vaterländischer Frauenverein 195
- Zweigvereine (vom Roten Kreuz) 32, 35, 44
Verbandsraum, Verbandszimmer 36, 78
Vereinslazarette vgl. Lazarett/e
Vereinslazarettzug vgl. Lazarett/e

Verwendungsbuch, Verwendungsbücher 48, 54, 56
Verwundete, verwundete Soldaten vgl. Patient/en
Verwundetenstation/en 63, 70, 75, 83, 85, 97
Visite/n, Arztvisite 58, 74, 102, 140
Vouziers 68, 69

W

Wache, Nachtschwester vgl. Pflegepersonal
Wache, Nachtwache vgl. Nachtdienst
Wäschebetrieb (Wäscherei) 36, 100, 173
Weibliche Hilfskrankenträger vgl. Krankenträger
Weihnachten vgl. Feste
Weihnachtsfriede vgl. Feste
Westen, westliche Etappe vgl. Etappe
Westfälischer Malteserorden vgl. Ritterorden
Wundliegen vgl. Dekubitus
Wundschwester vgl. Pflegepersonal
Württemberg/er 44, 49
Württembergisches Kriegsministerium 53
Württembergisches Rotes Kreuz 46, 55

Z

Zahnabteilung 86
Zahnärzte vgl. Arzt
Zivilbevölkerung vgl. Bevölkerung
Zivile Ärzte vgl. Arzt
Zweigvereine vom Roten Kreuz vgl. Verein/e
Zweiter Weltkrieg vgl. Krieg

MEDIZIN, GESELLSCHAFT UND GESCHICHTE – BEIHEFTE

Herausgegeben von Robert Jütte.

Franz Steiner Verlag

ISSN 0941–5033

35. Philipp Osten (Hg.)
Patientendokumente
Krankheit in Selbstzeugnissen
2010. 253 S. mit 3 Abb., kt.
ISBN 978-3-515-09717-8
36. Susanne Hoffmann
Gesunder Alltag im 20. Jahrhundert?
Geschlechterspezifische Diskurse und gesundheitsrelevante Verhaltensstile in deutschsprachigen Ländern
2010. 538 S. mit 7 Abb., kt.
ISBN 978-3-515-09681-2
37. Marion Baschin
Wer lässt sich von einem Homöopathen behandeln?
Die Patienten des Clemens Maria Franz von Bönninghausen (1785–1864)
2010. 495 S. mit 45 Abb., kt.
ISBN 978-3-515-09772-7
38. Ulrike Gaida
Bildungskonzepte der Krankenpflege in der Weimarer Republik
Die Schwesternschaft des Evangelischen Diakonievereins e.V. Berlin-Zehlendorf
2011. 346 S. mit 12 Abb., kt.
ISBN 978-3-515-09783-3
39. Martin Dinges / Robert Jütte (ed.)
The transmission of health practices (c. 1500 to 2000)
2011. 190 S. mit 4 Abb. und 1 Tab., kt.
ISBN 978-3-515-09897-7
40. Sylvelyn Hähner-Rombach
Gesundheit und Krankheit im Spiegel von Petitionen an den Landtag von Baden-Württemberg 1946 bis 1980
2011. 193 S. mit 27 Tab., kt.
ISBN 978-3-515-09914-1
41. Florian Mildenberger
Medikale Subkulturen in der Bundesrepublik Deutschland und ihre Gegner (1950–1990)
Die Zentrale zur Bekämpfung der Unlauterkeit im Heilgewerbe
2011. 188 S. mit 15 Abb., kt.
ISBN 978-3-515-10041-0
42. Angela Schattner
Zwischen Familie, Heilern und Fürsorge
Das Bewältigungsverhalten von Epileptikern in deutschsprachigen Gebieten des 16.–18. Jahrhunderts
2012. 299 S. mit 5 Abb. und 2 Tab., kt.
ISBN 978-3-515-09947-9
43. Susanne Rueß / Astrid Stölzle (Hg.)
Das Tagebuch der jüdischen Kriegskrankenschwester Rosa Bendit, 1914 bis 1917
2012. 175 S. mit 6 Abb., kt.
ISBN 978-3-515-10124-0
44. Sabine Herrmann
Giacomo Casanova und die Medizin des 18. Jahrhunderts
2012. 214 S. mit 8 Abb., kt.
ISBN 978-3-515-10175-2
45. Florian Mildenberger
Medizinische Belehrung für das Bürgertum
Medikale Kulturen in der Zeitschrift „Die Gartenlaube" (1853–1944)
2012. 230 S. mit 11 Abb., kt.
ISBN 978-3-515-10232-2
46. Robert Jütte (Hg.)
Medical Pluralism
Past – Present – Future
2013. 205 S. mit 3 Abb., kt.
ISBN 978-3-515-10441-8
47. Annett Büttner
Die konfessionelle Kriegskrankenpflege im 19. Jahrhundert
2013. 481 S. mit 22 Abb., kt.
ISBN 978-3-515-10462-3
48. *in Vorbereitung*
49. Astrid Stölzle
Kriegskrankenpflege im Ersten Weltkrieg
Das Pflegepersonal der freiwilligen Krankenpflege in den Etappen des Deutschen Kaiserreichs
2013. 227 S. mit 18 Abb., kt.
ISBN 978-3-515-10481-4